プラクティカル

解剖実習

四肢 体幹 頭頸部

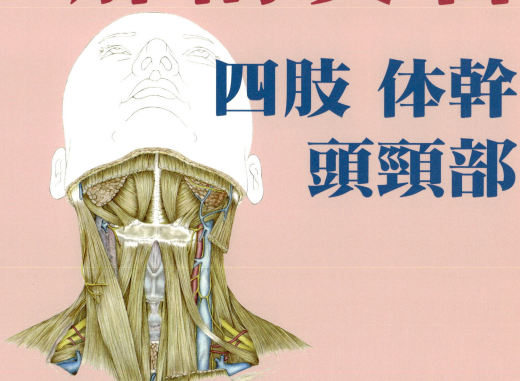

千田 隆夫
小村 一也
著

丸善出版

序　文

"学生目線の解剖実習をめざし、プラクティカルに徹した手引書を"

解剖実習に充てられる時間は年々減少している。岐阜大学医学科では、平成28年度の系統解剖実習は26回、脳解剖実習が4回、骨学、関節学実習が5回であった。カリキュラム通りの時間内で、平均的な能力の医学生がこなせる内容と作業量で解剖実習を完遂できるような手引書の刊行が望まれて久しい。加えて、全国の医学科、歯学科で肉眼解剖実習を指導している解剖学教員の大半は、肉眼解剖を研究の対象としていない。解剖実習の指導者からも、最低限必要な手順を明示してくれる解剖実習手引書が強く望まれている。

本書は、このような実習現場での現実的な要請や制約を自ら感じ続けてきた筆者の1人(千田)が、旧友の博物画家(小村)を巻き込んで立ち上げた企画である。姉妹書の脳編を出版してから、はや4年が経過した。脳編を採用していただいた全国の解剖学指導者から「続けて四肢・体幹・頭頸部のプラクティカル解剖実習書も」とのうれしい要請を受け鋭意、作製に取り組んだが、これはなかなかの労苦であった。

もとより、本書の基本ポリシーは、剖出作業のプロセスを平易で簡明な文章、図・写真で示すことである。
脳編では、この基本ポリシーをほぼ達成できたと信じている。
しかし、四肢・体幹・頭頸部の解剖は脳に比べて桁違いに複雑で、多様かつ膨大である。
文書と図は著者2人でつくることができるが、出版に値する質の良い写真を揃えることは困難を極めた。そのような事情で、本書では文書と描画による剖出プロセスの指示が主で、写真は補足的にとどめた。

本書の編集作業は、平成25年の夏から着手した。脳編と比較して、実習の行程が多くなり、必然的にかなりのページ数になる。だが、おおよその想定で編集を進めていくうちに、脳編と同様の表現では到底収まらないことが明白になった。当然のことながら図版の数は膨大で、学生諸君の現場からの意見を反映するための思考時間も多くなり、遅々として進まない状況が続いた。
小村は、博物画家の本分である「細密かつ正確」を是とすると、目標として期間内には間に合わないと感じ取り、ならば描画としての品質よりも「正確かつ簡素」に仕上げる手法を執ることに徹した。

本書では、実際に解剖実習を行った学生諸君の意見を数多く採用した。とりわけ、岐阜大学医学科の選択テュートリアルと学生研究員の制度を利用して幾度も解剖実習を行った酒井 隆行 君、高橋 純 君、長谷川 昌義 君、辻 尚也 君、比留木 悠人 君の貢献は顕著である。
彼らは新しい剖出方法を考案するだけでなく、学生にとって有用でわかりやすい記述方法を率直に提案し、編集案に沿って解剖を実行して多くの改善点を指摘してくれた。
本書がもし"学生目線の解剖手引書"と評されるのであれば、それはひとえに彼らの功績による。

本書の執筆・作画から印刷データの作成まで、脳編と同じ4名の制作チームで完結させることができた。執筆作業は長期間に渡るため、当然のことながら筆者はその時々で文体の調子が微妙に変わる。
石山 郁慧 氏はその文体を理解し、筆者の想いを反映させながら整合した文章づくりを担当してくれた。
そして、有定 明代 氏は全体の見やすさはもとより、セクションごとに異なる文量、図版数など、編集レイアウトにとって最も悩ましい難関を解決し「本」としてまとめあげてくれた。
この2名の存在なくしては、本書の刊行は成し得なかったであろう。

本書は、著者たちにとって、脳編に続いた、脳裏の思考を具現化した試みである。
本書を手にした学生諸君や解剖学教員からの厳しい指摘や批判を歓迎する。
予定通りに執筆が進まない私たちを常に叱咤激励してくださった、丸善出版株式会社の小野 栄美子 氏に、心から感謝の意を表したい。

　　　　　　　　　　　　　　　　　　　　　　　　　　平成29年2月　千田隆夫、小村一也

目次

用具解説 … 04・05
解剖実習における基本手技Ⅰ・Ⅱ・Ⅲ … 06〜11

第1章　体幹の前面

- §1　頸部の皮はぎ … 12〜14
- §2　胸鎖乳突筋 … 15・16・17
- §3　舌骨下筋群 … 18・19
- §4　内頸静脈・総頸動脈・迷走神経 … 20・21
- §5　横隔神経 … 22・23
- §6　胸部の皮はぎ … 24・25
- §7　乳房 … 26・27
- §8　大胸筋 … 28
- §9　外腹斜筋と前鋸筋 … 29
- §10　小胸筋と鎖骨下筋 … 30
- §11　腋窩 … 31
- §12　鎖骨下動・静脈 … 32・33
- §13　肋骨・胸骨 … 34・35
- §14　腹部の皮はぎ … 36・37
- §15　側腹部の筋と鼡径管 … 38・39
- §16　腹直筋鞘と腹直筋 … 40・41

第2章　体幹の後面

- §17　背部と後頸部の皮はぎ … 42・43
- §18　僧帽筋と広背筋 … 44・45
- §19　固有背筋 … 46・47
- §20　後頭部の筋 … 48・49
- §21　脊髄 … 50〜53

第3章　上肢

- §22　上肢の皮はぎ … 54・55
- §23　腕神経叢と三角筋の剖出 … 56・57
- §24　上肢の切り離し … 58・59
- §25　上腕の筋 … 60〜63
- §26　前腕屈側の筋 … 64・65
- §27　前腕伸側の筋 … 66・67
- §28　手の筋・血管・神経 … 68〜73
- §29　肩関節 … 74・75
- §30　肘関節 … 76・77

第4章　下肢

- §31　大腿前面の皮はぎ … 78・79
- §32　大腿三角 … 80・81
- §33　大腿前面の筋 … 82・83
- §34　大腿内転筋群 … 84
- §35　下腿前面・外側面と足背の筋 … 85〜87
- §36　殿部・大腿後面・下腿後面の皮はぎ … 88・89
- §37　殿部の筋 … 90・91
- §38　殿部深層の筋・血管・神経 … 92
- §39　大腿後面の筋・血管・神経 … 93
- §40　下腿後面の筋・血管・神経 … 94・95
- §41　膝関節 … 96・97
- §42　足関節と足根骨・足の指の関節 … 98・99

第5章　胸腔内臓

- §43　前胸壁を外す … 100・101
- §44　胸膜・胸腺・心膜の観察 … 102
- §45　胸膜腔 … 103
- §46　肺 … 104・105
- §47　頸部から上縦隔へ … 106・107
- §48　心膜の切開（心膜腔の開放）… 108・109
- §49　心臓の取り出し … 110
- §50　心臓壁の血管 … 111
- §51　心房・心室・弁・中隔 … 112・113
- §52　縦隔深部 … 114〜117

第6章　腹腔内臓

- §53　腹部内臓全体の観察 … 118・119
- §54　腹腔臓器の間膜 … 120・121
- §55　腹膜腔と網嚢 … 122・123
- §56　腹腔動脈の枝と腹腔神経叢 … 124・125
- §57　上腸間膜動脈・下腸間膜動脈 … 126・127
- §58　門脈 … 128
- §59　胃の切り出し … 129
- §60　肝臓の切り出し … 130・131
- §61　肝臓の内部 … 132・133
- §62　腸管の切り出し … 134・135
- §63　腸管内面 … 136・137
- §64　十二指腸・膵臓・脾臓の取り出し … 138・139
- §65　十二指腸・膵臓・脾臓の解剖 … 140・141
- §66　腎臓と副腎の取り出し … 142・143
- §67　腎臓と副腎の内部 … 144・145
- §68　後腹壁の血管 … 146・147
- §69　胸管起始部・腹大動脈近辺の神経叢・横隔膜 … 148・149
- §70　後腹壁の筋と腰神経叢 … 150・151

第7章　骨盤内臓と外陰部

- §71　骨盤内の臓器 … 152
- §72　M-1（男性）陰嚢と精索 … 153・154
  - M-2（男性）精巣と精巣上体 … 155
  - M-3（男性）会陰の浅層 … 156
  - M-4（男性）陰茎 … 157・158
  - F-1（女性）外陰部 … 159
  - F-2（女性）会陰の浅層 … 160
  - F-3（女性）前庭球・大前庭腺・陰核 … 161
- §73　骨盤底の筋 … 162・163
- §74　骨盤前壁の開放 … 164・165
- §75　骨盤の血管 … 166・167
- §76　骨盤の神経 … 168
- §77　M-1（男性）骨盤内臓の取り出し … 169
  - M-2（男性）膀胱・前立腺・尿道 … 170・171
  - F-1（女性）骨盤内臓の取り出し … 172・173
  - F-2（女性）膀胱・尿道 … 174・175
  - F-3（女性）卵巣・卵管・子宮 … 176〜178
- §78　直腸・肛門 … 179

第8章　頭頸部

- §79　脳の取り出し … 180・181
- §80　脳硬膜と硬膜静脈洞 … 182・183
- §81　頭部の切り離しの準備 … 184
- §82　頭部の切り離し … 185
- §83　顔面の表情筋・血管・神経の剖出 … 186・187
- §84　舌骨上筋群の剖出 … 188
- §85　咽頭後壁と側頸部を走る脳神経の剖出 … 189
- §86　咽頭腔の観察 … 190
- §87　喉頭・甲状腺・気管の切り出し … 191・192
- §88　喉頭 … 193・194
- §89　頭部の正中断 … 195
- §90　鼻腔と口腔 … 196・197
- §91　咀嚼筋と顎関節 … 198
- §92　側頭下窩と口腔底 … 199
- §93　耳管咽頭口・副鼻腔・翼口蓋神経節の剖出 … 200
- §94　眼瞼・涙腺・涙嚢 … 201
- §95　眼窩の解剖 … 202・203
- §96　眼球の解剖 … 204・205
- §97　外耳と中耳の解剖 … 206・207
- §98　内耳の解剖と顔面神経管の開放 … 208・209
- §99　頭蓋底の孔・管の開放 … 210・211

索引／参考文献 … 212〜223

用具解説

実習に要する用具

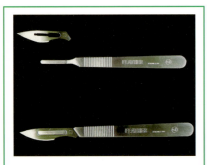

●メス

メスの柄(本体)と替刃からなる。用途によって形状の異なる複数の替刃を使い分けるのが理想であるが、メスを持ち替えるのが面倒に感じることもある。
標準的な形状のもの1種類(例えば、ELP Sterile Surgical Blades 23)で通してもよい。

解剖実習の最初の頃は皮はぎが主なので、すぐに刃が切れなくなって替刃を頻繁に交換する必要がある。切れない刃を無理に使用し続けることは危険である。
皮はぎが終わればメスの使用頻度は著しく減少する。

実習者1人に1本必要。

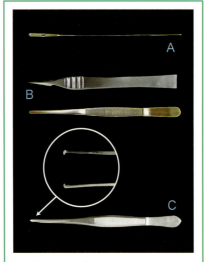

●ゾンデとピンセット

A…ゾンデとは細い金属性の棒である。孔、管、裂などに通してその存在を確認したり、袋状の構造の内部を探索する際に使用する。片方の端は平たくて、穴があいている。孔、管、裂などに糸を通したい時には、糸穴に糸を通したゾンデを差し込めばよい。
B…ピンセットは、先がイカの頭のような形をした腰の強い解剖用ピンセット(略称"イカピン")と、長めで先が丸く、つかむところに滑り止めが施されている外科用ピンセットの2本を用意する。イカピンは結合組織をほぐしたり、割いたり、引きちぎったりする際に使用する。長ピンは血管、神経、筋、小さな臓器などをつまむ際に使用する。実習者1人にイカピンと長ピンが1本ずつ必要。
C…先が曲がった(有鈎)ピンセットは、皮はぎの時にあると便利。

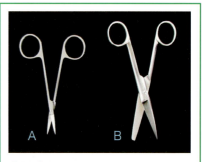

●はさみ

結合組織(時に血管、神経)を切る際には先の鋭い小さなはさみ(A)を使用し、筋を切る際には先の丸い大きなはさみ(B)を使用する。

解剖実習ではさみを使用する頻度は少なく、班ごとに1本ずつあればよい。

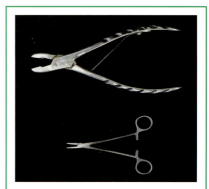

●骨鉗子と鉗子

骨鉗子は骨を少しずつかじり取る際に使用する。鉗子は筋、靭帯、血管、神経あるいは糸をはさんでしっかりと保持する際に使用する。班ごとに1つずつ必要。

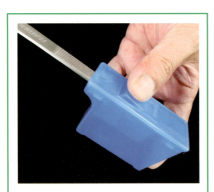

●ブレードリムーバー

脂肪でベトベトになった替刃を指でつまんで外すのは難しく、滑って危険である。
ブレードリムーバーを使用すれば、刃に触れることなく、容易に刃を外すことができる。
外れた刃は、ブレードリムーバー内にたまるので、一杯になったらリムーバーごと廃棄する。

班ごとに1つ必要。

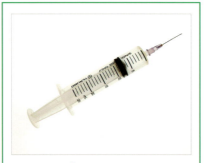

●ディスポシリンジ

臓器内に水や固定液を注入する際に使用する。
班ごとに1つ必要。

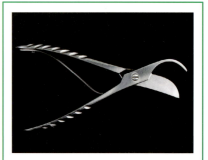

●肋骨ばさみ

肋骨をはさんで切るためのはさみ。刃が丸くなった方を胸腔内に差し込む。
班ごとに1つ必要。

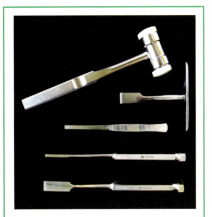

●ハンマーとノミ

骨の一部を削る、あるいは砕く際に使用する。対象となる骨の大きさによって、ノミの種類を使い分けること。期待する割線通りに骨を切るには、ノミではなく板鋸を使用すること。ノミで割ると思わぬ方向にひびが入り、後の作業に支障をきたすことがよくある。
T字ノミ(上から2つ目)は脳出しの作業で使用する。鋸で切った頭蓋冠をこじ開ける際に、ハンドル部分を手で強くひねる。

班ごとに1つずつ必要。

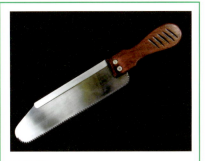

●板鋸

硬い骨を切る時に使用する。骨を切る際に背の部分が邪魔になる場合は、背を跳ね上げること。鋸は骨を切るものである。骨の上を軟部組織(皮膚、結合組織、筋、内臓)が被っていれば、まず軟部組織をメスで切ってから、その下の骨を鋸で切ること。班ごとに1つ必要。

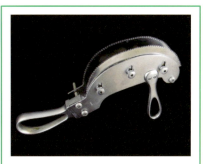

●脊髄双鋸

脊髄を取り出す作業において、連なった椎骨の椎弓板を背側から切るための特別な鋸。
棘突起の横幅が遺体によって異なるので、ねじを緩めて2枚の刃の幅を調節すること。脊柱の弯曲が双鋸のカーブと合わないとうまく切れない。班ごとに1つ必要。

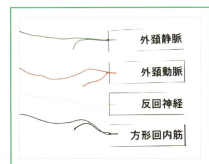

●名称タグ

剖出した事物(血管、神経、リンパ管、筋、靭帯など)を見失わないように、名称を印字したプラスチックタグを糸でくくり付ける。糸の色は緑(静脈)、赤(動脈)、白(神経)、その他(黒)のように変えておくと、一目で判別できて便利である。

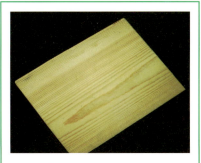

●まな板

摘出した臓器や骨をメスや鋸で切る際に使用する。さらに、遺体の一部を高く保持したり、屈曲した四肢を強制的に広げる際のスペーサーとしても使える。大きさは25×20×4 cm程度が使いやすい。班ごとに1枚必要。

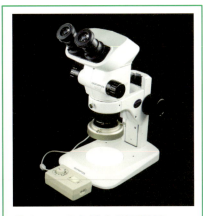

●ルーペまたは実体顕微鏡

肉眼での観察が困難な微細な構造は、ルーペもしくは実体顕微鏡で拡大して観察するのがよい。
実体顕微鏡のステージに直接試料を置くと、白いステージのハレーションで観察しづらいので、黒い画用紙片の上に試料を置くとよい。

ルーペなら班ごとに1つ、実体顕微鏡なら実習室に数台あればよい。

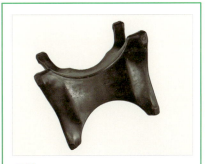

●枕

頭部を乗せるだけでなく、剖出部位を高く維持したり、解剖台から浮かせたい時にその部位の下に置くとよい。班に1～2個必要。

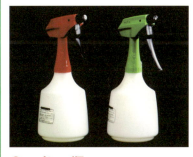

●スプレー瓶

遺体の乾燥を防ぐ薬液を吹きつけるためのプラスチック製のスプレー瓶である。
班ごとに1つ必要。

解剖実習における基本手技　Ⅰ

（1）皮をはぐ（皮はぎ）

人体の表面はすべて皮膚に被われているので人体内部のどこを観察するにも、皮はぎが必要である。
(広義の) 皮膚は外方から表皮、真皮、皮下組織の3層からなる。皮はぎとは、表皮と真皮 (狭義の皮膚) をその深層の皮下組織から分離 (剥離) させる作業である。皮下組織には肉眼レベルで観察可能な皮静脈と皮神経が分布している。これらは観察の対象なので、皮はぎの際に皮下組織を一緒にはぎ取ってはならない。皮下組織には脂肪組織 (俗に皮下脂肪と呼ばれる) が含まれるので、黄色く見える。したがって、皮はぎが適切に行われるとはいだ (狭義の) 皮膚の真皮側は白色〜淡いピンク色〜淡褐色を呈し、場所によっては (背部、大腿後面など) 真皮乳頭の分布を示す蜂巣状の模様が認められる。
一方、はいだ皮に黄色い脂肪組織が付着していれば、メスが深く入りすぎて皮下組織を一緒にはいでいる証拠である。

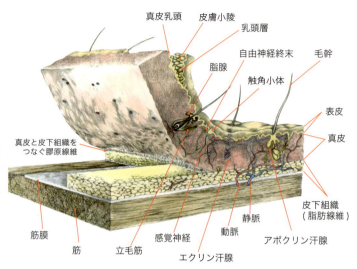

◆皮はぎの手順◆

●1●
メスで皮膚に深さ1〜2mmの割線を入れる。皮膚の厚さは部位によって異なる。皮膚が薄い部位で (頸部、顔面など) 割線を深く入れると、下層の筋を傷つけてしまうので要注意。メスを入れる部位の皮膚を2本の指で張りながら切ると、メスを入れた瞬間に割創が開いて、切れた皮膚の深さがすぐにわかって便利である。

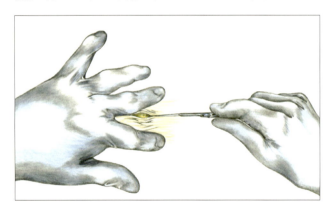

●2●
割線と割線の交点をピンセットでつまんで引っ張り、皮膚の断面を露出させる。真皮と皮下組織は多数の膠原線維によって結合しているので、この膠原線維にメスの刃をあてて切っていけば、真皮と皮下組織は容易に分離する。

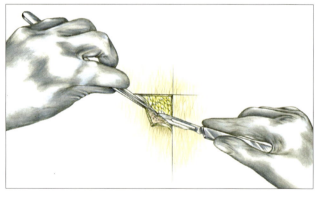

●3●
切ろうとしてメスを動かさなくても、ピンと張った膠原線維 (真皮と皮下組織をつないでいる) にメスの刃をあてがうだけで、膠原線維はどんどん切れていく。これが皮はぎのコツである。先が曲がった (有鈎) ピンセットを使うと引っ張りやすい。

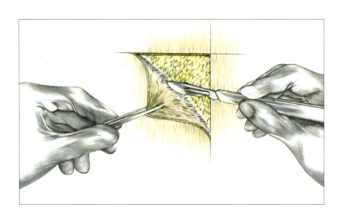

●4●
メスの切れが悪くなると、刃をあてがっただけでは膠原線維が切れなくなる。刃の位置を少しずつずらしながら、数cmの刃渡りの全長を使うようにするとよい。それでも切れなくなったら、新しい刃と交換しよう。皮弁が大きくなってくると、ピンセットでつまんでいるのが難しくなる。皮弁の端に穴をあけ、そこに指を引っかけて皮弁を引っ張るとよい。

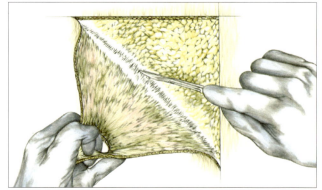

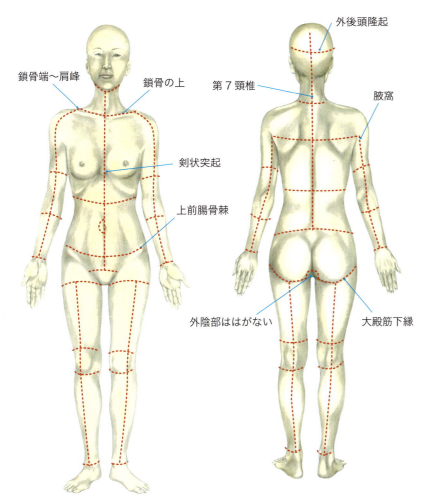

●5●
体幹の皮はぎでは、正中線に沿って割線を入れて、そこから左右両側に"観音開き"になるように皮をはいでいく。はいだ皮を完全に取り去ってしまうことはせず、一部が遺体に連結した状態で残しておくのがよい（これを"皮弁"という）。
その理由は次項 (2) に記載する。

●6●
上肢と下肢の皮はぎでは、それぞれの体肢の長軸に沿って割線を入れて、そこから内外両側にやはり"観音開き"になるように皮をはいでいく。ただし、"手"（手くびより先）と"足"（足くびより先）では皮が厚くて硬いために、"観音開き"の皮はぎは困難である。したがって、手と足では細切れに皮をはいでいく。

●7●
顔面の皮は手や足ほどは厚くはないが、複雑な形状、起伏のために皮はぎは容易ではない。少しずつ細片として、皮をはいでいくのがよい。

注意!!
メスを一番使うのは皮はぎの作業である。切れなくなった刃で無理に切ろうとすると、力が入りすぎて思わぬ方向にメスが走り、自分の指を切るなどの事故が起こりやすい。切れないメスほど危険である。

(2) 皮弁の利用法

はいだ皮を切り取ってしまわずに"皮弁"として残すことによって、以下の利点が生じる。

【1】
皮をはいだ部分を長時間外気にさらしていると、組織が乾燥する。とくに近年、ホルマリン分解除去装置内で剖出作業を行うようになってからは、装置から遺体に向けて送られる気流によって、遺体が乾燥しやすくなっている。
これを防ぐために、ある部位の剖出作業が終了したら（あるいは中断する際は）、その部位をはいだ皮膚で被っておくことが望ましい。

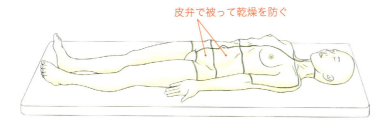

【2】
はいだ皮を遺体から完全に取り外してしまうと、それらが遺体の中に紛れ込んだり、実習台の上を占拠して、実習作業の妨げになる。さらに、床面に落ちた、脂肪のついた皮膚片を誤って踏んだ瞬間、足が滑ることがあり危険である。

【3】
肋骨をすべて切って前胸壁を外した後、胸腔に手を入れて様々な剖出作業を実施する。その際、切った肋骨の断面に尖った骨片が残っていて、それが手に刺さってけがをすることがある。これを防ぐには、前胸壁からはいだ皮弁を、残っている胸壁に被せて、切った肋骨の断面を被ってしまうとよい。

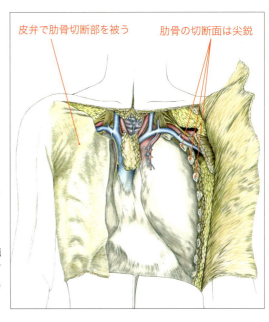

解剖実習における基本手技　Ⅱ

(3) 血管の剖出法

解剖実習の時間の大半は、血管と神経の剖出に費やされる。いずれも結合組織の中に埋まっているので、結合組織を取り除いていけば血管も神経も自然に剖出される。"血管と神経の剖出とは結合組織の除去に他ならない"ことをしっかり認識しよう。

◆血管の剖出の手順◆

●1●
剖出しようとする血管の走行を資料でチェックし、ありそうな場所の見当をつける。太い動脈と静脈 (大腿動脈と大腿静脈のように、たいてい同じ名称がついている) は並行して走る (伴行静脈) が、血管が細くなるにつれて、動脈と静脈の走行は乖離する。門脈、奇静脈、皮静脈のように、それに相当する動脈が存在しない独自の静脈系も多い。

●2●
左右の手にピンセットを持ち、結合組織中の膠原線維を割いていく。
メスで結合組織を切り取ろうすると、気づかないうちに結合組織の中に埋まっている血管や神経を切ってしまうので、よくない。メスの使用は、ピンセットではどうしても割けない線維束を切る時だけに限るべきである。

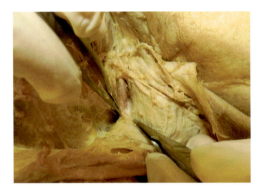

●3●
血管が見えてきたら、血管にへばりついている結合組織 (血管の最外層となる"外膜"に相当) をピンセットできれいにむしり取る。

●4●
血管をピンセットでつまみ上げて、血管の裏側についている結合組織もはがして、血管を浮かせる。この状態になって、はじめて血管を剖出したといえる。

●5●
血管には動脈と静脈がある。動脈は壁に豊富な平滑筋を含んでいるので、ピンセットではさむと弾力性があって、多少力を加えても形が崩れない。一方静脈は内腔に比して壁が薄いので、ピンセットではさむと容易に押しつぶされる。

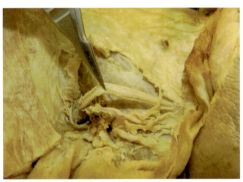

●6●
出版物では、動脈を赤、静脈を青に着色しているものが多いが、これはあくまで擬似カラーである。実物の動脈の色は、壁の大部分を占める平滑筋の色である。一方、静脈の内腔にはたいてい凝血塊が残っていて、その色が薄い壁を透して見える。したがって、動脈は白色～黄白色、静脈は暗赤色～紺色に見える。

●7●
血管を切るための器具は、メスでもはさみでも構わない。重要なことは、下のものを一緒に切らないように、血管の裏側についている結合組織を完全にはがし、ピンセットを血管の下に差し込んで、血管を下の構造から浮かせた状態で切ることである。

(4) 神経の剖出法

神経の剖出の手順は、原則的に血管の場合と同様である。初心者にとって難しいのは、細い血管と神経を区別することである。

肉眼で見えるレベルの１本の神経とは、何万本、何十万本もの神経線維の束である。したがって、神経の断面は"稠密 (詰まっている)"であり、腔はない。また、神経線維は引っ張りに対して抵抗力があるので、少々引っ張っても容易にはちぎれない。一方、血管は"中空性"であり、引っ張ると容易にちぎれる。

神経の色はほぼ白色だが、血管の色は前述のように、動脈 (白色) と静脈 (暗赤色) で異なる。

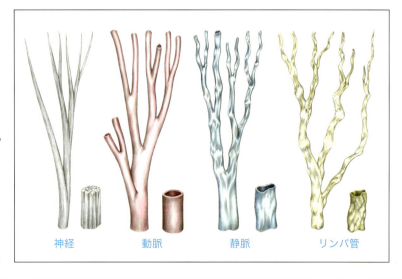

◆神経の剖出の手順◆

●1●
剖出しようとする神経の走行を資料でチェックし、走行の見当をつける。太い神経は太い血管と伴行することが多いが、細い神経（とくに皮神経）は血管とは無関係に走っている。

●2●
剖出部位が線維性結合組織の場合は、ピンセットで膠原線維を割いていく。脂肪組織ではピンセットで脂肪を取り除いていく。メスの使用は最小限とする。

●3●
神経の色は白色である。神経が見えてきたら、その周囲の結合組織（神経外膜）をピンセットできれいにはがす。

●4●
神経をピンセットでつまみ上げて、神経の裏側についている結合組織もはがして、神経を浮かせる。この状態になって、はじめて神経を剖出したことになる。

●5●
神経を切る時は、メスまたははさみを用いる。血管の場合と同様、ピンセットで神経を持ち上げて下の構造から浮かせた状態で切ること。

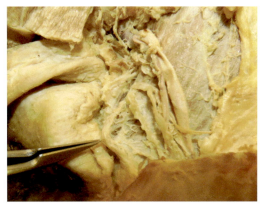
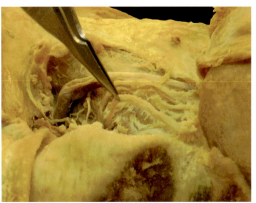

（5）結合組織の処理法

結合組織は皮下、筋の周囲、臓器の周囲、血管・神経の周囲、縦隔、後腹膜腔など、体内のあらゆるところに存在する。結局のところ、筋、臓器、血管、神経はすべて結合組織に埋まっていることになる。
また、結合組織は線維性結合組織と脂肪組織に大別される。

【1】
線維性結合組織は白色〜桃色〜茶色に見え、膠原線維が豊富なので"張り"がある。線維性結合組織を除去するには、ピンセットを線維の方向に動かしながら、組織中の膠原線維を割いていく。組織を取り除くのではなく、"ほぐす"つもりで作業するとよい。メスで結合組織を切り取ろうすると、中に埋まっている血管や神経を切ってしまうので、よくない。メスの使用は、ピンセットではどうしても割けない線維束を切る時だけに限るべきである。
ほぐされた線維性結合組織はピンセットでつまんで取り除く。

【2】
脂肪組織は黄色で柔らかい。ピンセットでつまめば容易に取り除ける。肥満の遺体では脂肪の除去に時間がかかる。
脂肪の量があまりに多ければ、時間の節約のために、脂肪の塊をメスで切り取ってよい。

【3】
取り除いた結合組織は新聞紙、あるいは適当な大きさの板で受ける。結合組織や脂肪を解剖台の上に散乱させると作業に支障をきたす。また、床に落とすと、誤って踏んだ時に足が滑って危険である。気がつかないうちに組織片や脂肪が床に落ちることは頻繁にあるので、毎回、実習終了時の清掃は必須である。

【4】
遺体から取り除いた結合組織を納める専用のポリ容器を用意し（中にポリ袋をかけること）、毎回出る大量の結合組織、脂肪をためておく。これは納棺時に遺体とともに棺に納める。

解剖実習における基本手技　Ⅲ

(6) 筋の剖出法

皮膚をはぎ、皮下組織、浅筋膜を取り除いていくと筋が見えてくる。

◆筋の剖出の手順◆

●1●
各筋あるいは筋群を被う結合組織性の筋膜をピンセットでつまみ上げながらメスで切り取っていく。

●2●
隣りあう、あるいは重なりあう筋と筋の間には必ず筋膜がある。この筋膜を除去すると各筋の輪郭がはっきりしてくる。ピンセットを筋と筋の間、あるいは筋の下に差し込んで、丁寧に筋膜を割き、取り除いていこう（これを"筋の清掃"と呼ぶ）。この時もメスは極力使わない方がよい。
とくに筋の裏側にはその筋に分布する神経と血管が入り込んでいるので、メスで筋の裏側を引っ掻き回すと、これらの神経、血管を切ってしまうことになる。

●3●
筋膜が完全に除去されると、筋線維束がはっきり見えるようになる。筋線維束が不明瞭で、筋がガーゼに被われたように見える場合は、まだ筋膜が残っている。

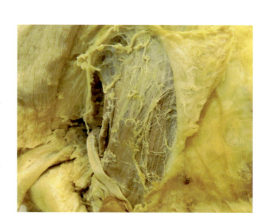

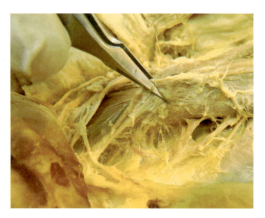

●4●
筋の裏側の清掃が完全に行われると、筋を持ち上げることが可能になる。ピンセットを筋の裏側に通して筋を持ち上げながら、筋の裏側の清掃を進める。この時、その筋に入り込む支配神経と血管が確認できる。

●5●
筋を切る場合、その筋の起始または停止で骨から筋を外す方法と、筋腹で筋を2分するように切る方法がある。
前者の方法は、切り離しの後その筋の起始または停止がわからなくなるという欠点があるが、筋を大きくめくり上げることができるので、深層の作業がしやすくなる。後者の方法は、その筋の起始または停止は保存されるが、筋をめくり上げるのが難しく、深層の作業がしづらい。
本書では原則として前者の方法で筋を切り、場合によっては(後の作業の効率化のために)筋を起始と停止の両方で骨から切り離し、完全に筋を切り取ってしまうことにする。

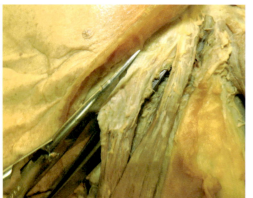

●6●
筋を切る際に最も重要なことは、"筋を完全に剖出した状態"で切ることである。"筋を完全に剖出した状態"とは、上記1～4が完全に行われて筋を持ち上げられるようになっている状態である。
筋を切る器具は、はさみでもメスでも構わないが、いずれの器具で切る場合でも、"ピンセットで筋を持ち上げながら切る"ことを徹底して欲しい。
筋をメスで切る際は、筋の裏側にピンセットを差し込んで、ピンセットの両脚の間にメスの刃を走らせるようにすると、真っ直ぐに、かつ深層の構造を傷つけないで筋を切ることができる。

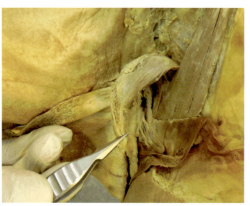

(7) 神経、血管、筋の同定

神経、血管、筋の剖出作業中はその構造の名前はわかっているが、剖出した神経、血管、筋が増えていくと、以前に剖出したものの名前がわからなくなってしまう。それをいちいち資料を開いて再検索することは、時間のロスである。

また、解剖実習はグループで行うので剖出担当者以外にも剖出したものを示す必要がある。

したがって、剖出して名称を同定した神経、血管、筋 (その他のものでも可) には、名称タグをつけるとよい。

名称タグは糸で構造に結びつけるが、動脈、静脈、神経、筋などの構造別に糸の色を変えるとわかりやすい。

神経、血管の一部しか剖出できていない状態だと、名称の同定が困難なことがある。そんな場合でも、とりあえず可能性の高い名称でよいから、名称タグをつけておく。後に、別のものであることが確定したら、名称タグをつけ替えればよい。

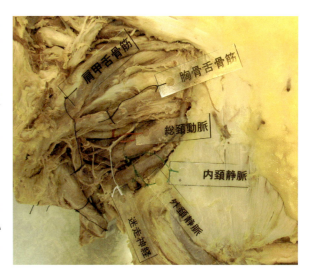

(8) 遺体から取り除いた臓器と組織片の処理

剖出作業が進むと、遺体から大量の臓器と組織片 (結合組織と脂肪が大半) が取り除かれる。これらは遺体に由来するものである以上、最終的には棺に納めるべきものであり、決してゴミとして扱ってはいけない (＝ゴミ箱に捨ててはいけない)。納棺時、臓器はそれが元々あった位置に戻すのが原則である。しかし、細かい組織片と脂肪は戻すことはせずに、ビニル袋に入れた状態で棺に入れる。したがって、実習作業中に取り出した臓器を納めておく容器と、組織片を納める容器を別にしておくのがよい。臓器用の容器と組織片用の容器を間違えないように、容器の色を違えるか、大きなラベルを貼っておくとよい。臓器、あるいは組織片からホルマリンが発散するので、容器は出し入れ時以外は密閉すべきである。

(9) 遺体の保存方法

解剖実習は 3 ～数か月かけて行われるので、遺体が乾燥したり、カビが生えないよう、充分な注意が必要である。

実習作業者へのホルマリン暴露を極力避けるために、ほとんどの大学では遺体はホルマリン分解除去装置付きの解剖実習台に置かれている。実習作業中は遺体に気流が吹きかかるようになっているので、遺体はなおさら乾燥しやすい。

乾燥すると組織は硬くなり、剖出作業は困難になる。遺体の乾燥とカビの発生を防ぐために、以下のことを励行しよう。

【1】
剖出作業を行っていない部位は、厳重に被覆する。とくに手足は乾燥しやすいので、白布、もしくは軍手に防腐液 (アルコールのみでも可) を少量含ませて遺体の手足を被うとよい。

【2】
皮弁を元の通りに被せて、被覆に使う。この目的のために、皮膚は完全に取り去るのではなく、皮弁状態にしておく方がよい。

【3】
その日の実習を終える際には、遺体を被う白布に防腐液をかけること。遺体に直接かけるよりも白布にしみ込ませる方が効果が長時間持続する。

【4】
遺体は、防腐液をしみ込ませた白布の端を遺体の下に折り込み、完全にくるむ。さらにその上にビニル製シートをかけて、二重にするのがよい。
これによって、遺体は防腐液の蒸気中にある状態となる。

【5】
もしカビの発生に気づいたら、すぐに教員に連絡して防カビ剤などで処置をしてもらう。

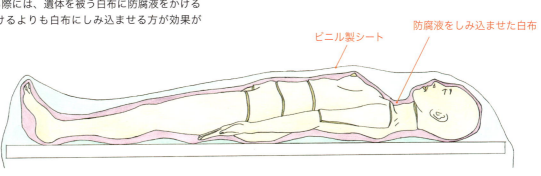

第1章　体幹の前面

§1　頸部の皮はぎ

遺体を背臥位 (あおむけ) に置く。
体表の観察によって、皮切りを行う際に目印となる以下の諸構造を確認しよう。
これらはいずれも、皮膚の直下に位置する骨または軟骨の一部である。観るだけなく、指で触れてみよう。
もちろん、遺体だけでなく、自分のからだでも触れることができる。

観察　頸部の体表を観る

1. 耳介の後ろ下に**乳様突起**を触れる。
2. あごの下縁を指で前後にたどって、下顎骨の**オトガイ隆起**と**下顎角**を触れよう。
3. **甲状軟骨**は俗にいう"のどぼとけ"のことだが、これは骨ではなく軟骨であることに注意しよう。

注意!!　女性の甲状軟骨は男性ほどは突出していない。

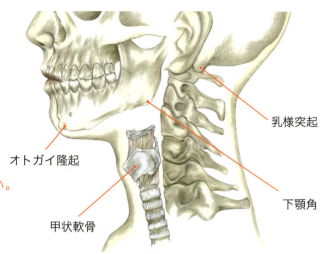

4. 鎖骨の上のくぼみを**鎖骨上窩**という。鎖骨と胸骨柄との連結 (**胸鎖関節**) および鎖骨と肩峰との連結 (**肩鎖関節**) も確認しよう。

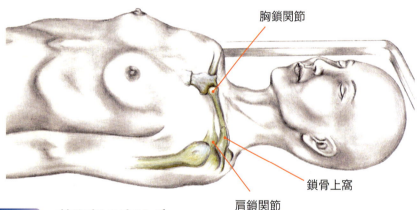

作業　前頸部の皮はぎ

1. 図のように、頸部と胸部の皮膚にメスで割線を入れる。メスの深さは1mm程度。皮はぎは左右両側で同時に進めるので、頸部と胸部とも正中線に沿った割線は必須である。
2. 正中線と水平線の割線の交点から皮をはがし始め、正中線から体側に向かって、皮を"観音開き"にはいでいく。

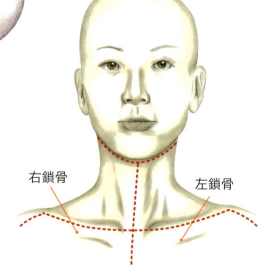

注意!!　頭部が前屈している遺体では、この作業は困難である。上背部の下に枕を置いて、頭部をできるだけ後屈させて前頸部の術野を広げるようにしよう。

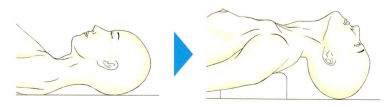

| 作 業 | **広頸筋の剖出**

前頸部皮下には**広頸筋**がある。非常に薄い筋なので（筋線維が"すだれ"のように見える）、皮膚と一緒にはいでしまわないように注意しよう。

1. 前頸部の皮はぎを注意深く進めて、広頸筋を剖出しよう。
   筋が白く見える段階ではまだ筋膜を被っている。筋膜をピンセットでつまんで、少しずつメスで切り取っていく。
2. 左右の広頸筋を別々に上方にめくり上げる。

| 注意!! | 広頸筋をめくり上げる際、広頸筋の下にある皮静脈や皮神経を下層に残すように。

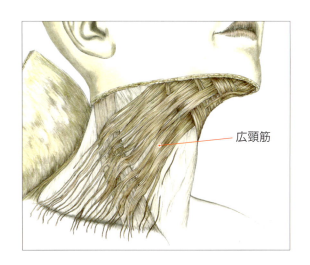

広頸筋

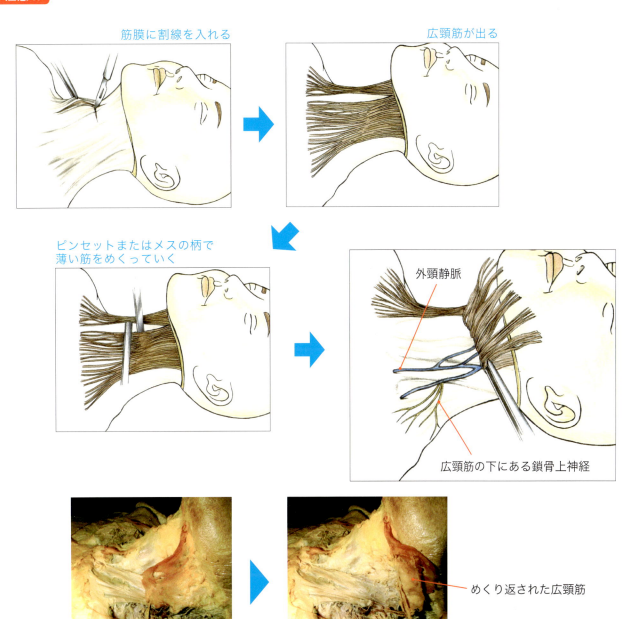

筋膜に割線を入れる

広頸筋が出る

ピンセットまたはメスの柄で薄い筋をめくっていく

外頸静脈

広頸筋の下にある鎖骨上神経

めくり返された広頸筋

| 作 業 | **前頸部の皮静脈と皮神経**

1 結合組織を少しずつ取りながら、その中に埋まっている以下の皮静脈、皮神経を剖出する。
2 側頸部を斜めに走る胸鎖乳突筋と、その上をほぼ上下に走る**外頸静脈**を同定する。
　外頸静脈に沿って、リンパ節(浅頸リンパ節)が見つかるかもしれない。
3 **胸鎖乳突筋**後縁と外頸静脈の交点のやや後ろの地点(エルブの神経点)で、深層から複数の神経が
　表層に出てくるのがわかる。これらはすべて頸神経叢の枝である。
4 神経点から上方に**大耳介神経**がのびる。
5 神経点から後上方に**小後頭神経**がのびる。
6 神経点から前方に**頸横神経**がのびる。
7 神経点から下方に数本の**鎖骨上神経**がのびる。
8 班員全員の観察が終わったら、次の胸鎖乳突筋の剖出作業に支障をきたさないように、
　胸鎖乳突筋の上を走る外頸静脈、大耳介神経、頸横神経を切断する。

| 注意!! | 頸部の皮下には厚い結合組織の被膜(**頸筋膜**)があり、諸構造はその中に埋まっている。
したがって、その剖出の際は、メスとピンセットで頸筋膜を丹念に除去していく必要がある。
領域はせまいが頸筋膜はかなり強靭なので、作業には相当時間がかかるだろう。

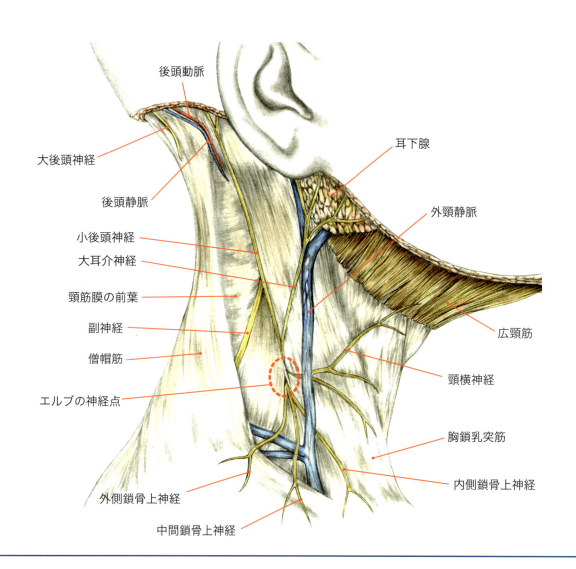

§2 胸鎖乳突筋

作業 胸鎖乳突筋の剖出

1 **胸鎖乳突筋**は筋膜に被われ、浅頸筋膜を構成する結合組織に埋まっている。

2 胸鎖乳突筋の前縁と後縁が明瞭になるように、周囲の脂肪と結合組織を取り去る。

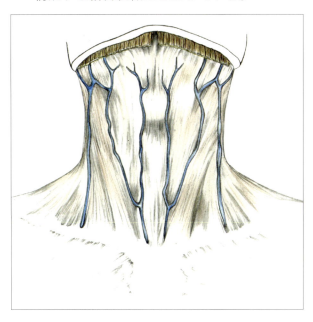
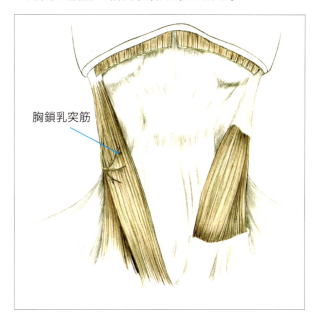

3 メスの柄（刃ではない）、または先の丸いピンセットを胸鎖乳突筋の裏側に差し込んで、胸鎖乳突筋の深層の結合組織を除去する。

4 筋の裏に指が１本通るくらいに筋を浮かせる。

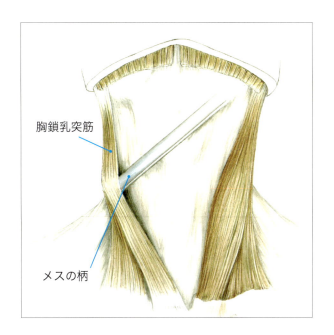
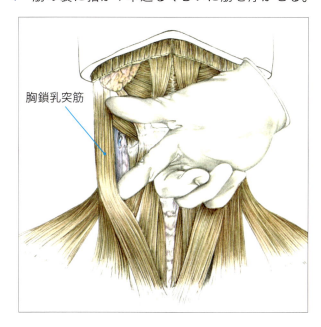

5 胸鎖乳突筋の起始には、胸骨柄と鎖骨から起こる２つの筋束があることを確認する。
6 胸鎖乳突筋の停止（側頭骨乳様突起）を確認する。

| 作 業 | 胸鎖乳突筋をめくり返す

1 メスの刃で**胸鎖乳突筋**を起始（胸骨柄と鎖骨）から外す。

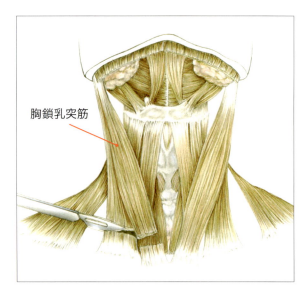

胸鎖乳突筋

2 起始から外した胸鎖乳突筋を徐々に上にめくり返す。

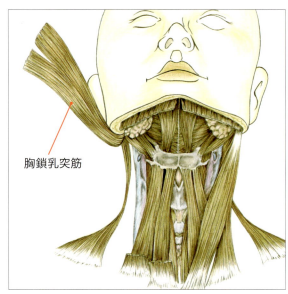

胸鎖乳突筋

3 胸鎖乳突筋の裏側から筋に入り込む**副神経**の筋枝を観察する。筋枝をたどって副神経の本幹を同定する。
副神経は側頸部の他の皮神経よりも深層にあり、下後方の僧帽筋に向かっている。

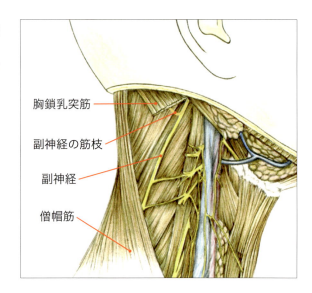

胸鎖乳突筋
副神経の筋枝
副神経
僧帽筋

4 胸鎖乳突筋の裏側には頸神経叢から出る細い枝（複数本）も入り込んでいる。

| 作 業 | **胸鎖乳突筋を切り取る** |

1 胸鎖乳突筋の裏側に入り込む副神経の筋枝を胸鎖乳突筋からはがす。
2 副神経の筋枝または (剖出されていれば) 副神経の本幹に名称タグを結びつける。
  これは後に、副神経から僧帽筋に入り込む筋枝を同定する際に有用である。
3 胸鎖乳突筋をできるだけその停止 (側頭骨乳様突起) に近い位置で切断する。

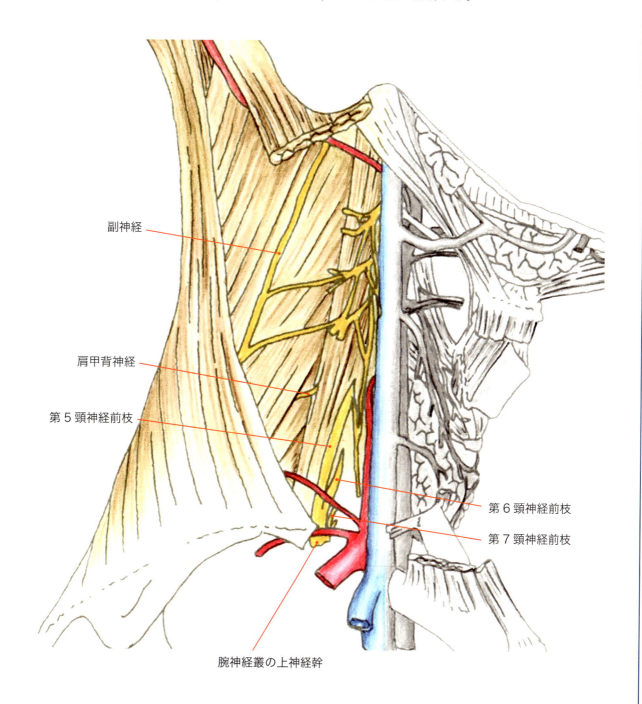

注意!! 胸鎖乳突筋をめくり返す際に、これらの神経が胸鎖乳突筋の裏側に入り込んでいることを念頭に置いて作業すること。胸鎖乳突筋を無理矢理引っ張ると、筋の裏側に入り込む副神経の筋枝と頸神経叢の枝を引きちぎってしまう。

§3 舌骨下筋群

作業 舌骨下筋群の剖出

1. 舌骨と甲状軟骨の位置を確認する。
2. 舌骨から斜め下に走る**肩甲舌骨筋**を同定する。肩甲舌骨筋は二腹筋であり、上腹と下腹が中間腱(筋腹とは色合いが異なる)でつながっていることで容易に同定できる。
3. 舌骨から下に向かって走る**胸骨舌骨筋**を同定する。
4. 胸骨舌骨筋の外側に接して、舌骨と甲状軟骨の間にあると**甲状舌骨筋**と、その下に続いているように見える**胸骨甲状筋**を同定する。
5. これらの舌骨下筋群に属する各筋を分離、剖出する。

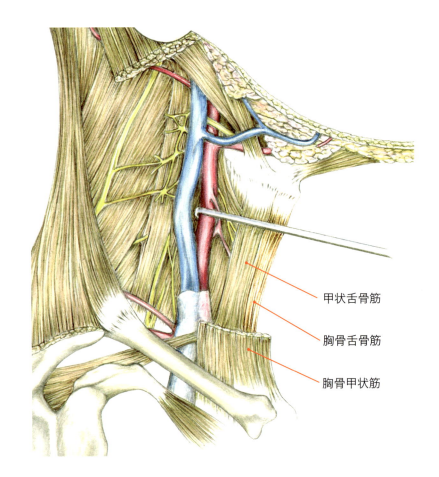

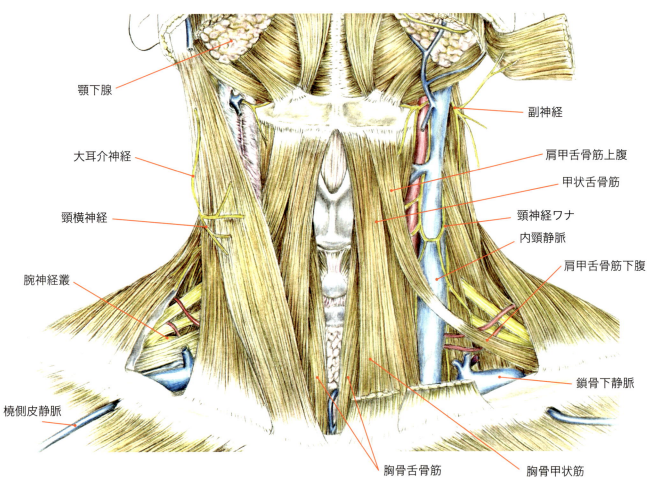

> **作業** 頸神経ワナの剖出

1 舌骨下筋群の支配神経である**頸神経ワナ**の剖出を試みる。頸神経ワナとは、第2、3頸神経前枝に由来する下根と舌下神経に由来する上根が、側頸部でループ状につながったものである。

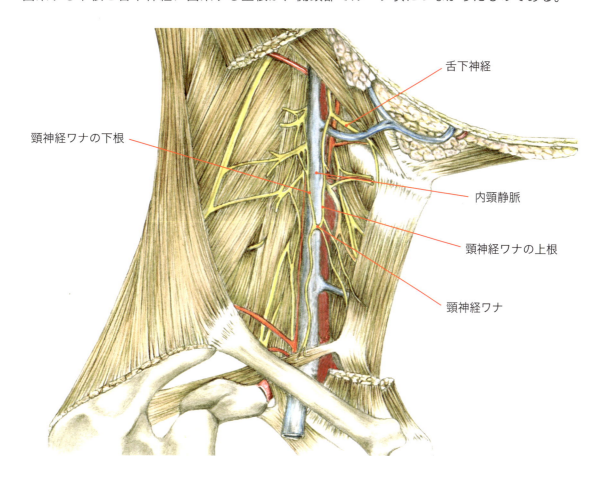

2 頸神経ワナは内頸静脈の表面でループを描く場合(図A)と、内頸静脈の深層でループを描く場合(図B)がある。後者の場合、頸神経ワナの探索はやや困難である。

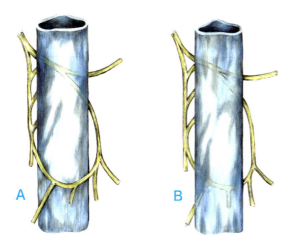

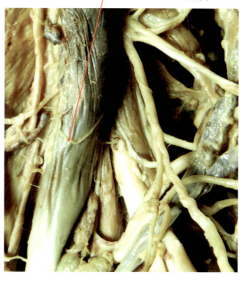

内頸静脈の表面でループを描く頸神経ワナ

3 頸神経ワナが同定できたら、その下根をたどって深層に分け入り、**頸神経叢**を確認しよう。

§4 内頸静脈・総頸動脈・迷走神経

作業 内頸静脈と総頸動脈の剖出

1. 頸筋膜に埋まってわかりづらいが、青みを帯びた袋のような**内頸静脈**を同定しよう。
2. 内頸静脈の奥に接して総頸動脈が埋まっている。

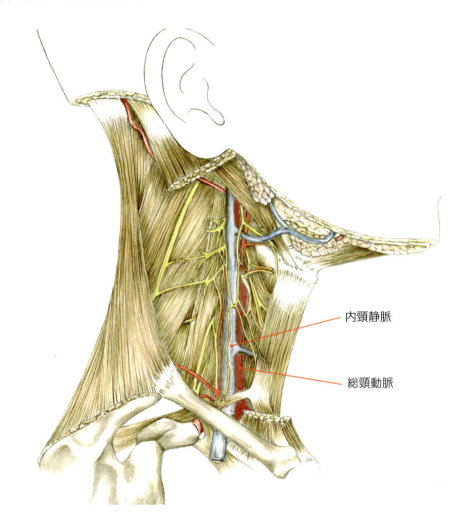

3. 伴行する内頸静脈と**総頸動脈**は共通の鞘(頸動脈鞘)に包まれているので、これをメスとピンセットで、ていねいにはいでいこう。
4. 内頸静脈と総頸動脈の間に、**迷走神経**が現れるであろう。

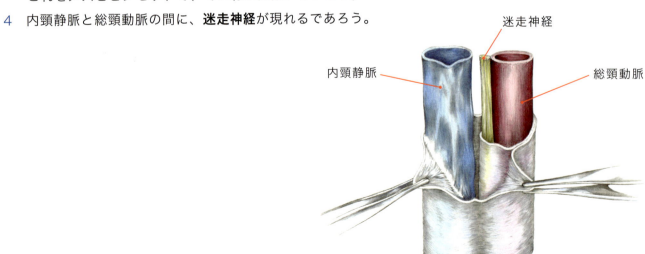

5 総頸動脈を上方にたどると、**内頸動脈**と**外頸動脈**に分枝する。内頸動脈が外頸動脈よりも内側にあるとは限らない。外頸動脈からは多数の枝が出ているが、内頸動脈は頭蓋内に入るまでは1本も枝を出さない。このことによって内頸動脈と外頸動脈を同定する。

6 内頸動脈と外頸動脈の分枝部の高さは通常、甲状軟骨の高さといわれるが、個人差が大きい。分枝部が高位すぎてたどり着けなければ、追跡を途中で終わってよい。

7 総頸動脈が内頸動脈と外頸動脈に分かれてすぐに、外頸動脈からは最初の枝である**上甲状腺動脈**が分枝する。

8 内頸静脈に沿って**深頸リンパ節**がいくつか見られるかもしれない。

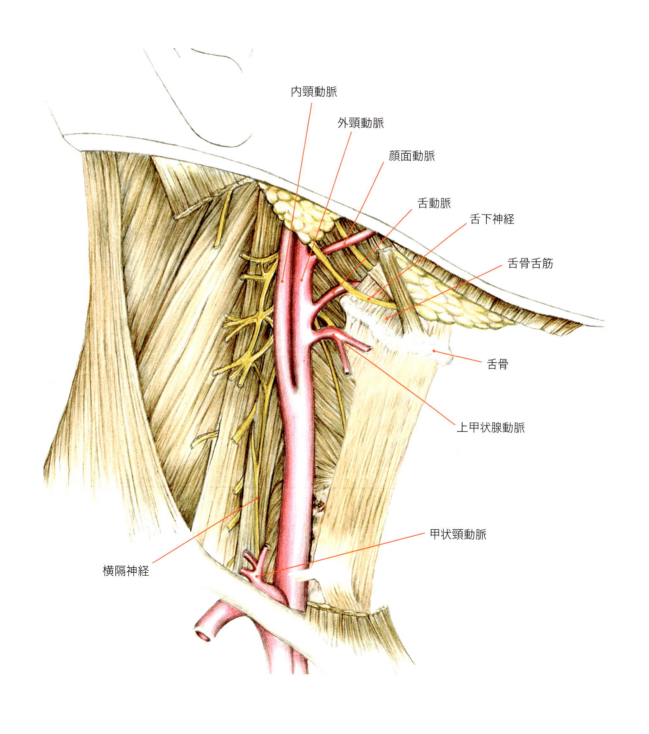

§5 横隔神経

作業　横隔神経の剖出

1. 内頸静脈は側頸部をほぼ上下に走るが、その間に側頸部の4本の筋と交差する。
前から、**前斜角筋、中斜角筋、後斜角筋、肩甲挙筋**である。
いずれも起始と停止を確認できないので、並んでいる順番で筋名を同定することになる。
2. これらの筋の表面には、その筋膜と頸筋膜の結合組織に絡められながら、多数の神経の走行が確認できるであろう。
3. その中で、前斜角筋の前面を外側上方から内側下方に斜めに走っているのが、**横隔神経**である。
4. 横隔神経を前斜角筋の筋膜からていねいに、はがして浮かせる。
5. 横隔神経を上方にたどり、これが頸神経叢から出ていることを観察する。
6. 横隔神経を下方に追うとやがて深層に入っていくので、横隔神経の追跡はいったん中止する。

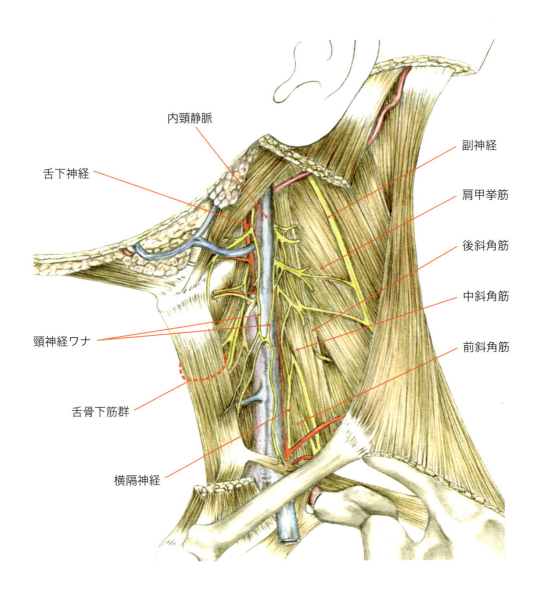

注意 1 横隔神経は胸腔内を下行して横隔膜に達するが、後の章でその全走行を剖出する。したがって、既に剖出した横隔神経を間違って切らないように注意しよう。

注意 2 §4で剖出した迷走神経とここで剖出した横隔神経は、起始も太さも異なるので、剖出時に両者を見誤ることはないだろう。
しかし、剖出が進むにつれて両神経を誤って切断してしまうと、両者の区別が難しくなることがある。剖出、同定したら、名称タグをしっかりと結びつけておくこと。

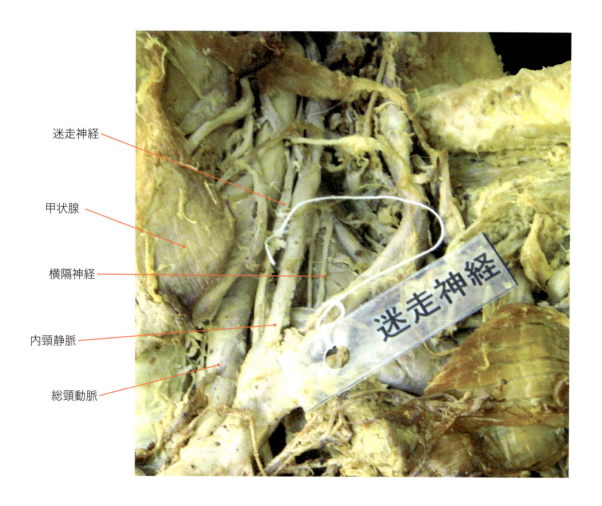

§6 胸部の皮はぎ

> **観察** 胸部の体表を観る

1. 胸部の正中線上にある**胸骨**は**胸骨柄**、**胸骨体**、**剣状突起**からなる。それらを体表から区別できるだろう。胸骨柄と胸骨体との連結部を**胸骨角**といい、さらに盛り上がっている。
2. 胸骨角の両側に連結するのが、**第2肋骨**（②）である。この位置関係をもとに、左右の肋骨（①〜⑩）を数えてみよう。ただし、**第1肋骨**（①）は鎖骨に邪魔されて、体表から触れるのは難しいだろう。
3. 胸には**乳頭**（ちくび）が左右にあり、その周囲に茶褐色の**乳輪**がある。女性の遺体では、**乳房**がふくらんでいる。
4. 剣状突起の下端から左右の肋骨下縁に続く**肋骨弓**は、胸部と腹部の境界をなす。
5. 左右の肋骨弓が剣状突起に近づいていくアーチのつくる角を、**胸骨下角**と呼ぶ。胸骨下角の直下の上腹部領域を、臨床では"心窩部"と呼ぶ（俗に"みぞおち"と呼ぶところ）。

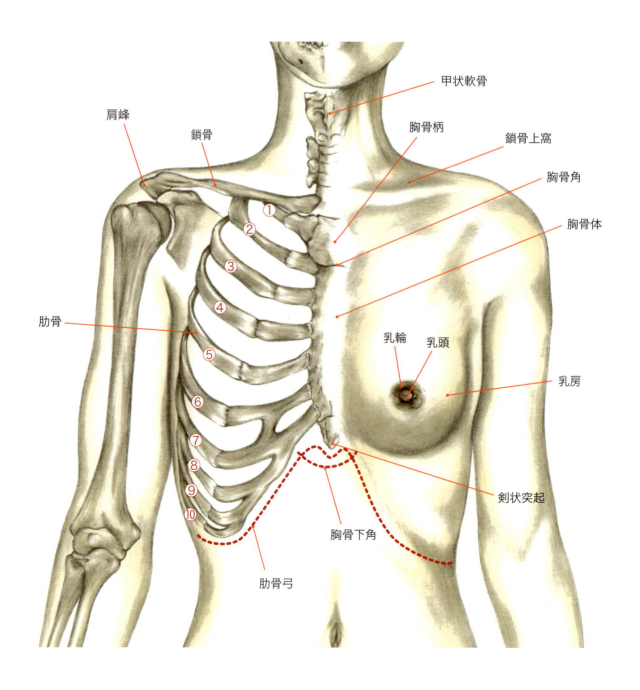

作業　胸部の皮はぎ

1. 胸部の皮膚にメスで割線を入れる。メスの深さは1mm程度。
   皮はぎは左右両側同時に進めるので、正中線に沿った割線は必須である。
2. 乳輪のまわりの皮膚には、円周状に割線を入れる。
3. 正中線と水平線の割線の交点から皮をはがし始め、正中線から体側に向かって、皮を"観音開き"にはいでいく。

注意!!　女性の乳房の解剖は、§7を参照。

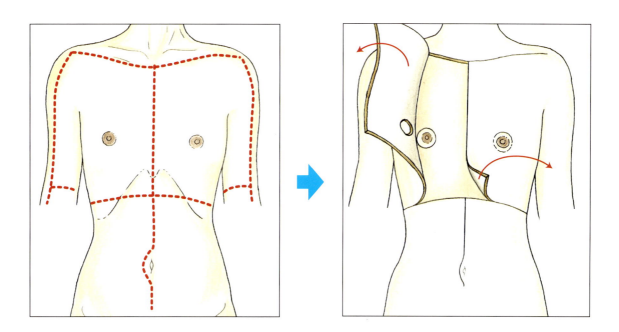

皮はぎの部位差

解剖実習の最初の数回は、皮をはぐ作業に多くの時間を割くことになる。
皮はぎの要領は本書冒頭の「解剖実習における基本手技」で述べた通りであるが、頸部と胸部を同じ要領で行うと、胸部の皮はぎの方がはるかに時間を要する。頸部より胸部の体表面積の方が広いので当然である。さらに、皮下組織を埋める皮下脂肪の量も、胸部の方がはるかに多い。

一方で、頸部では皮下に密着するように薄い広頸筋があり、さらにその下に多くの剖出、観察すべき皮静脈、皮神経があったが、胸部の皮下では（皮静脈、皮神経は無数にあるのだが）胸腹壁静脈と肋間神経外側皮枝（の1、2本）のみにとどめている（§7参照）。このような部位差を考えると、胸部での皮はぎとその後の胸筋筋膜の除去は、頸部ほど繊細に行う必要がないことに気づくだろう。

解剖実習の時間は大学によってかなり差があると思うが、どこの大学でも十分な実習時間の確保が年々困難になってきている。正規の実習時間を大幅に越えて夜遅くまで実習作業を続けることは、体力、集中力、実習の効率という点で限界がある。このような現状にかんがみ、本書では作業を簡略化あるいは省略できる部分を明示して、効率的な解剖実習を遂行することを旨としている。

頸部や後の顔面に比べると、胸部、腹部、背部などの皮はぎは、かなり大胆に作業を進めてもよい部分である。

§7 乳房

作業 女性の乳房の解剖

1. 乳輪を含めて乳房の皮膚をはぐ。
2. 乳房上部では、真皮から乳房内に入り込む索状の結合組織の存在に気づく。これは**乳房提靱帯**(クーパー線維)と呼ばれる。
3. 乳房のふくらみは、**乳腺葉**(硬くて白い)と脂肪組織(やわらかくて黄色い)で構成されていることを確認しよう。
4. 乳頭の頂上から乳腺葉に向かって、メスで矢状断面を入れる。
5. 断面で、乳頭に集まる**乳管洞**を同定しよう。
6. 乳房の外側上方の皮膚を腋窩に向かってはいでいくと、**腋窩リンパ節**の一部を構成する**胸筋リンパ節**に遭遇するかもしれない。
   乳房⇒リンパ管⇒腋窩リンパ節(胸筋リンパ節)は乳がんの転移経路として重要である。

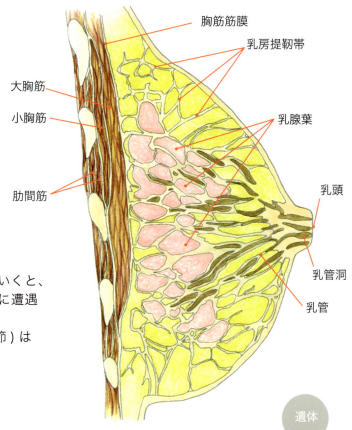

注意1 上記6の作業がしやすいように、遺体の左右の上肢をできるだけ外転させ、上肢と体幹の間に術者が入り込んで、腋窩を直視できる位置をとるとよい。

注意2 上記の諸構造は、高齢者や著しく痩せた遺体ではわかりにくい。

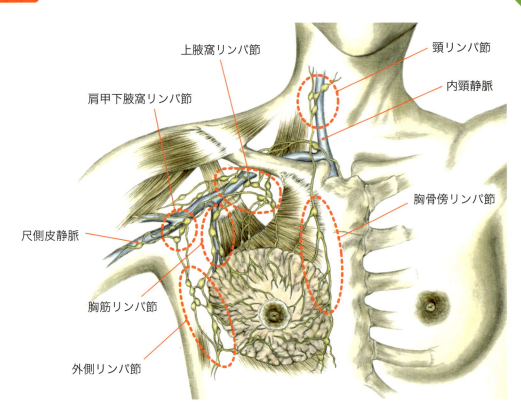

| 作 業 | **胸部の皮静脈と皮神経の剖出**

胸部の皮静脈の代表として**胸腹壁静脈**を、皮神経の代表として**肋間神経外側皮枝**を剖出、観察する。

1. 胸腹壁静脈は腋窩から側胸部を下行する。腋窩に近い方が太いので剖出しやすい。
一部のみ剖出、観察すればよい。
2. 肋間神経外側皮枝は肋骨と平行に走る。1、2本を剖出してみよう。
並行する肋間動・静脈の枝も剖出できるかもしれない。

注意!! 皮神経は深層から皮下に出てくるので、皮下でうまく剖出できなくても、
次の筋膜をはぐ作業中にも剖出のチャンスはある。

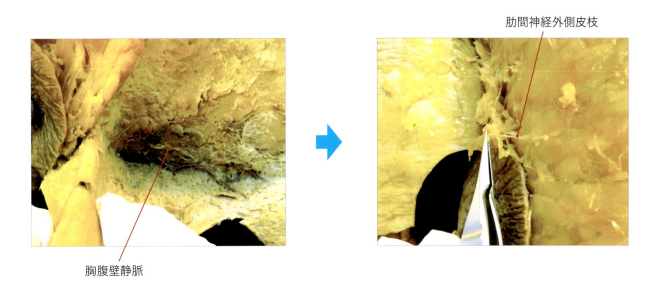

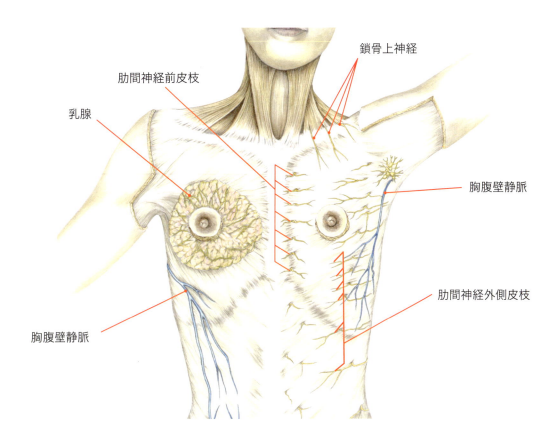

§8 大胸筋

作業　胸筋筋膜をはぐ

1. 皮静脈や皮神経とともに胸部の皮下組織を除去すると、その下に膜様の厚い結合組織の層が現れる。これを**胸筋筋膜**と呼ぶ。
2. 胸筋筋膜をはぎ、**大胸筋**を剖出する。筋線維が明瞭に見えるまで筋膜をきれいに取り除こう。

注意!! 筋膜とは字義通りに解釈すると、"筋または筋群を包む膜"ということになるが、筋膜の英語 "fascia" には "筋を包む" という限定的な意味はないという。実際、胸筋筋膜は皮膚と大胸筋の間に介在する厚手の結合組織層であって、胸筋（大胸筋、小胸筋）を包んでいない。既に出てきた頸筋膜も、特定の筋を包んでいるわけではなかった。

観察　大胸筋を観る

1. 大胸筋の起始は鎖骨、胸骨、肋骨、腹部筋膜と非常に広い。
それぞれから起こる筋線維束を**鎖骨部**（鎖骨から起こる部分）、**胸肋部**（胸骨・肋骨・肋軟骨から起こる部分）、**腹部**（腹部の筋膜または外腹斜筋腱膜から起こる部分）と区別する。
2. 大胸筋の線維は腋窩を越えて上腕骨の上部に集束している。停止に近づくと、各部からの線維が立体交差のようにクロスしていることがわかる。
3. 大胸筋の線維束を鎖骨部、胸肋部、腹部で分離すると、線維束の走向が連続的に変化していることがわかるだろう。上肢を挙上した状態、水平位に保った状態、下垂した状態のそれぞれで上肢を内転する場合、どの部の筋束が主として収縮しているかを考えよう。
4. 大胸筋とその外側上方に接する三角筋との間の溝を清掃し、そこに埋まっている**橈側皮静脈**を剖出する。
この橈側皮静脈には尺側皮静脈とともに、上肢のすべての皮静脈からの静脈血が流れ込む。
5. 上肢を外転すると腋窩がはっきりわかるようになる。腋窩というくぼみの前縁は大胸筋、後縁は広背筋によってつくられることを観察する。

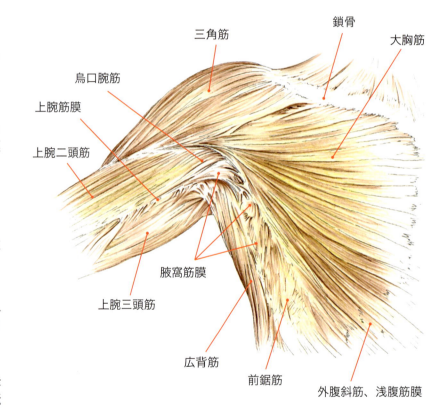

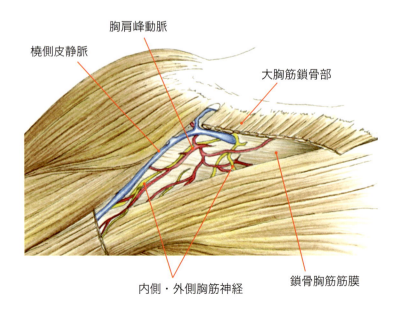

§9　外腹斜筋と前鋸筋

観察　外腹斜筋を観る

1. 浅腹筋膜をはいで**外腹斜筋**と**前鋸筋**を剖出する。
   外腹斜筋と前鋸筋は側腹部で互い違いに、かみあうように配置している。
2. 既に剖出した胸腹壁静脈と肋間神経外側皮枝は取り去ってよい。
3. 外腹斜筋を正中線の方にたどっていくと、白っぽい膜に移行していく。
   これは外腹斜筋の腱膜であり、それはやがて正中線近傍で腹直筋鞘に一体化する。
4. 外腹斜筋の筋線維の走行は外側上方から内側下方に、つまり体幹の長軸に対して斜めに走ることに注意しよう。これが"斜筋"という名の理由である。
5. 遺体からやや目を離して側腹部の全体を眺めると、前鋸筋が"鋸の刃のように"並んでいることがわかるだろう。

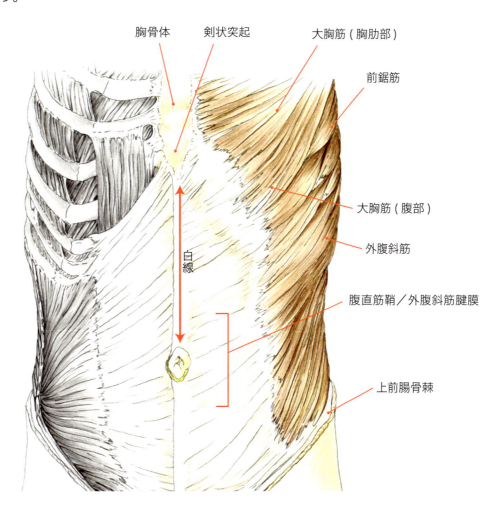

観察　大胸筋、外腹斜筋、前鋸筋の関係を観る

1. 大胸筋、外腹斜筋、および前鋸筋の境界部の皮下結合組織の除去を丹念に行って、三筋の境界を明確にする。
2. 腋窩の存在によって、停止側の大胸筋の下縁(自由縁)はわかりやすいが、大胸筋の起始に近い下縁と外腹斜筋の境界はわかりにくい。
3. 外腹斜筋と前鋸筋はいずれも肋骨外側面から起こり、両筋の筋束が互い違いに前方・後方に走るので、全体として"鋸歯状"に見える。
   減量のために皮下脂肪を極度にそぎ落としたボクサーの側腹部で、鍛えられた外腹斜筋と前鋸筋の鋸の歯のような、かみあいを見ることができる。

§10 小胸筋と鎖骨下筋

作業　大胸筋を切る

1. 上肢をできるだけ内転位にして、大胸筋の緊張をゆるめる。
2. 裏側にピンセットを差し込んで、大胸筋鎖骨部を浮かせる。
3. 大胸筋鎖骨部の起始である鎖骨から筋を切り外す。
4. 同様にして、胸肋部の裏側にピンセットを差し込んで筋を浮かせながら、起始の胸骨、肋骨、肋軟骨から大胸筋胸肋部を切り外す。
5. 大胸筋腹部の起始は腹直筋鞘であるが、筋線維束を少しずつメスではがすように外すこと。あせって引きちぎるような外し方をすると腹直筋鞘を破ってしまう。
6. 各部の起始から外したら、大胸筋を徐々に外側にめくり返していく。
7. 大胸筋の裏側には結合組織とともに、大胸筋に分布する**胸肩峰動・静脈**と支配神経である**内側胸筋神経**と**外側胸筋神経**が入り込んでいる。これらを引きちぎらないように、少しずつ結合組織を除去しながらめくり返すこと。
8. 大胸筋の下にある小胸筋を傷つけないように注意しよう。

観察　小胸筋と鎖骨下筋を観る

1. **小胸筋**が第3～5肋骨から起こり斜め外側上方に走って鎖骨の下にもぐっていく（停止は肩甲骨の烏口突起）ことを観察する。
2. 鎖骨の下には**鎖骨下筋**があるが、筋膜に被われており、すぐ下の第1肋骨につくのでわかりにくい。
3. 小胸筋を起始である肋骨から外し、やはり裏側から筋に入る血管（**胸肩峰動・静脈**）と神経（**胸筋神経**）を確認する。

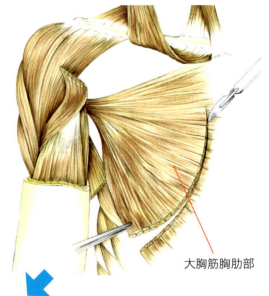

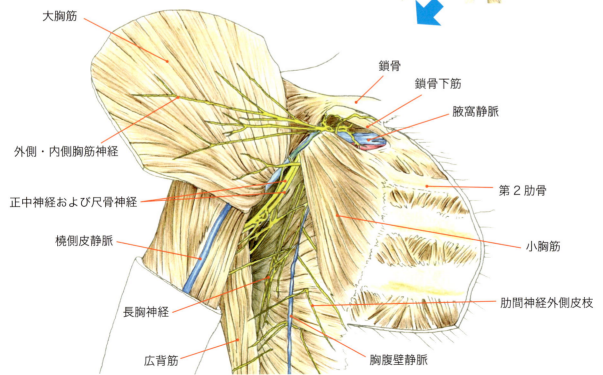

§11 腋窩

作業 腋窩を解剖する

1 **腋窩**というくぼみが、前壁の大胸筋と後壁の広背筋によって囲まれていることを再確認する。
2 脂肪を大量に含んだ腋窩の疎性結合組織 (これを**腋窩筋膜**と呼ぶ) を、左右の手に持った 2 本のピンセットで割いていく。
3 腋窩にはリンパ節 (**腋窩リンパ節**) とそれらをつなぐリンパ管網がある。
   リンパ節は脂肪と区別がつきにくいが、ピンセットで持ち上げて周囲に蜘蛛の足のような細い糸が多数ついていたら、それはリンパ節 (輸入・輸出リンパ管) である。
4 腋窩の上奥に進んでいくと、**腋窩動脈**にいき着く。
5 腋窩動脈からは、**最上胸動脈**、**胸肩峰動脈**、**外側胸動脈**、**肩甲下動脈**、**前上腕回旋動脈**、**後上腕回旋動脈**が分枝するが、鎖骨に邪魔されてわかりにくい。

注意 !! この作業にはメスを使用しないこと。腋窩のような疎性結合組織の解剖でメスを使用すると、すべてをズタズタに切ってしまう。

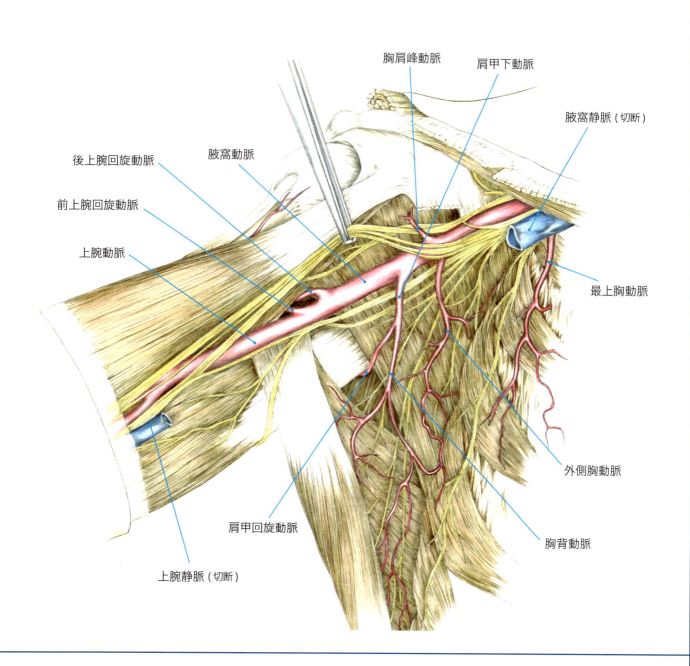

§12 鎖骨下動・静脈

作業 鎖骨を外す

1. 既に**鎖骨**から大胸筋と胸鎖乳突筋を外したが、さらに鎖骨に残っている**三角筋**と**僧帽筋**の筋線維を完全に削ぎ落とす。
2. 鎖骨の内側端で**胸鎖関節**の関節包をメスで切り開き、鎖骨の**胸骨端**を胸骨から自由にする。
3. 鎖骨の外側端で**肩鎖関節**の関節包をメスで切り開き、鎖骨の**肩峰端**を肩峰から自由にする。

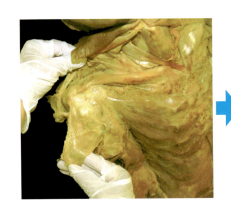 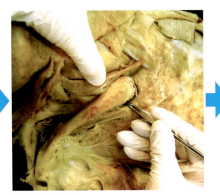 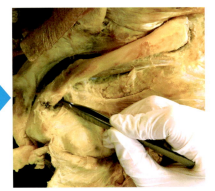

4. 鎖骨の下に付着する**鎖骨下筋**と種々の靭帯を鎖骨からはがし、鎖骨を外す。鎖骨の上下面には筋だけでなく、多くの靭帯(胸鎖靭帯、鎖骨間靭帯、肩鎖靭帯、肋鎖靭帯、菱形靭帯、円錐靭帯)がついているので、鎖骨は容易には外れない。
丹念に筋と靭帯をはがし取って鎖骨を外そう。

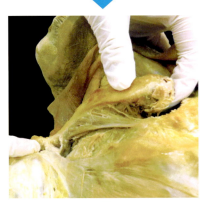

5. 外れた鎖骨の骨膜をピンセットではいでみる。骨膜に被われた部分、はいだ部分がどのように異なるか触ってみよう。

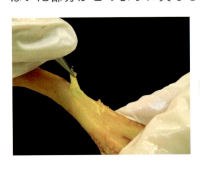 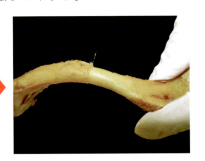 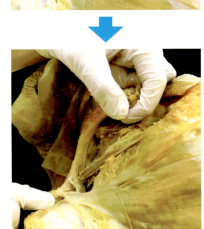

6. 外した鎖骨の中央部を鋸で切る。けがをしないように2人1組で進める。1人が骨を持ち、もう1人が鋸で切る。

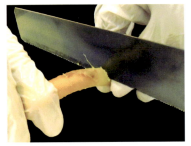 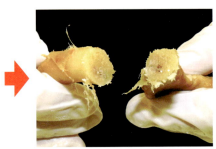

> **観 察**　鎖骨下動・静脈を観る

1. 鎖骨の断面で、**骨膜**、**骨質**および**骨髄**を観察する。
   ピンセットでつついてみると、骨膜、骨質、骨髄の感触の違いがよくわかる。
2. 鎖骨から外れた鎖骨下筋の全貌を観察する。鎖骨下筋は鎖骨と第1肋骨の間に張る。
   周囲の靱帯との区別が難しいかもしれない。
3. 鎖骨が外れてよく見えるようになった前胸部の結合組織を丹念に取り除きながら、
   鎖骨下静脈と**鎖骨下動脈**を探す。この際、白い腕神経叢が非常に目立つが、まだ触らないこと。
4. 鎖骨下静脈の方が浅層にある。鎖骨下静脈は径が太い割には壁が薄く、膜のようである。
   血管と気づかずに切ってしまうことがあるので注意しよう。
5. 鎖骨下静脈と鎖骨下動脈の間を**前斜角筋**と**横隔神経**が通過する。
6. 鎖骨下動・静脈は第1肋骨を越えると、**腋窩動・静脈**と名称を変えて、腋窩に向かう。
7. 鎖骨下静脈を内側の方にたどると、上方から来た**内頸静脈**と合流する。
   鎖骨下静脈と内頸静脈の合流部を**静脈角**と呼ぶ。
8. 鎖骨下動脈はその走行中にいくつか枝を出す。その中で、鎖骨下動脈の前面または上面から分枝
   する**甲状頸動脈**と**頸横動脈**を同定しよう。
9. 甲状頸動脈からは**下甲状腺動脈**が分枝し、甲状腺に向かう。
10. 甲状頸動脈と頸横動脈以外の鎖骨下動脈の枝は、前胸壁を外してから観察する。

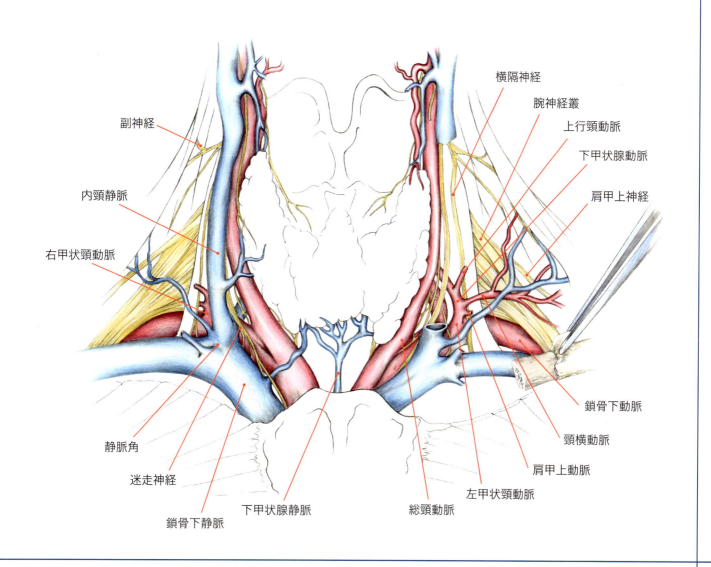

§13 肋骨・胸骨

作業 大胸筋と小胸筋を切る

1. **大胸筋**と**小胸筋**を停止にできるだけ近いところで切り、胸部から完全に取り去る。
2. その下に付着している脂肪を除去する。
3. 前鋸筋と外腹斜筋には手をつけないこと。

観察 肋骨を探る

1. 外肋間筋の筋線維の走行（上外側から下内側へ）を観察する。
2. 左右の**肋骨**の数を第1肋骨から数える。生体では、第1肋骨は鎖骨に被われて触れられないので、まず正中線上で**胸骨角**に触れる。次いで、左右に指をずらして第2肋軟骨に移行し、ここを起点として肋骨を探る。
3. 上位の肋骨を触れながら、胸骨に近い部分が**肋軟骨**で、外側にいくと**肋硬骨**に移行することを確認する。
4. 第1肋骨から第7肋骨の肋軟骨は独立して直接、胸骨に結合するので、**真肋**と呼ばれる。
5. 第8肋骨から第10肋骨の肋軟骨は、互いに癒合し、さらに第7肋軟骨に癒合して間接的に胸骨に癒合する。第8肋骨から第10肋骨を**仮肋**と呼ぶ。ここまでの肋骨（第1～10肋骨）は胸骨と結合しているので、**付着肋骨**と呼ぶ。
6. 第11肋骨と第12肋骨は胸骨には達しておらず、腹壁途中で終わっている。したがって、第11肋骨と第12肋骨は**浮遊肋骨**と呼ばれる。
7. 胸骨剣状突起から左右両側下方に向かって、第7肋骨から第10肋軟骨、第11肋骨および第12肋骨と、肋骨下縁が続く。これを**肋骨弓**と呼び、前胸郭下縁をなす。

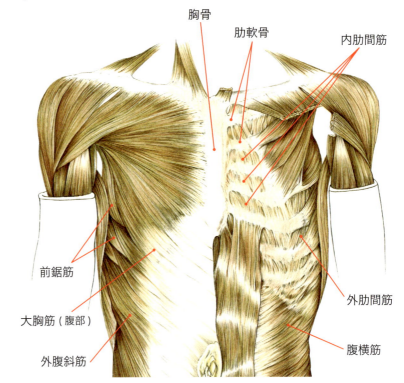

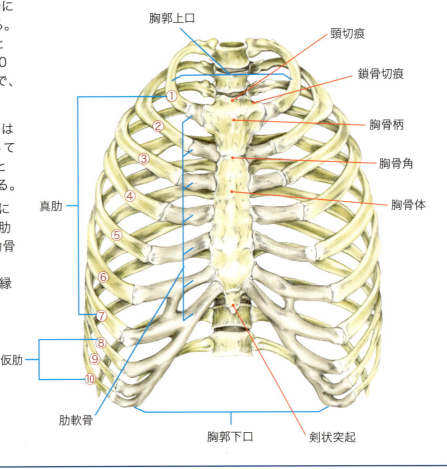

作業　肋骨の骨膜をはぐ

1. 任意の肋骨の表面を被う**骨膜**をメスで切り、ピンセットではがしてみよう。
2. 骨膜は線維が豊富なのでこするとヌルヌルしているが、骨膜がはがされた部分は**骨質**が露出するのでザラザラした感触になる。

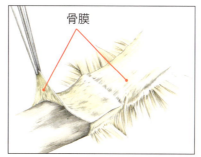
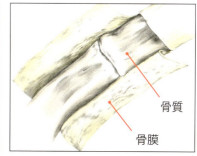

観察　胸骨を探る

1. **胸骨**の3つの部位(**胸骨柄**、**胸骨体**、**剣状突起**)を確認する。剣状突起は軟骨の場合と骨化している場合がある。
2. 胸骨柄と胸骨体の癒合部分(**胸骨角**)は突出し、皮膚の上からでも明瞭に触れることができる。胸骨角の左右両側には**第2肋骨**が連結している。
3. 胸骨体と剣状突起の境界の外側には**第7肋骨**が連結する。
4. 剣状突起の形状は個人差が大きい。剣状突起に孔が開いていたり、先端が2分していることもある。
5. 剣状突起からは腹直筋の一部の筋線維が起こる。

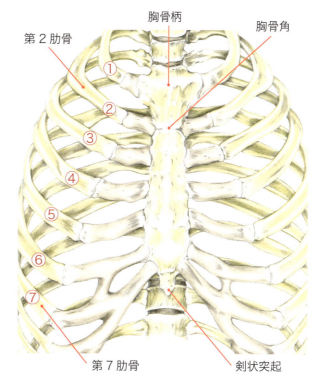

作業　胸骨の骨髄を出す

1. 胸骨体の一部の骨膜をはがす。
2. 露出した骨質をノミで少しずつ削っていくと色が変わってくるので、**骨髄**とわかる。

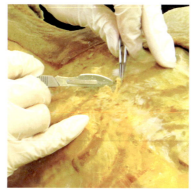
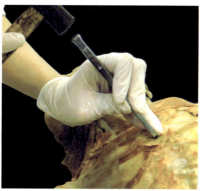

観察　胸骨の骨髄を観る

1. 胸骨の骨髄は生涯、赤色骨髄を維持しているので、固定した遺体では、茶褐色を呈する。
2. 臨床では、骨髄採取の目的で胸骨穿刺が行われる。胸骨は皮膚のすぐ下にあり、近くに太い血管や神経がないので、骨髄穿刺に適している。

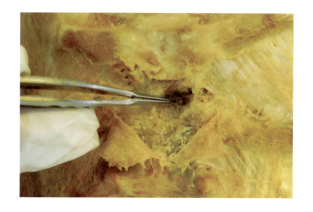

§14　腹部の皮はぎ

皮はぎを行う際に目印となる以下の諸構造を確認しよう。見るだけなく、指で触れてみよう。

観察　腹部の体表を観る

1. 胸骨剣状突起の下端から左右の肋骨下縁に続く**肋骨弓**①を指で触れてみよう。これが体表における胸部と腹部の境界である。
2. 左右の肋骨弓が胸骨剣状突起に近づいていくアーチがつくる角を**胸骨下角**②と呼ぶ。胸骨下角の直下の上腹部領域を、臨床では**心窩部**と呼ぶ(俗に"みぞおち"と呼ぶところ)。
3. 左右の側腹部(わきばら)を下にたどると**上前腸骨棘**③という鋭い骨の出っ張りにあたる。腰に巻いたベルトは、両側の上前腸骨棘に引っかかって、ズレ落ちない。
4. 上前腸骨棘から後方に向かって、寛骨の上縁をなす**腸骨稜**④がのびている。
5. 前腹部中央には**臍**⑤がある。
6. 臍から正中線に沿って下腹部を下方にたどると**恥骨結節**⑥にあたる。その下方には**恥骨結合**がある。
7. 上前腸骨棘と恥骨結節を結ぶラインは溝になっている。この溝の皮下には**鼡径靱帯**⑦が走っている。
8. 下腹部下部から外陰部にかけて**陰毛**⑧が生えている。

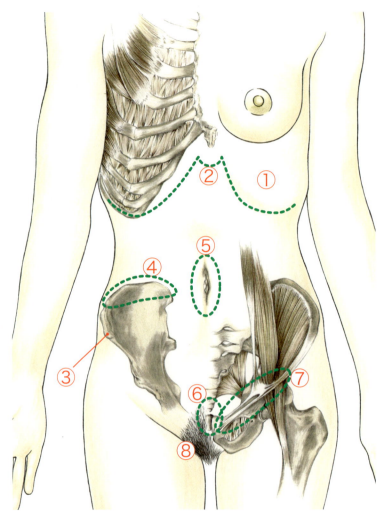

作業　腹部の皮をはぐ

1. 図のように、皮膚にメスで割線を入れる。メスの深さは1mm程度。
2. 臍のまわりに円周状に割線を入れ臍をはがさずに残しておく。
3. 正中線と水平線の割線の交点から皮をはがし始め正中線から体側に向かって、皮を"観音開き"にはいでいく。
4. 起伏の多い外陰部の皮はぎは難しいので、後の外陰部の解剖で行う。
5. 大腿部の皮膚も、恥骨結節から下方5cmくらいまで、はがすこと。

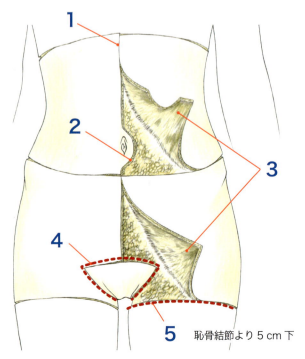

恥骨結節より5cm下

| 作業 | 浅腹壁静脈、肋間神経外側皮枝を剖出する |

1. 腹部の皮静脈の代表として**浅腹壁静脈**を皮神経の代表として**肋間神経外側皮枝**を剖出、観察する。浅腹壁静脈は鼠径部から下腹部を上行する。下方(鼠径靱帯付近)で剖出するのが容易である。
2. 肋間神経外側皮枝は胸部で剖出したが、腹部でも1、2本を剖出してみよう。
3. 浅腹壁静脈を下方にたどり鼠径靱帯よりも下位の大腿三角の皮下組織を除去すると、**浅鼠径リンパ節**に遭遇することがある。浅鼠径リンパ節は子宮がんの転移が起こりやすいリンパ節である。
4. 浅腹壁静脈と肋間神経外側皮枝を確認できたら、脂肪に富む皮下組織とともに除去する。
5. その深層に膜状の厚い結合組織層が現れる(**浅腹筋膜**)。これをすべて除去する。

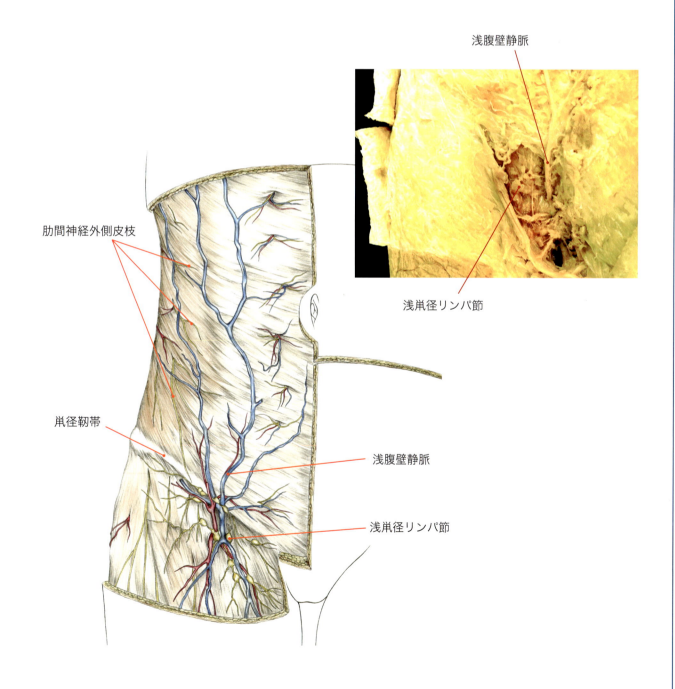

注意!! 側腹部の浅腹筋膜はとくに厚く、除去に時間がかかる。あせって大きな組織塊として切り取ると、その下の外腹斜筋を一緒に切ってしまうことがあるので注意しよう。

§15 側腹部の筋と鼠径管

> **観察** 外腹斜筋の筋線維を観る

1. **外腹斜筋**は第5〜12肋骨外側部から起こるが、上位の起始部筋束は前鋸筋の起始(第1〜9肋骨)と交錯し下位の起始筋束は広背筋に被われている。

2. 外腹斜筋の筋線維は上外側から下内側に向かって走る。したがって、外腹斜筋の走向は外肋間筋の走向とほぼ一致している。

3. 外腹斜筋の停止は上下に幅広い。
   上位の筋束は腱膜となって腹直筋鞘前葉に移行して、正中線上で白線につく。

4. 外腹斜筋の中位の筋束も腱膜となるが、その下端は肥厚して**鼠径靱帯**となる。したがって、鼠径靱帯は純粋な"ひも"ではなく、半索状・半膜様の構造であることに注意しよう。

5. 外腹斜筋の下位(つまり最外側)の筋束は腱膜にはならず、そのまま腸骨稜につく。

6. 鼠径靱帯につく外腹斜筋の腱膜をよく見ると、内側下方が2つに分かれていることに気づく(**内側脚**、**外側脚**)。内側脚と外側脚の間のすきまを**浅鼠径輪**と呼ぶ。

7. 浅鼠径輪の上縁は、内側脚と外側脚の線維とほぼ直交する(つまり横走する)線維からなる(**脚間線維**)。

8. 浅鼠径輪には男性では精索が、女性では子宮円索が通る。**精索**は直径が1cm近くあるので必ずわかるが(指でつかめる)、**子宮円索**は直径1〜2mmのやわらかいひもなので、同定は困難であろう。

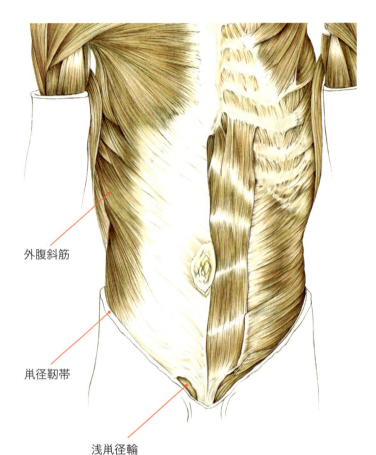

外腹斜筋

鼠径靱帯

浅鼠径輪

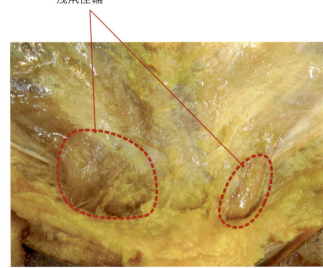

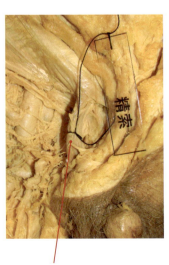

精索

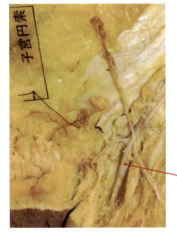

子宮円索

作業　外腹斜筋、内腹斜筋を取る

1. 外腹斜筋をいくつかの筋束に分け、その下に指またはピンセットを入れて充分に下層から浮かせる。
外腹斜筋を浮かせた状態で、その筋腹をメスで切断する。
2. 切断した外腹斜筋の両断端を起始側および停止側にめくり上げる。
めくり上げた外腹斜筋の深層に**内腹斜筋**が観察できる。
3. 内腹斜筋の筋線維の方向は、上半では外腹斜筋の筋線維とほぼ直交している。
4. 内腹斜筋の下半の筋線維の方向は次第に水平になってくる。
これを確認したら、外腹斜筋を取り去る。
5. 男性では、内腹斜筋の下縁から筋線維束が分かれて、精索を取り巻きながら下行する。
これを**精巣挙筋**と呼ぶ。女性ではこのような筋束は見られない。
6. 内腹斜筋の上部で筋束を分離し、その下に指またはピンセットを入れて充分に下層から浮かせる。
7. 内腹斜筋を浮かせた状態で、その筋腹をメスで切断する。切断した内腹斜筋の両断端を起始側および停止側にめくり上げる。
めくり上げた内腹斜筋の深層に**腹横筋**が、観察できる。
8. 腹横筋の筋線維の方向は、ほぼ横走する。これは内腹斜筋下半の筋線維の走向と似通っている。
これを確認したら、内腹斜筋を取り去る。

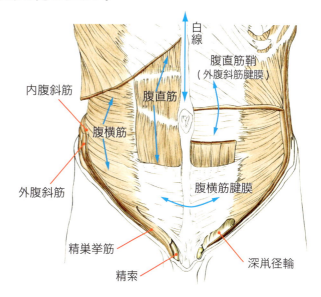

観察　精索を観る

1. 残された側腹部の筋は腹横筋のみであるが、男性遺体では側腹部の筋（外腹斜筋、内腹斜筋、腹横筋）と精索の関係を考えよう。
精索に沿って、ピンセットを差し込んでみるとわかりやすい。
精索は腹横筋と内腹斜筋の下縁に沿って表層に向かい、外腹斜筋の裂け目（内側脚と外側脚の裂け目である浅鼠径輪）から皮下に現れる。
2. この精索の通路が**鼠径管**である。
つまり鼠径管とは、鼠径靭帯の上に沿った 側腹部の筋の"すきま"であることが理解できるだろう。
3. 女性遺体では、子宮円索自体の同定が困難なので、鼠径管の存在も確認困難である。

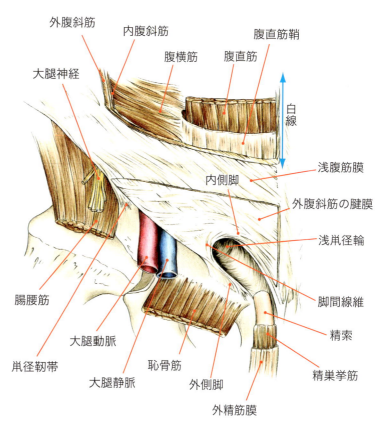

§16 腹直筋鞘と腹直筋

> **観察** 腹直筋鞘を観る

1. 外腹斜筋および内腹斜筋が取り去られ、側腹部には腹横筋のみが残されている。
   腹部前面には**腹直筋鞘**に被われた**腹直筋**がある。
2. 腹直筋鞘は外腹斜筋、内腹斜筋および腹横筋の腱膜で構成されている。
3. 腹直筋鞘の最表層には、腹直筋鞘外側縁から斜走して正中線に向かう膠原線維束が見えている。
   両側から来る膠原線維束は正中線上で交差している。このため、正中線に一致して腹直筋鞘は肥厚し、上下に走る白い帯のように見える。これを**白線**と呼ぶ。
4. 白線を上方にたどると胸骨剣状突起につき、下方にたどると臍輪を越えて恥骨結合に付着する。
5. 腹直筋鞘の表面には白線と直交する（つまり横走する）3〜4本の白帯が見える。
   これは深層の腹直筋の中間腱である**腱画**と癒着している部分である。
   次に腹直筋鞘を切り開いて、その中にある腹直筋を剖出する作業に移る。

> **注意!!** 腹直筋鞘がその名の通り腹直筋の"鞘（さや）"であることを意識しながら作業を進めよう。
> 白線を境にして左右の縦長の腹直筋は、それぞれ縦長の左右の腹直筋鞘に包まれている。
> したがって左右の腹直筋鞘は、それぞれ腹直筋の前面を被う部分（前葉）と後面を被う部分（後葉）で構成されることになる。

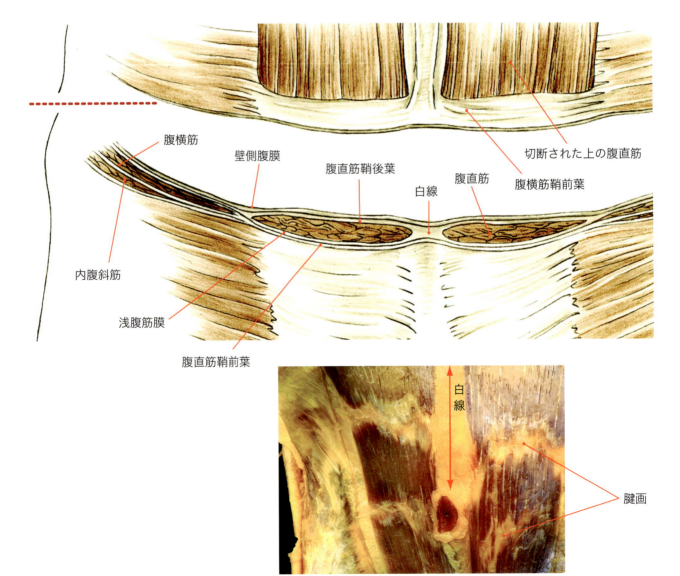

※この写真では、腹直筋鞘は除去されている。

作業　腹直筋を切る

1. 左右の**腹直筋鞘前葉**を、それぞれの中央で縦に切り開く。これは"正中線上で切り開く"ということではない。正中線から左右に数 cm の矢状線に沿って、左右の腹直筋鞘を別々に切り開くこと。
2. 腹直筋は 4〜5 個の筋腹で構成される。筋腹間は中間腱の**腱画**で連結している。
3. 腱画は腹直筋鞘前葉にしっかりと癒着している。この癒着をメスで丹念にはがしながら、左右の腹直筋鞘前葉を観音開きにする。あせって腹直筋鞘を破かないように注意しよう。
4. 腹直筋が起始 (剣状突起と第 5〜7 肋軟骨) から停止 (恥骨上縁) まで全長にわたって露出したら、腹直筋を持ち上げて筋の後面と**腹直筋鞘後葉**の間をはがしていく。
腱画と後葉の間には、癒着はほとんどないだろう。左右から腹直筋の支配神経である肋間神経が腹直筋に侵入しているので、これらを切りながら腹直筋を持ち上げていく。
5. ピンセットで腹直筋を持ち上げて (決して筋を寝かせたまま切ってはならない)、ほぼ中央で横方向に切断する。
6. 切半された腹直筋を上下にめくり返す。

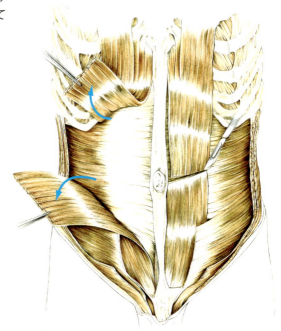

観察　腹直筋鞘後葉を観る

1. 腹直筋の上半分の裏側に**上腹壁動・静脈**が、下半分の裏側に**下腹壁動・静脈**がへばりついていることを確認する。腹直筋を横断する前は、上腹壁動・静脈と下腹壁動・静脈は腹直筋内で吻合していたのである。
2. **腹直筋鞘後葉**を上から下に注意深く観察する。臍と恥骨結合上縁の中間点あたりで、後葉の下縁である**弓状線**が見つかる。弓状線の位置で後葉をピンセットで起こして、弓状線が後葉の下縁であることを確認しよう。弓状線より下方には後葉は存在せず、腹直筋は前面の前葉のみに被われている。

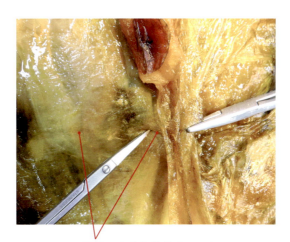

弓状線 (腹直筋鞘後葉の下縁) は、はさみの先端で示す水平方向の線

第2章　体幹の後面

§17　背部と後頸部の皮はぎ

遺体を腹臥位(うつぶせ)にして、背部と後頸部で目印となる部位を観察しよう。

> **観察**　背部の体表を観る

1. 後頭部正中線上で最も後方に突出したところが**外後頭隆起**である。
2. 外後頭隆起から下方に正中線上を指で触っていくと、脊柱を構成する各**椎骨**の**棘突起**の先端を触れる。頸部と背部の境界付近で最も突出しているのが、**第7頸椎(隆椎)** の棘突起である。
3. 背部上方で脊柱の両側に左右の**肩甲骨**がある。
   肩甲骨はほぼ直角三角形であり、その縁をたどることができる。
   肩甲骨の上辺をなす**肩甲棘**は、その外側端である**肩峰**に向かって背部皮下に突出する。
4. 腰部では、骨盤の上縁を構成する左右の**腸骨稜**が明瞭に触れる。脊柱を下にたどっていくと骨盤を構成する**仙骨**につながるが、仙骨への移行部は不明瞭である。さらに正中線上を下降すると**尾骨**に移行する。尾骨の最下端は皮膚の上から触れることができる。

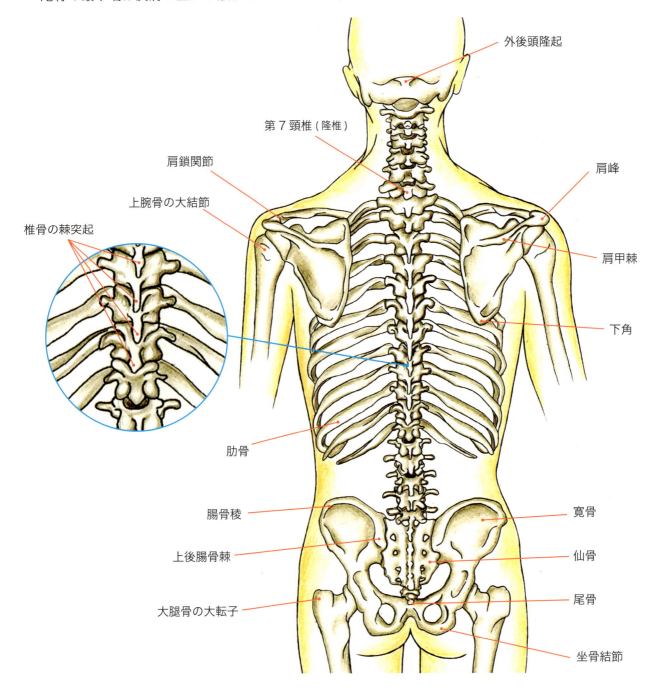

| 作業 | 背部の皮はぎ

1. 皮膚に割線を入れる。
2. 胸腹部同様、背中の皮膚を正中線からはがし始め、観音開きにはがしていく。
3. 皮弁が大きすぎると支える手が疲れる。大きな遺体であれば、割線を多くして皮弁を小さくしても構わない。
4. ほとんどの遺体では、背部の皮下に多量の皮下脂肪があるために、その除去に相当の時間を取られるだろう。
とくに腰部には皮下脂肪が多く、除去作業を進めていると、既にその深層の筋に到達しているのではないかと不安になる。骨格筋であれば"筋線維"があるので、皮下組織とは区別できる。

| 注意!! | 後で述べる後頭部の皮はぎを同時進行で進めることも可能である。背中の皮膚は胸腹部の皮膚に比べてかなり厚い。そのため、皮はぎの作業で皮弁を支える手が疲れるだろう。ピンセットで皮弁をつかむより、皮弁に穴をあけて指を差し込んで引っ張る方が楽である。p.6 を参照。

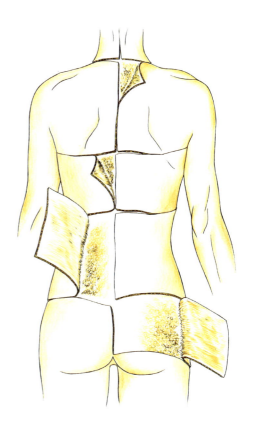

| 作業 | 皮神経の剖出

1. 背部の皮膚には各レベルの**脊髄神経後枝**の**内側皮枝**と**外側皮枝**が分布する。皮下脂肪を除去する際に偶然出くわすことがある。1、2本を剖出してみよう。
2. 腰部の**上殿皮神経**は剖出しやすい皮神経である。走行を確認して探索しよう。

| 作業 | 後頸部〜後頭部の皮はぎ

1. 後頸部〜後頭部の皮膚は他の部分よりもはぎにくい。それには2つの理由がある。後頸部正中線上の皮下には、外後頭隆起から頸椎の棘突起に向かって**項靱帯**と呼ばれる硬い結合組織があり真皮と密着している。また、後頭部の皮下には疎性結合組織が乏しいからである。
少しずつ時間をかけて皮はぎを進めよう。外後頭隆起の上方2〜3cmまで皮はぎを行う。
2. 外後頭隆起の外側方2〜3cmのあたりで**後頭動・静脈**と**大後頭神経**を剖出する。
3. 後頸部で、胸鎖乳突筋後縁に沿って上行する**小後頭神経**を剖出する。

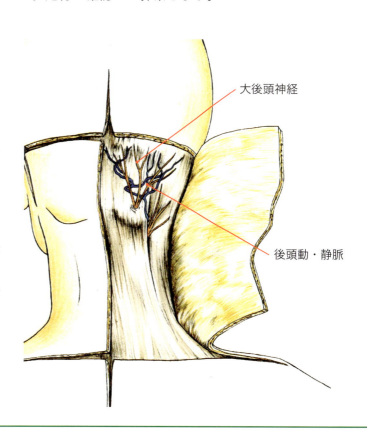

大後頭神経

後頭動・静脈

§18　僧帽筋と広背筋

背部の浅層では、上方に僧帽筋があり、下方に広背筋がある。
まず僧帽筋の筋膜を取り去り、僧帽筋の全貌を観察しよう。

観察　僧帽筋を観る

1. **僧帽筋**の起始は、上端が外後頭隆起近辺で、そこから正中線上を下方に全頸椎(項靭帯)と全胸椎の棘突起におよぶ。
2. 僧帽筋の停止は、① 鎖骨　② 肩峰と肩甲棘　③ 肩甲棘内側端の3か所を区別できる。
3. それぞれに向かう筋束の走向から
   ① 鎖骨に停止する筋束は、肩を引き上げ
   ② 肩峰と肩甲棘に向かう筋束は、肩を後方に引き
   ③ 肩甲棘内側端向かう筋束は、引き下げる作用があることがわかる。

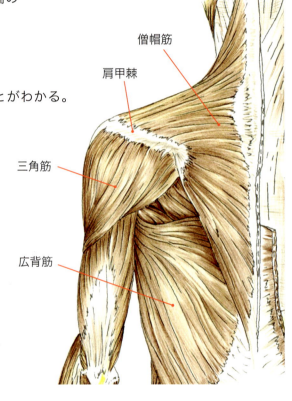

作業　僧帽筋の剖出

1. 僧帽筋の辺縁を明確に剖出し、僧帽筋を下層からはがす(筋の裏に手が入るくらい)。
2. 起始(脊柱)になるべく近いところで僧帽筋を縦に切断する。この時、下層の筋を一緒に切らないようにピンセットを筋の下に挿入して、メスのガイドとすること。
3. 断端を外側にめくり返しながら、僧帽筋の裏側で**副神経**と**頸横動脈**の枝を剖出する。副神経は僧帽筋の支配神経であり、頸横動脈は栄養動脈である。
4. 胸鎖乳突筋と僧帽筋の双方に枝を送っている副神経の本幹は、胸鎖乳突筋と僧帽筋の間の結合組織内を走っている。

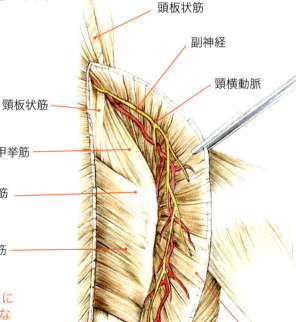

> **注意!!** 副神経については、既に胸鎖乳突筋の裏側に分布する筋枝の剖出を試みたが、見つからなかったグループも多いだろう。
> 僧帽筋に分布する筋枝から副神経の本幹を探索する方が容易である。

> 作業　広背筋の剖出

広背筋の筋膜を除去する。
広背筋はその名の通り広い筋なので、筋膜の除去には相当時間がかかる。

> 観察　広背筋の全体像を観る

1 広背筋の起始は、第7～12胸椎と全腰椎の棘突起(棘上靱帯)、肩甲骨下角、第9～12肋骨、仙骨、腸骨稜と非常に広い。
2 広背筋の上部は一部、僧帽筋に被われている。
3 広背筋の筋線維の走向は、上部では、ほぼ水平で、下部に行くにつれて斜め外側上方に走るようになる。
4 停止は上腕骨小結節稜であるが、上腕三頭筋に邪魔されてそこまでは追えない。
広背筋の筋束と停止腱は腋窩の後縁を形成する。
5 広背筋、僧帽筋、肩甲骨に囲まれた領域(くぼみ)を**聴診三角**と呼ぶ。
6 広背筋、外腹斜筋、腸骨稜に囲まれた領域(くぼみ)を**腰三角**と呼ぶ。

> 観察　肩甲骨後面の筋を観る

1 僧帽筋は既に起始(脊柱)から切り離し、外側にめくり返してある。
僧帽筋は肩甲骨の肩甲棘と肩峰に停止する。
2 肩甲骨の後面から、肩甲骨につく筋を剖出する。
3 肩甲骨内側縁の上部1/3には**肩甲挙筋**がつく。肩甲挙筋の起始は第1頸椎から第4頸椎の横突起で、頸部を下降して肩甲骨に停止する。
4 肩甲骨内側縁の下部2/3には菱形筋がつく。上方の**小菱形筋**の起始は第7頸椎から第1胸椎の棘突起で肩甲棘より上方に停止し、下方の**大菱形筋**の起始は第2胸椎から第5胸椎の棘突起で肩甲棘より下方に停止する。
5 肩甲挙筋と菱形筋の間の結合組織を探索すると、両筋の支配神経である**肩甲背神経**が見つかる。
6 肩甲骨後面の棘上窩からは**棘上筋**が、棘下窩からは**棘下筋**が起こり、外側に走る。両筋の停止は上腕骨の大結節であるが、三角筋に邪魔されて観察できない。
7 肩甲骨外側縁から**小円筋**が、肩甲骨下端からは**大円筋**が起こり、外側に走る。小円筋と大円筋は必ずしも名前のように丸く見えるわけではない。

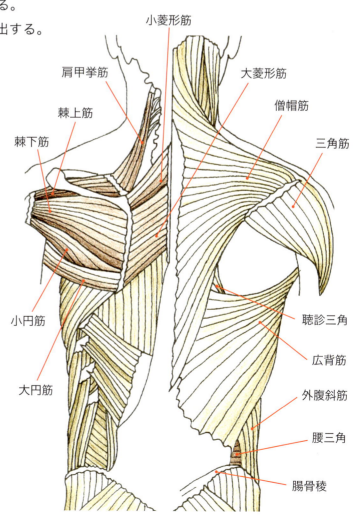

§19 固有背筋

作業　背部浅層の筋を切り離す

1. 広背筋の起始を切り離し、起始腱の下層に広がる**胸腰筋膜**を剖出する。
2. 菱形筋を起始(頸椎〜胸椎の棘突起)から切り離す。
3. 僧帽筋と菱形筋を停止の方 にめくり上げると、
その下に薄い**上後鋸筋**(第4頸椎〜第1胸椎棘突起 ⇒ 第2〜5肋骨)が見える。
4. めくり上げた広背筋の下層に、薄い**下後鋸筋**(胸腰筋膜 ⇒ 第9〜12肋骨)が見える。
下後鋸筋を起始からめくり上げ、切り離す。

観察　板状筋と頭半棘筋を観る

1. 後頭部〜頸部〜上背部にかけて、**板状筋**の走向を観察する。
上方の**頭板状筋**(起始：第3頸椎〜第3胸椎の棘突起 ⇒ 停止：後頭骨上項線、側頭骨乳様突起)
下方の**頸板状筋**(起始：第4〜6胸椎の棘突起 ⇒ 停止：第1〜3頸椎横突起)
2. 頭板状筋を切り離すと、その下に**頭半棘筋**(起始：第3頸椎〜第7胸椎横突起 ⇒ 停止：後頭骨)が観察できる。

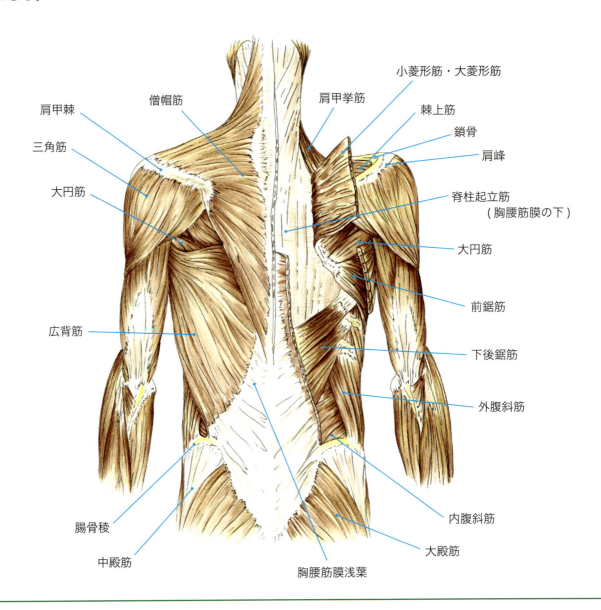

背部深層にある諸筋は**固有背筋**と総称される。固有背筋とは、脊髄神経の後枝に支配される本来の背筋のことで、**脊柱起立筋**と**横突棘筋**に大別される。

作業　脊柱起立筋の剖出

1. 胸腰筋膜を切り開いて**脊柱起立筋**を剖出する。
   脊柱起立筋は、外側より正中線に向かって、**腸肋筋**、**最長筋**、**棘筋**の順に縦走している。
2. 腸肋筋の起始は、腸骨稜付近から強靭な腱膜として起こり、上方に走向し、その外側筋線維束から順々に停止腱となり、各肋骨と第4～6頸椎横突起に停止する。
3. 最長筋は仙骨後面と腰椎棘突起から強靭な腱として起こり、上行して側頭骨乳様突起に達する。
   この走行距離が人体の筋の中で最長であるので、"最長筋"の名がついた。走行の途中で細い停止腱を多数出して、それらは腰椎肋骨突起、肋骨、胸椎横突起、頸椎横突起に停止する。
   したがって、最長筋は上方にいくにつれて筋幅は細くなる。
4. 棘筋は脊柱にもっとも近いところを縦走する。第11胸椎から第2腰椎棘突起から起こり、2つ以上上の椎骨の棘突起に停止する。左右各2、3本の棘筋を剖出してその走向を確かめよう。

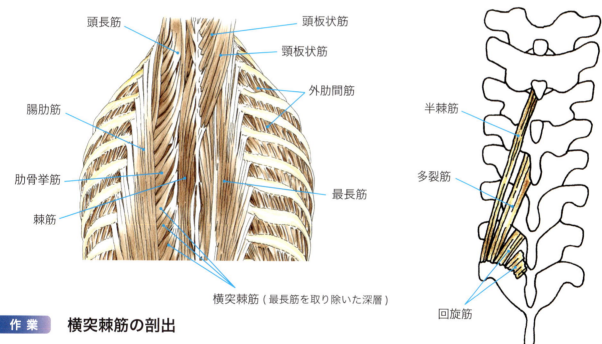

作業　横突棘筋の剖出

1. 最長筋を切り開いて、最も深層にある**横突棘筋**の剖出を試みる。
2. 横突棘筋とは、**半棘筋**、**多裂筋**、**回旋筋**という3種類の走向角度の異なる
   筋群(すべて、起始：横突起 ⇒ 停止：棘突起)の総称である。
3. 理解を容易にするコツは、どれか1つの横突起に焦点を絞って、そこから起こる
   半棘筋(4個以上上位の棘突起につく)、多裂筋(2、3個上位の棘突起につく)、
   回旋筋(1、2個上位の棘突起につく)だけを、やや時間をかけて剖出することである。

作業　脊柱管の開放の準備

1. 固有背筋をできるだけきれいに除去しよう。
2. 少々荒っぽくてもよいので、完全にむしり取ること。
   固有背筋が脊柱にこびりついていると、次の脊柱管の開放の作業に支障をきたす。

§20 後頭部の筋

作業　後頭部の筋の剖出

1. 頭板状筋と頭半棘筋を後頭骨への付着部から切り離し、その深層にあるいくつかの小さな筋群（後頭部の筋）を剖出する。
2. 外後頭隆起と第7頸椎の棘突起の間に張る膜状の**項靱帯**を確認し、これをできるだけはがす。
3. 既に§19で頭板状筋を切り離し、その下の**頭半棘筋**（起始：第3頸椎から第7胸椎横突起⇒停止：後頭骨）が見えている。
4. 頭半棘筋を後頭骨への付着部から切り離し下方にめくり返す、あるいは完全に取り去る。
5. 下方から**頸半棘筋**が上行し、その上端の筋束が第2頸椎の棘突起につくことを確認する。

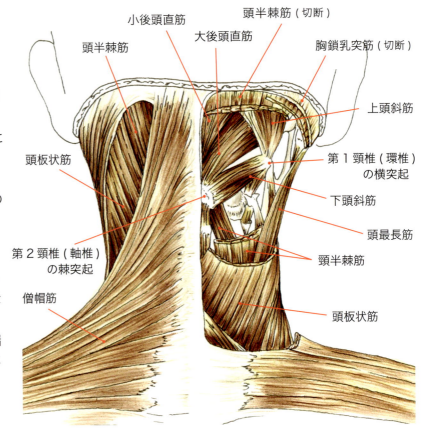

観察　後頭部の筋の同定

後頭骨、第1頸椎（環椎）および第2頸椎（軸椎）の間を、以下の3つの短い筋がつないでいる。これらをできるだけ分離し、同定してみよう。これらの3つの筋で囲まれる三角形の領域を**後頭下三角**と呼ぶ。

1. **大後頭直筋**　起始：第2頸椎（軸椎）棘突起 ⇒ 停止：後頭骨
2. **上頭斜筋**　起始：第1頸椎（環椎）横突起 ⇒ 停止：後頭骨
3. **下頭斜筋**　起始：第2頸椎（軸椎）棘突起 ⇒ 停止：第1頸椎（環椎）横突起

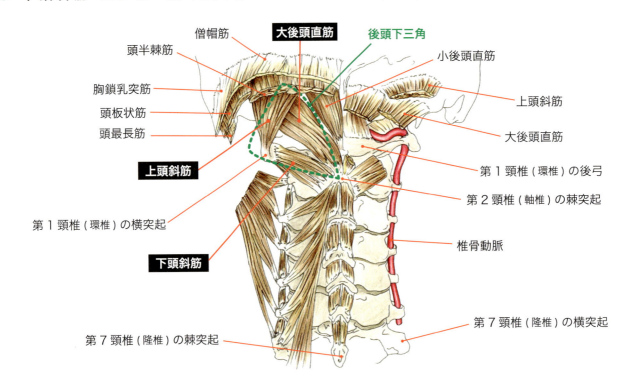

| 作業 | 後頭下三角の奥を探る

1 第1頸椎(環椎)の後弓の上縁に沿って、**椎骨動脈**を剖出する。
2 **後頭下神経**を剖出し、これが上頭斜筋と大後頭直筋に分布する(p.48下図を参照)のを確認する。
3 第1頸椎と第2頸椎の間からでる**大後頭神経**を剖出する。
4 後頭下三角の内側縁をつくる**大後頭直筋**を、起始(第2頸椎の棘突起)から切り離す。
5 **小後頭直筋**(起始：第1頸椎(環椎)の後弓 ⇒ 停止：後頭骨)を剖出する。

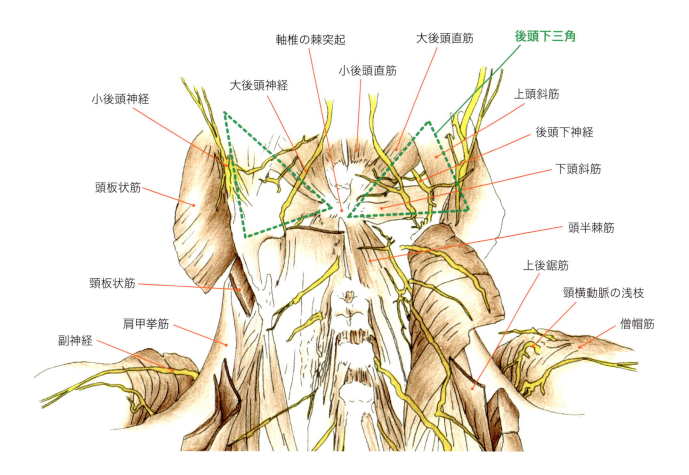

| 注意!! | 頸神経後枝に由来する神経

1 後頭下神経は第1頸神経後枝由来、大後頭神経は第2頸神経後枝由来である。一方、小後頭神経は頸神経叢（C2、C3の前枝で構成）由来である。
2 脊髄神経後枝は一般に前枝よりも細いが、第1頸神経および第2頸神経の後枝は例外で、それぞれの前枝よりも太い。とくに、第2頸神経後枝は強大で"大"後頭神経との別名がついている。同じ第2頸神経前枝に由来する神経は"小"後頭神経なのに…。
3 第1頸神経後枝に由来する後頭下神経は後頭部の筋に分布するだけで、皮膚には出てこない。同じく、第1頸神経前枝の神経線維も頸神経ワナに入って舌骨下筋群に分布するだけで、皮膚には出てこない。したがって、第1頸神経には皮膚の感覚を伝える線維は含まれない。つまり、第1頸神経は脊髄神経中、唯一、皮膚分節を持たない神経である。

§21 脊髄

脊柱管を後方（棘突起と椎弓板の側）から開放して、**脊髄**を取り出そう。

作業　椎弓板の開放

脊柱の後面に付着している固有背筋を、ピンセットとメスを使用して取り去る。固有背筋が残っていると、次の脊柱管の開放の作業に支障をきたす。**椎弓板**が露出するまで、固有背筋を完全に取り去ること。

観察　靭帯を観る

1. 椎骨と椎骨の間をつないでいる以下の靭帯を観察する。

   > **棘上靭帯**：第7頸椎以下の全椎骨の棘突起の先端をつなぐ長い靭帯。第7頸椎より上は、名称が**項靭帯**と変わる。
   > **棘間靭帯**：上下の棘突起と棘突起の間をつなぐ靭帯。棘上靭帯と連続する。
   > **黄色靭帯**：上下の椎弓と椎弓の間をつなぐ靭帯。
   > 　　　　　　多量の弾性線維を含むので黄色く見えることからこの名がついたが、本当に黄色いか？

2. **肋椎関節**を靭帯に被われた状態で、後方から観察する。
3. 左右の腸骨稜の最高点を結ぶ**ヤコビ線**が、どの高さの腰椎を通るかを確認する。
   多くの遺体では、ヤコビ線は第4腰椎の棘突起を通るであろう。

作業　脊柱管の開放

1. 双鋸を使って、第3頸椎から上部仙骨までの椎弓板を切る。第1頸椎と第2頸椎は後の作業で開放するので、双鋸で切らなくてよい。
2. 双鋸の2枚の刃の間隔は、棘突起をはさめるギリギリの間隔がよい。
   刃の間隔が広すぎると、切る部分(椎弓板)が大きくなり時間がかかる。
3. 脊柱の前弯部分(頸椎、腰椎)は双鋸の刃が骨にうまくあたらないので、枕を下に置いて、脊柱の前弯度を減じるとよい。

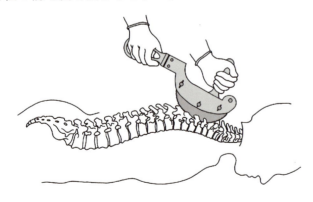

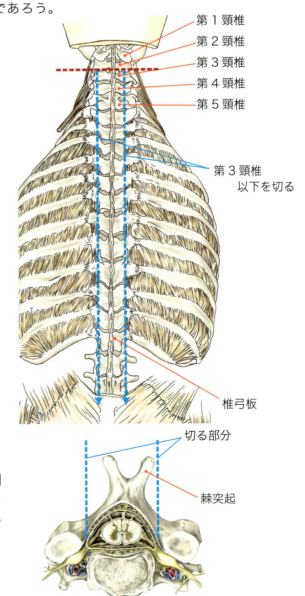

4. 外す椎弓板は上下に長く連続していなくても、2、3個の椎骨ごとに外せばよい。椎弓板を外したら、脊柱管側から観察して再度、上下の椎弓間の黄色靭帯を観察する。
5. 双鋸でうまく切れない場合は、ノミで個々の椎弓板を割っていっても構わない。双鋸とノミをうまく使い分けると、早く確実に脊柱管を開放できる。

作業　脊髄神経節の剖出

1　頸部と腰部でそれぞれ1個ずつ、**脊髄神経節**を剖出する。脊髄神経節は**椎間孔**の位置にある。
2　椎間孔を被う部分の骨（椎弓板が椎体に結合する付近）をノミで砕いて、椎間孔を開放する。
3　**脊髄硬膜**の続きである、白い神経上膜を被ったままで、前根と後根を区別できるだろう。
4　**前根**と**後根**をできるだけ分離し、脊髄神経節が後根のふくらみであることを確認する。

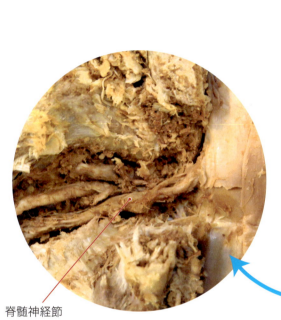

脊髄神経節

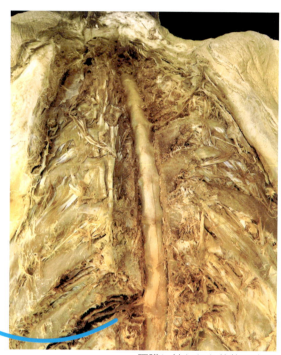

硬膜に被われた状態の脊髄

観察　脊髄を包む3層の膜（脊髄膜）を観る

1　白くて厚手の膜（**脊髄硬膜**）が脊髄を袋状に取り囲んでいる。
2　脊柱管内面を被う骨膜と脊髄硬膜の間には、脂肪と静脈叢（**内椎骨静脈叢**）が埋まっている。
3　脊髄硬膜は脊髄から出る脊髄神経根を包み、脊髄神経根の神経上膜となっている。
4　脊髄硬膜をピンセットで持ち上げながら正中線に沿ってメスで切ると、その下に薄い半透明の膜（**脊髄クモ膜**）が現れる。脊髄硬膜を可能な限り縦に長く切り開こう。
5　脊髄クモ膜をピンセットで軽くつまむと、その下に広がるクモ膜下腔の存在がわかる。脳周囲のクモ膜下腔と同様、生体では脊髄周囲のクモ膜下腔にも髄液が流れている。
6　脊髄クモ膜を一部破ってさらに下層を観察する。脊髄の表面には脊髄軟膜が密着しているが、それは薄すぎるためにはがすことは不可能である。
7　脊髄の側方を注意深く観察すると、小さな三角錐型の線維束が外側にのび、その先端が硬膜に結合しているのに気づく。上下に見ていくと、この三角錐型の線維束はほぼ一定の間隔で並んでいるので、全体として"鋸の歯"のように見える。よってこれらは**歯状靭帯**と呼ばれる。歯状靭帯は脊髄を硬膜につなぎとめている。

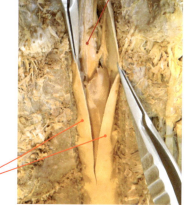

クモ膜に被われた脊髄

脊髄硬膜

作業　脊髄を取り出す

1. すべての脊髄神経をそれが硬膜を貫く位置で切断する。
2. 脊髄を下方から持ち上げ(ピンセットまたは指で)、脊柱管から徐々に取り出す。この作業で歯状靭帯は抵抗なく切れていく。
3. 見えている最も上端で(ほぼ第3頸椎の高さ)、脊髄を横断する。

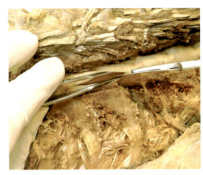

硬膜を切る

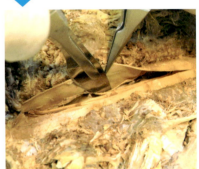

各脊髄神経をメスで切る

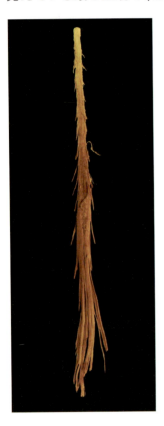
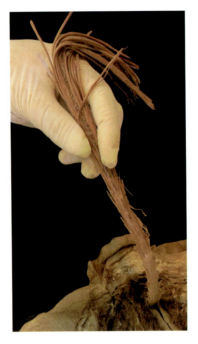
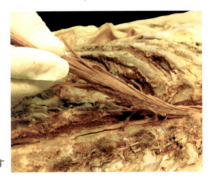

脊髄を取り出す

観察　脊髄を観る

1. 第1頸椎と第2頸椎が残っているために、脊髄の上端はまだ観察することができない。
2. 全体として脊髄は下方にいくほど細くなるが、頸部(**頸膨大**)と腰部(**腰膨大**)にやや太い部分がある。
3. 腰膨大より下方の脊髄は円錐状に細くなる(**脊髄円錐**)。
4. 脊髄円錐の下端をもって脊髄の下端とする。
5. 脊髄下端の高さは臨床上、重要である(腰椎穿刺の位置を決める根拠となる)。
第1腰椎または第2腰椎であることが多い。
6. 脊髄円錐の下端より下方に向かって、1本の細い**終糸**がのびる。
7. 脊髄から脊髄神経の**前根**と**後根**が出る。
8. 前根を構成する細い根糸は前外側溝から出て、後根を構成する細い根糸は後外側溝から出る。
9. 先に観察した歯状靭帯が前根と後根の間に存在することに注意。
10. 脊髄神経を上から順番に観察し、脊髄から出る角度をチェックしよう。
頸髄から出る上位脊髄神経は、ほぼ外側に向かって出るが、下位脊髄神経になるにしたがって脊髄から下方に向かって出て、脊柱管の中を長く走るようになる。
これは各脊髄神経が通る椎間孔が、下位脊髄神経になるほど下方に位置するためである。
11. 下位脊髄神経は束になって脊柱管内を長く下行することになる。
脊髄下端よりも下方にある脊髄神経の束を、その形状が馬の尻尾に似ていることから**馬尾**と呼ぶ。

観察　脊髄の外景を観る

取り出した脊髄をサイドテーブル(なければ解剖台)の上に置き、脊髄の表面に見える次の構造を確認する。

- Ⓐ **前正中裂**：前脊髄動脈を同定できるか。
- Ⓑ **前外側溝**：脊髄神経の前根の根糸が起こる。
- Ⓒ **後正中溝**：前正中裂よりは浅い。
- Ⓓ **後外側溝**：脊髄神経の後根の根糸が起こる。

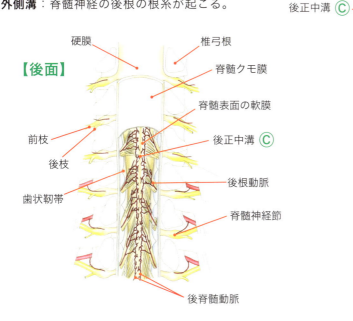
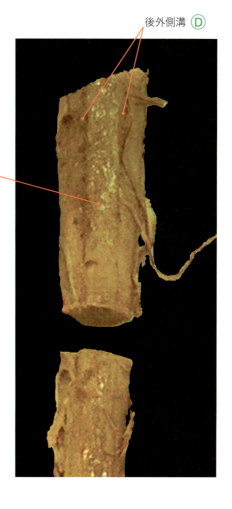

観察　脊髄の内景を観る

頸膨大、胸髄、腰膨大の3か所で脊髄のスライスをつくり、肉眼と実体顕微鏡下で脊髄の内景を観察する。

1. 内部のH字形の**灰白質**と周辺部の**白質**を区別する。ホルマリン固定遺体では、灰白質が白っぽくて白質がやや黒っぽく見えるので注意。
2. 灰白質で**前角**、**側角**(胸髄でしか認められない)および**後角**を区別する。
3. 白質で**前索**、**側索**および**後索**を区別する。
4. **脊髄中心管**はどこまで視認できるか。
5. 頸膨大、胸髄、腰膨大のスライスを並べて、互いに比較しよう。頸膨大と腰膨大が他の部位よりも太いのは、それぞれの前角に上肢あるいは下肢の多数の筋に向かう多くの運動ニューロンが密集しているからである。

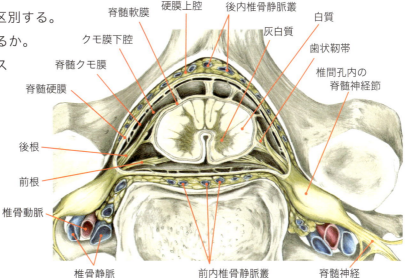

第3章 上 肢

§22 上肢の皮はぎ

観察 体表に触れて構造を知る

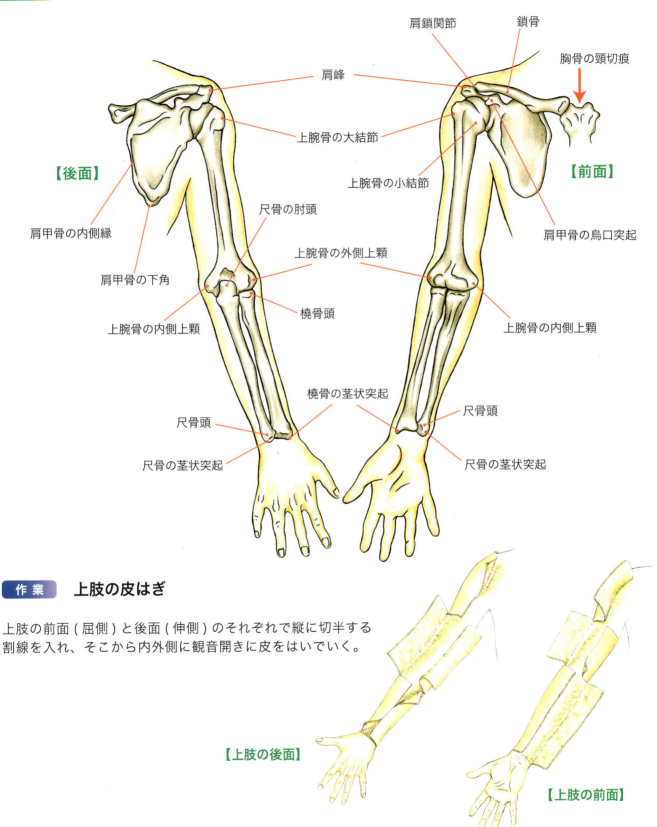

作業 上肢の皮はぎ

上肢の前面(屈側)と後面(伸側)のそれぞれで縦に切半する割線を入れ、そこから内外側に観音開きに皮をはいでいく。

注意1 上肢が解剖学的正位(肘関節が伸展し、手掌が前方を向く)の場合は、この方法が容易だが、そうでない場合は必ずしもこの方法でなくてもよい。最終的には上肢のすべての皮膚をはぐことになる。

注意2 手首から先の皮はぎは上肢を体幹から外してから行う。

観察 皮静脈を観る

1. **橈側皮静脈**は、三角筋と大胸筋の境界の溝に埋まっている。まずここで橈側皮静脈を剖出し、上腕、肘、前腕へたどると剖出しやすい。
2. **尺側皮静脈**は、上腕二頭筋の内側縁に沿って走る。上腕の途中で筋膜を貫いて**上腕静脈**に注ぐ。
3. **肘正中皮静脈**は、肘の前面にあり、橈側皮静脈と尺側皮静脈を吻合する皮静脈である。
   なお、肘の前面にある肘正中皮静脈は静脈内注射に用いられる。
4. 上腕と前腕の筋全体が、ひと続きの筋膜で被われていることを確認する。
   この筋膜は上腕では**上腕筋膜**、前腕では**前腕筋膜**と呼ばれる。

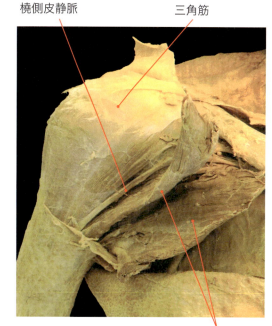

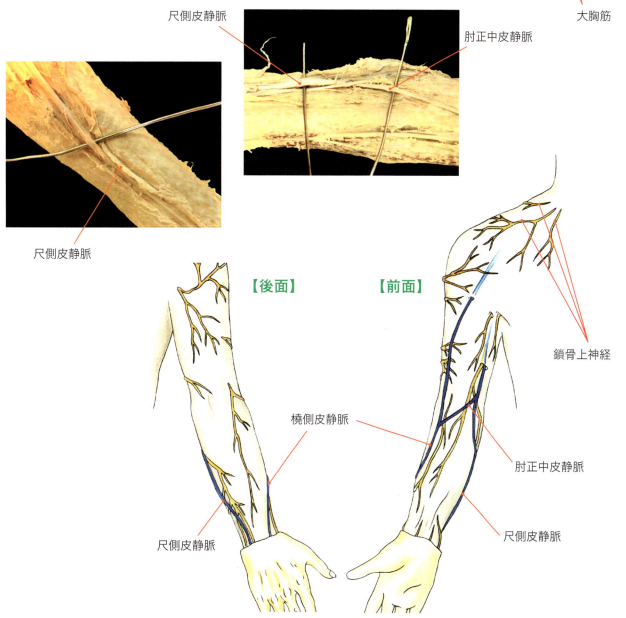

§23 腕神経叢と三角筋の剖出

作業　斜角筋隙の同定

1. 鎖骨を外した側頸部〜前胸部で**斜角筋隙**を同定する。斜角筋隙とは**前斜角筋**、**中斜角筋**および**第1肋骨**に囲まれた三角形の領域である。
   ここを腕神経叢と鎖骨下動脈が通る。
2. 斜角筋隙周辺の結合組織をしっかり取り除く。
3. 前斜角筋を第1肋骨から切り離し、上方にめくり上げる。この際、前斜角筋の前面を通過する横隔神経を切らないよう注意する。

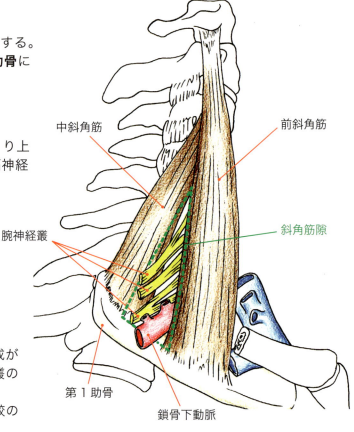

観察　腕神経叢を観る

腕神経叢は脊髄神経叢の中で最も巨大なので、構成がわかりやすい。じっくりと時間をかけて、腕神経叢の構成を脊髄側から順に確認していこう。
各神経要素の同定には、文章よりも模式図との比較の方がはるかに容易である。

1. 第5頸神経(C5)〜第1胸神経(Th1)前枝、横隔神経が出る第4頸神経(C4)を目安にして、第5頸神経(C5)を同定するとよい。
   以下、第1胸神経(Th1)までの5本の脊髄神経前枝が腕神経叢に関与する。
2. 上神経幹、中神経幹、下神経幹
   - **上神経幹**：(C5)と(C6)が合流して上神経幹をつくる。
   - **中神経幹**：(C7)がそのまま中神経幹に移行する。
   - **下神経幹**：(C8)と(Th1)が合流して下神経幹をつくる。
3. 外側神経束、内側神経束、後神経束、3本の神経幹からそれぞれ2本ずつ枝が出て、それらが2本ずつ合流して計3本の神経束をつくる。この3本の神経束が**腋窩動脈**をはさみ込んでいることに注意しよう。
   - **外側神経束**：上神経幹の枝と中神経幹の枝が合流して外側神経束ができる。
   - **内側神経束**：下神経幹がそのまま内側神経束に移行する。
   - **後神経束**：上神経幹、中神経幹および下神経幹のそれぞれの枝が合流して後神経束を形成する。

4 筋皮神経、正中神経、尺骨神経、橈骨神経、腋窩神経
　3本の神経束からそれぞれ2本ずつ枝が出て、合計5本の終枝をつくる。
　この際の分枝と吻合のパターンが、アルファベットの"M"に似ていることに注目しよう。

　　筋皮神経：外側神経束が筋皮神経に移行する。
　　正中神経：外側神経束の枝と内側神経束の枝が合流して正中神経をつくる。
　　尺骨神経：内側神経束の枝が尺骨神経に移行する。
　　橈骨神経：後神経束が橈骨神経に移行する。
　　腋窩神経：後神経束の枝が腋窩神経に移行する。

5 腕神経叢から出るその他の枝は、
　同定が困難なものもあるだろう。

　　肩甲上神経：上神経幹から出て、肩甲切痕を通り棘上筋と棘下筋に分布。
　　外側胸筋神経：外側神経束から出て大胸筋と小胸筋に分布。
　　内側胸筋神経：内側神経束から出て大胸筋と小胸筋に分布。
　　内側上腕皮神経：内側神経束から出て上腕前面の皮膚に分布。
　　内側前腕皮神経：内側神経束から出て前腕の皮膚に分布。
　　胸背神経：後神経束から出て広背筋に分布。
　　肩甲下神経：後神経束から出て大円筋と肩甲下筋に分布。

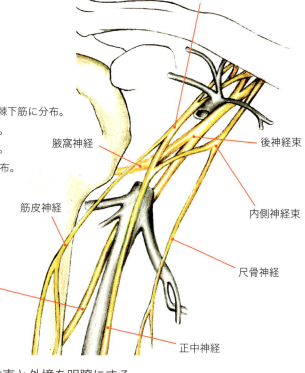

観察　三角筋を観る

1 **三角筋**は肩関節を被い肩の丸みをつくっている。
2 三角筋の表面を被う筋膜をしっかり取り去り筋線維束と外境を明瞭にする。
3 三角筋と大胸筋の境界には溝があり、その中を**橈側皮静脈**が走る。橈側皮静脈は既に剖出してある。
4 三角筋の起始は鎖骨外側1/3、肩峰および肩甲棘で半円弧を描く。
5 遺体の上肢を強く外転すると、三角筋が緩んで浮き上がる。
　この状態で起始に沿って三角筋の筋線維をメスで切る。
6 切り離した起始から三角筋を持ち上げ、その裏面
　に分布する**腋窩神経**を探す。
7 さらに三角筋をできるだけ反転し、三角筋の
　停止が上腕骨外側面の**三角筋粗面**であること
　を確認する。

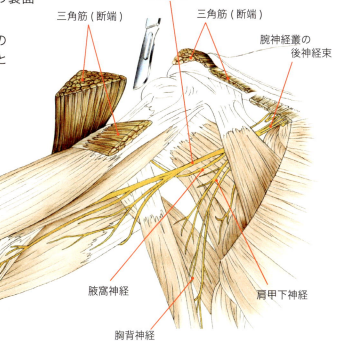

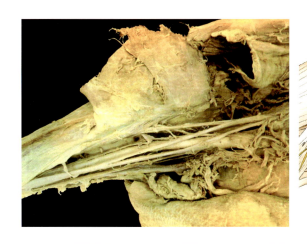

§23

§24 上肢の切り離し

作業　上肢を切り離す（1）

このセクションでは、肩甲骨と肩甲骨につく筋をつけたまま、上肢を切り離す作業を進める。
体幹と上肢をつなぐ大胸筋と僧帽筋は、既に体幹から切り離してある。

1. 遺体を腹臥位にする。
2. **広背筋**、**肩甲挙筋**、**菱形筋**を脊柱から切り離し、肩甲骨にのみ結合した状態にする。
3. 遺体を背臥位にする。
4. **鎖骨下動脈**を甲状頸動脈の分枝部のすぐ内側で切断する。
5. 前斜角筋の外側縁より1cm外側で**腕神経叢**の上神経幹、中神経幹、下神経幹をそれぞれ切る。
6. **肩甲舌骨筋**を中間腱より外側で切る。
7. **副神経**を僧帽筋裏側に入り込むところから数cm残して切断する。

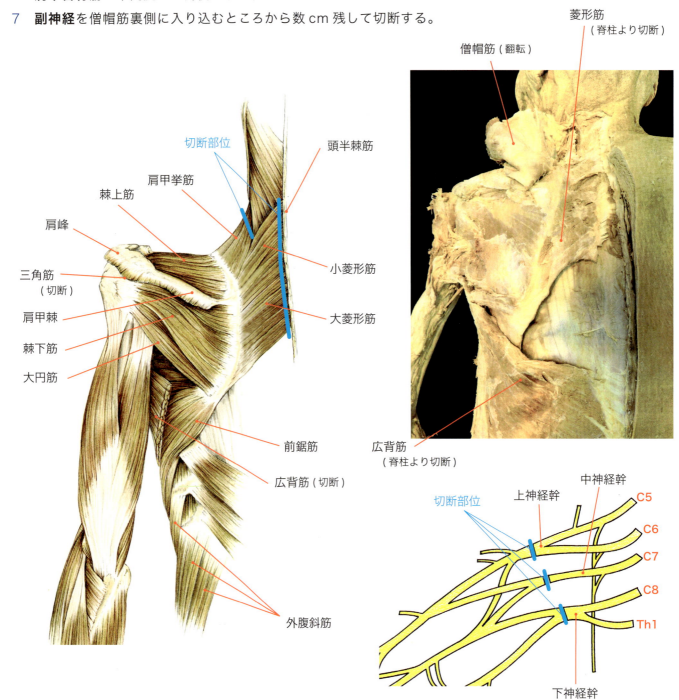

58

| 観察 | **前鋸筋を観る**

ここまでの作業で、上肢をつけたままの肩甲骨が**前鋸筋**によって体幹(肋骨後面)につながっていることがよくわかる。

1. 肩甲骨をやや持ち上げながら前鋸筋が肩甲骨の上角、内側縁および下角に停止することを確認する。
2. 前鋸筋の起始は第1〜10肋骨である。
3. 前鋸筋起始の下部は外腹斜筋の起始部と交錯して 鋸の歯のような形状をなす。
4. 前鋸筋の筋線維の走行から、前鋸筋の作用を考えてみよう。
5. 前鋸筋は肩甲骨を胸郭後面に沿って滑らせながら、前方に引き出す。
6. 肩甲骨下角につく前鋸筋が収縮すると、肩甲骨が回転して関節窩が上方を向くようになる。
つまり、上腕を水平位よりも上に回転させやすくする。
7. 前鋸筋の表面を、その支配神経である**長胸神経**が下行する。
8. 長胸神経を上にたどると、腋窩を通過して腕神経叢の神経根(C5〜C7)に達する。

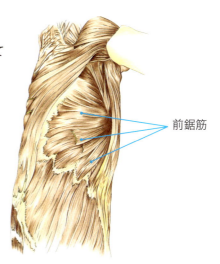

前鋸筋

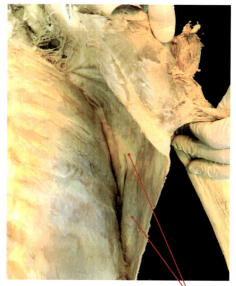

前鋸筋

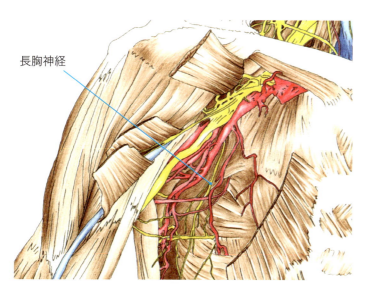

長胸神経

肩甲下筋　前鋸筋(翻転)

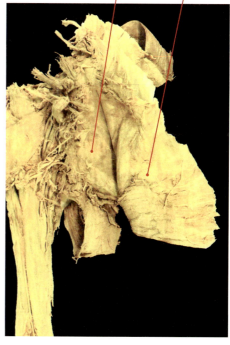

| 作業 | **上肢を切り離す(2)**

前鋸筋を体幹から切り離し、上肢がついたままの肩甲骨を体幹から外す。

1. 前鋸筋をできるだけ起始(肋骨)に近いところで切り離す。
2. 上肢がついたままの肩甲骨を体幹から外す。
3. 前鋸筋をめくり上げると、肩甲骨前面から起こる**肩甲下筋**が見える。
4. 肩甲下筋の観察、支配神経である肩甲下神経の剖出は後に行う。

§25 上腕の筋

上腕前面(屈側)には上腕二頭筋、烏口腕筋、上腕筋の3つの屈筋がある。
上腕二頭筋は浅層にあり、烏口腕筋と上腕筋は上腕二頭筋の深層にある。

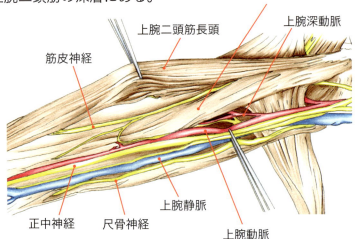

作業 　上腕二頭筋を露出する

1. 上腕を包む上腕筋膜をできるだけ取り去り、**上腕二頭筋**を露出する。
2. 上腕二頭筋の2つの筋頭(**長頭**と**短頭**)を区別できるように、指とピンセットで間に分け入る。この作業にはメスは不要である。

観察 　上腕前面の屈筋を観る

1. **上腕二頭筋長頭**は肩関節の関節包に入っていくので起始までは追えない。
2. **上腕二頭筋短頭**の起始が烏口突起であることを確認する。
3. 上腕二頭筋長頭と上腕二頭筋短頭は合流して筋腹をつくる。
4. 停止腱は肘の深部に入り込んでいく。この段階で停止(橈骨粗面)を見ることは不可能。
5. **烏口腕筋**は上腕二頭筋短頭とともに烏口突起から起こり、上腕骨に停止する。
   上腕二頭筋短頭とどこから分離可能かを指で確かめよう。
6. 肘関節を曲げると上腕二頭筋が浮くので、この状態で上腕二頭筋の深層にある**上腕筋**を探そう。
7. 上腕筋の起始は上腕骨前面下部で、烏口腕筋の停止よりも下位から起こる。
8. 上腕筋の停止は尺骨の上部であるが、現時点ではそこまでは追えない。

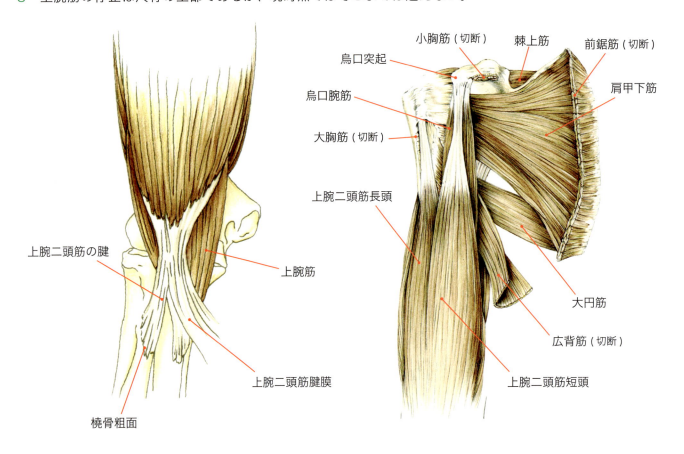

観察 動・静脈を観る

上腕を走る動・静脈を剖出し、観察する。

1. 腋窩動・静脈の続きである**上腕動・静脈**を剖出し、下方にたどっていく。
   上腕動・静脈は、**正中神経**とほぼ並んで走る。
2. 上腕上部で**上腕深動脈**が分枝し、上腕骨後方に向かう。
3. 上腕下部では、上腕動脈は上腕二頭筋と上腕筋の間を下行する。
4. **尺側皮静脈**が上腕静脈に注ぐことを確認する。
5. **腋窩静脈**あるいは上腕静脈をよく見ると、ところどころふくらんでいるのがわかる(米粒大)。
   ここに静脈弁があるので、メスで切り開いて静脈弁を観察しよう。

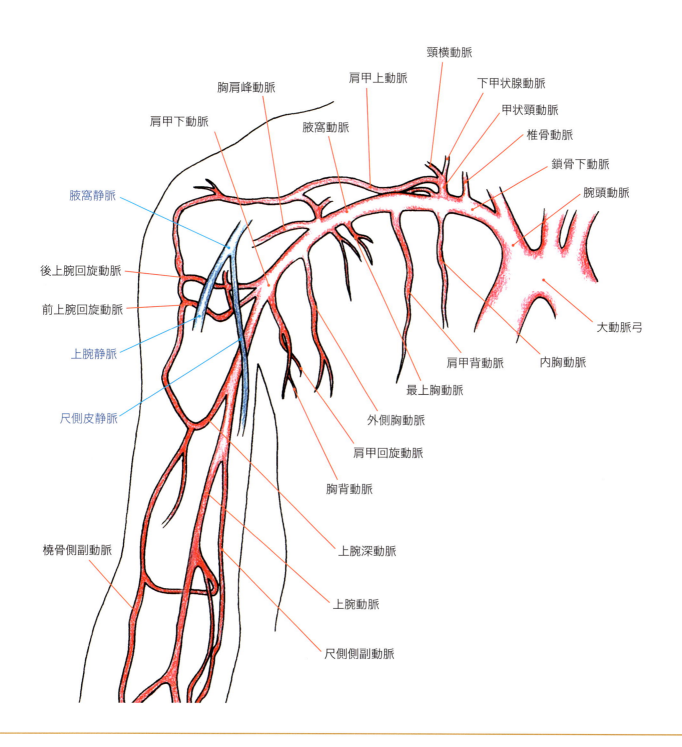

観察　上腕の神経を観る

上腕を走行する神経を剖出し観察する。いずれも**腕神経叢**に由来する神経である。

- **筋皮神経**：烏口腕筋を貫くことで筋皮神経であることがわかる。
  烏口腕筋だけでなく、上腕二頭筋と上腕筋にも分布することを確認する。
- **正中神経**：上腕動・静脈と伴走している。正中神経は上腕ではまったく枝を出さない。
- **尺骨神経**：腕神経叢の内側神経束から出て下行し、上腕骨内側上顆の後面で靭帯性の肘部管を通過する。
  肘の内側を硬いものにぶつけ小指にしびれが走るのは、内側上顆後面で尺骨神経が刺激されるためである。
- **橈骨神経**：橈骨神経と腋窩神経は腕神経叢の後神経束から出る。
  橈骨神経は上腕深動脈とともに、上腕骨の内側から後方にまわり込んでいく。
- **腋窩神経**：腕神経叢の後神経束から出て、後上腕回旋動脈とともに外側腋窩隙
  （大円筋、上腕三頭筋長頭、小円筋、上腕骨に囲まれるすきま）を通って三角筋の裏面に達する。

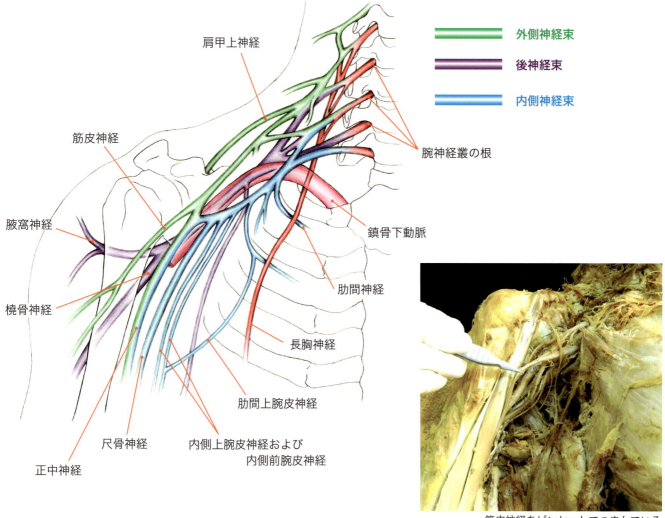

筋皮神経をピンセットでつまんでいる

作業　上腕後面を剖出する

上腕後面（伸側）にある**上腕三頭筋**を剖出する。

1. 上腕筋膜をできるだけ取り去り、上腕三頭筋を露出する。
2. 上腕三頭筋の起始は**長頭**、**外側頭**および**内側頭**である。
   これらの３つの筋頭を指とピンセットでできるだけ分離させる。この作業にはメスは不要。

観察　上腕三頭筋と肘筋を観る

1. 長頭は肩関節包に入り込んでいく。
2. 外側頭は上腕骨背面の上部から起こる。
3. 内側頭は上腕骨背面の下部から起こる。内側頭は長頭と外側頭に完全に被われているので、剖出はやや困難かもしれない。肘をのばして長頭と外側頭を上腕骨から浮かせるようにすると、内側頭を露出しやすくなる。
4. 外側頭と内側頭の間の上腕骨背面（橈骨神経溝）を**橈骨神経**と**上腕深動脈**が走る。
   橈骨神経が上腕三頭筋に分布することを確かめよう。
5. 3つの筋頭は上腕背面下方で合流して共通腱となり、尺骨肘頭に停止する。
6. 上腕骨外側上顆から肘頭〜尺骨上部に向かって、短い筋束が見られる。これが**肘筋**であるが上腕三頭筋内側頭との区別がつきにくいかもしれない。

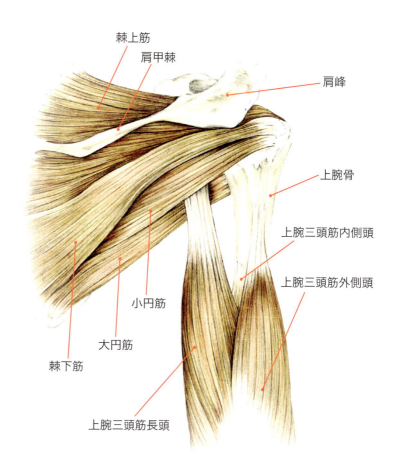

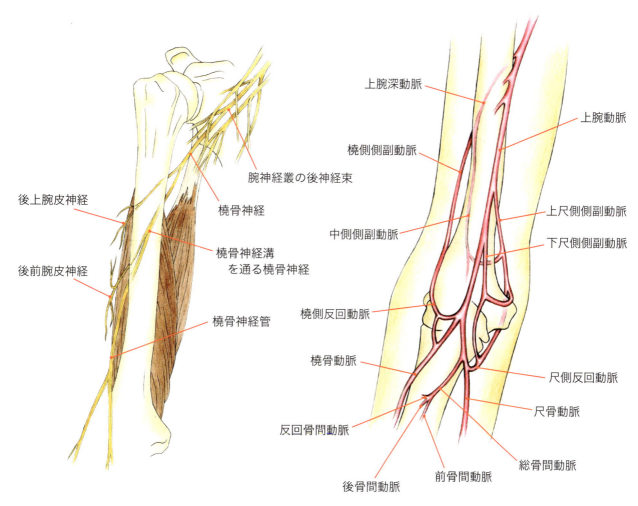

§26 前腕屈側の筋

前腕屈筋群

前腕の掌側には手首と手の指の屈筋群がある。前腕屈筋群は浅い方から第1層(浅層)、第2層(中層)および第3層(深層)に分けられる。各層に含まれる筋は以下の通りである。

　　第1層(浅層)：尺側手根屈筋、長掌筋、橈側手根屈筋、円回内筋
　　第2層(中層)：浅指屈筋
　　第3層(深層)：深指屈筋、長母指屈筋

作業　第1層(浅層)を剖出する

1. 皮下組織の下層にある**前腕筋膜**は上腕筋膜から続いている。これを肘から手首の方に向かってはいでいく。
2. 手首に近づくと前腕筋膜は肥厚して**屈筋支帯**となる。屈筋支帯の下の**手根管**を前腕屈筋群の多数の腱が走る。これらの屈筋腱に沿って屈筋支帯を縦に切り開く。
これによって、各屈筋(腱)の走行がはっきりとわかるようになる。

観察　第1層(浅層)を観る

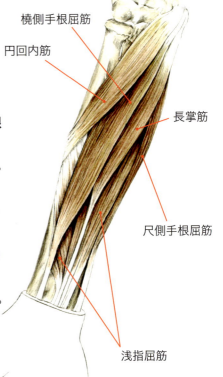

橈側手根屈筋
円回内筋
長掌筋
尺側手根屈筋
浅指屈筋

1. 第1層(浅層)の4本の筋はいずれも上腕骨の内側上顆から起こる。4本の筋の起始腱は共通であるが、下方にたどると腱は分離する。
2. 第1層(浅層)の4本の筋は尺側から、**尺側手根屈筋、長掌筋、橈側手根屈筋**および**円回内筋**の順に並ぶ。4本の筋を分離しながら区別しよう。
3. **尺側手根屈筋**は手根部で豆状骨を経由して、第5中手骨底に停止する。豆状骨は尺側手根屈筋腱の中に発生した種子骨である。
4. **長掌筋**は手根管を通って手掌に入ると、皮下で放散して手掌腱膜となる。
5. **橈側手根屈筋**は第2中手骨底に停止する。
6. 尺側手根屈筋と橈側手根屈筋をその停止となっている手根骨底から切り離す。
7. 第1層(浅層)の4本の筋の中で最も橈側を走るのが**円回内筋**である。
8. 円回内筋の起始は上腕骨の内側上顆と尺骨の鉤状突起の2つであり、両起始から起こる2つの筋頭の間を正中神経が貫いている。
9. 円回内筋の停止は橈骨の中ほどの外側面である。
10. 以上の第1層(浅層)の4本の筋をメスの柄、または指を用いてできるだけ分離しよう。
11. 前腕の外側には**腕橈骨筋**がある。
腕橈骨筋は上腕骨外側縁の下部から起こり、肘関節を越えて橈骨下端に停止する。
12. 腕橈骨筋は前腕屈側にあり肘関節の強力な屈筋であるが、支配神経が橈骨神経なので、分類上は前腕伸筋群に含める。
13. 体表に現れる肘関節前面のくぼみ(肘窩)は、上腕二頭筋、円回内筋および腕橈骨筋に囲まれた領域であることを確認しよう。

観察　第2層(中層)を観る

1. **浅指屈筋**は上腕骨内側上顆、尺骨鉤状突起および橈骨上部から起こる。
2. 浅指屈筋の幅広い筋腹から4本の停止腱が分かれ、屈筋支帯の下を通って第2〜5指に向かう。
3. 浅指屈筋の4本の停止腱は中節骨につく。

観察　第3層(深層)を観る

深指屈筋、**長母指屈筋**および**方形回内筋**を観察する。
この際、遺体の手首を曲げると浅指屈筋が浮き上がって、その下層にある筋群がよく見えるようになる。

1. **深指屈筋**は尺骨と前腕骨間膜から起こる。幅広い筋腹から4本の腱が分かれ、屈筋支帯の下を通って第2〜5指に向かい、その末節骨底に停止する。
2. **長母指屈筋**は橈骨と前腕骨間膜から起こり、深指屈筋の橈側を走る。母指の末節骨底に停止する。
3. **方形回内筋**は深指屈筋と長母指屈筋よりさらに深層にある。方形回内筋は尺骨の遠位1/4から起こり、橈骨の遠位1/4に停止する。
4. 方形回内筋は前腕の屈筋群に分類されるが、その作用は前腕の回内であって、肘関節の屈曲ではない。

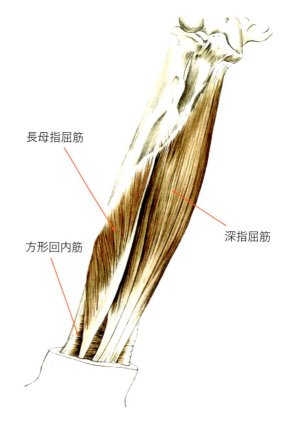

観察　前腕屈側を走る血管と神経を観る

1. 上腕で剖出した**上腕動脈**は下行して肘窩に達する。上腕二頭筋腱膜を切断して、肘窩の上腕動脈を確認しよう。
2. 上腕動脈は外側(母指側)の**橈骨動脈**と内側(小指側)の**尺骨動脈**に分かれる。
3. 橈骨動脈を下方にたどる。手首のすぐ上で、橈側手根屈筋腱の橈側で最も皮下浅層を走る部分が、生体で"脈"を感じる部分である。
4. 尺骨動脈は尺骨神経とともに尺側手根屈筋の尺側を深層に入り、浅指屈筋と深指屈筋の間を下行し、屈筋支帯の尺側端を越えて手掌に入る。
5. **正中神経**は肘窩では上腕動脈と伴行しているが、その後、円回内筋を貫いて、浅指屈筋の深層を下行する。正中神経は前腕のほぼ中央を下行するので、"正中"の名がついた。
6. 正中神経は前腕のほぼすべての屈筋に枝を出すことに注意しよう。
7. 正中神経は屈筋支帯の下の手根管を通って手掌に入る。
8. **尺骨神経**は尺骨動脈にほぼ伴行している。

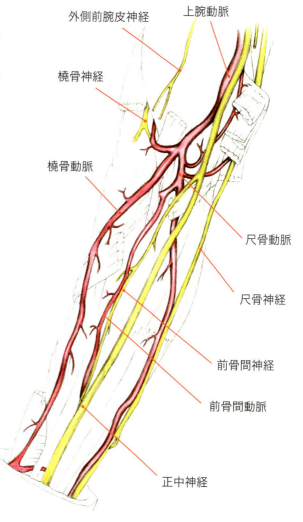

§27 前腕伸側の筋

前腕伸筋群

前腕の背側には手首と手の指の伸筋群がある。前腕伸筋群を浅層と深層に分ける。
各層に含まれる筋は以下の通りである。

    浅層：腕橈骨筋、長橈側手根伸筋、短橈側手根伸筋、(総)指伸筋、小指伸筋、尺側手根伸筋
    深層：長母指外転筋、短母指伸筋、長母指伸筋、示指伸筋、回外筋

観察　浅層を観る

前腕伸側の筋膜をはがし、前腕伸筋群を露出する。
手首伸側には前腕筋膜が肥厚した**伸筋支帯**があり、伸筋群を束ねている。

  腕橈骨筋：上腕骨外側上顆から起こり、橈骨外側面に停止する。
           神経支配は前腕伸筋群と同じ橈骨神経であるが、作用は肘関節の屈曲である。

  上腕骨外側上顆から起こる筋：
    長橈側手根伸筋、短橈側手根伸筋、(総)指伸筋、小指伸筋、尺側手根伸筋は
    いずれも上腕骨外側上顆から起こり、伸筋支帯の下を通って手背に移行する。
    各筋の走向と停止を明らかにするために各筋に沿って伸筋支帯を切開しながら
    観察を進める。伸筋支帯の下を伸筋群が通過する際は、その腱が滑液鞘に取り
    巻かれていることを確認する。

  長橈側手根伸筋、短橈側手根伸筋：
    腕橈骨筋の尺側に長橈側手根伸筋と短橈側手根伸筋が走り、伸筋支帯の下を
    通って長橈側手根伸筋は第2中手骨に停止し、短橈側手根伸筋は第3中手骨
    に停止する。

  (総)指伸筋：4本の腱に分かれて伸筋支帯の下をくぐり、第2～5指の
             背側腱膜に移行する。

  小指伸筋：伸筋支帯の下をくぐり、第5指の背側腱膜に移行する。

  尺側手根伸筋：伸筋支帯の下をくぐって、第5中手骨底に停止する。

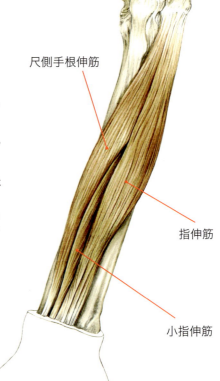

観察　深層を観る

浅層の各種の筋を浮かせて、その深層にある5つの筋(**長母指外転筋、短母指伸筋、
長母指伸筋、示指伸筋、回外筋**)を剖出、観察する。

1. 5つの筋の中で、長母指外転筋、短母指伸筋、長母指伸筋、示指伸筋の4筋は
   橈骨、尺骨、および前腕骨間膜の背面から起こり、伸筋支帯の下をくぐり
   抜けて手の背面に出る。
2. 長母指外転筋は第1中手骨底に停止する。
3. 短母指伸筋は母指基節骨の底に停止する。
4. 長母指伸筋は母指末節骨の底に停止する。
5. 示指伸筋は第2指の指背腱膜に移行する。
6. 回外筋の走向は他の伸筋とは大きく異なる。
   短橈側手根伸筋と総指伸筋の間から深層に入っていくと、
   回外筋が見つかる。回外筋の起始は上腕骨外側上顆および
   尺骨上部で、橈骨上部を囲むように外側下方に走り、
   橈骨上部の外側に停止する。

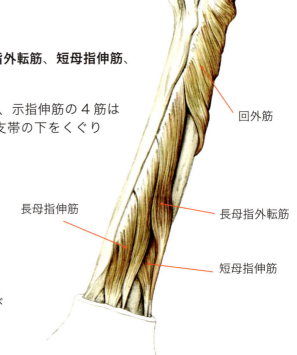

観察　解剖嗅ぎタバコ入れを観る

"**解剖嗅ぎタバコ入れ(タバチュール)**"というユニークな名称の部位がある。自分の親指を強く伸展、外転させると、手首の母指側に、平行する2本の腱(長母指伸筋腱と短母指伸筋腱)が浮き出る。その間のくぼみのことである。

1. 遺体で解剖嗅ぎタバコ入れを確認する。
2. 深部に入っていって、**橈骨動脈**を剖出する。
3. 橈骨動脈は前腕遠位部の橈骨前面(手首で脈拍を触れる部位)にあり、手根骨の橈側から背側にまわり込み、"解剖嗅ぎタバコ入れ"の深部に達することを確認する。

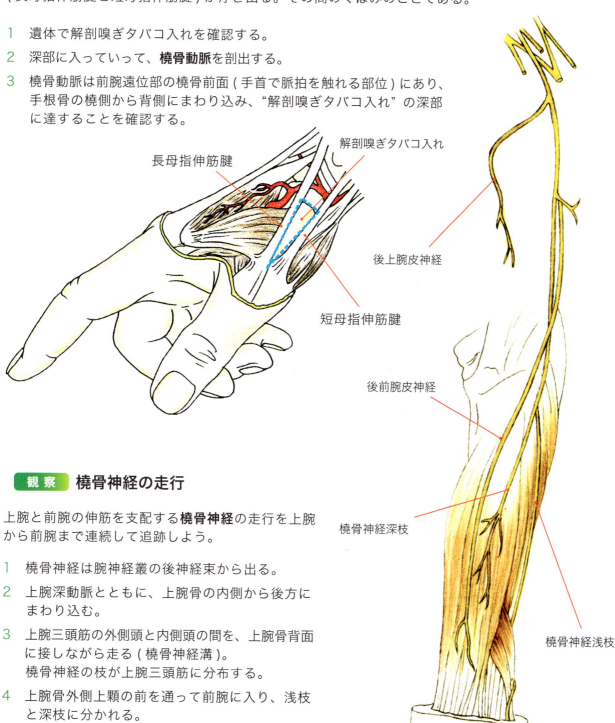

観察　橈骨神経の走行

上腕と前腕の伸筋を支配する**橈骨神経**の走行を上腕から前腕まで連続して追跡しよう。

1. 橈骨神経は腕神経叢の後神経束から出る。
2. 上腕深動脈とともに、上腕骨の内側から後方にまわり込む。
3. 上腕三頭筋の外側頭と内側頭の間を、上腕骨背面に接しながら走る(橈骨神経溝)。
   橈骨神経の枝が上腕三頭筋に分布する。
4. 上腕骨外側上顆の前を通って前腕に入り、浅枝と深枝に分かれる。
5. **浅枝**(主として知覚線維からなる)は腕橈骨筋の深層を下行し、前腕下部と手背の皮膚に分布する。
6. **深枝**(運動線維からなる)は回外筋を貫いて前腕後面に出て(後骨間神経)、前腕伸筋群に枝を出す。

§28 手の筋・血管・神経

手の構造

手掌の筋、血管、神経および靭帯は、第1～6層を皮膚側から構成する。

- 第1層：手掌腱膜、総掌側指動脈、短母指外転筋、短母指屈筋（浅頭）、短小指屈筋、小指外転筋
- 第2層：橈骨動脈、尺骨動脈、浅掌動脈弓、正中神経、尺骨神経
- 第3層：浅指屈筋、短母指屈筋（深頭）、母指対立筋、母指内転筋、虫様筋、小指対立筋
- 第4層：深指屈筋、深掌動脈弓
- 第5層：掌側骨間筋、背側骨間筋
- 第6層：掌側面靭帯

作業　手の皮はぎ

1. 手（手掌、手背、指）の皮膚をはぐ。
2. ほとんどの遺体では手の指が曲がっているので、皮はぎは容易ではない。はいだ皮膚が細切れになっても構わないので進めよう。
3. 小指球の皮下には皮筋である**短掌筋**がある。皮膚と一緒に、はがないよう注意する。
4. 手は骨を境界にして、**手掌**と**手背**に区別できる。自分の手を触ってみると、手掌は筋が豊富でやわらかく、手背は筋が乏しく皮下からすぐ骨に触れるのでゴツゴツしていることがわかる。

作業　第1層の解剖

1. 手掌の皮膚をはぐと、**手掌腱膜**が見えてくる。
2. 手掌腱膜は前腕の長掌筋腱が手掌皮下に放散するように見える。
3. 手掌腱膜は第2～5指に向かって、4つの束に分かれている。
4. 手掌腱膜の4つの束の間に、各指に向かう**総掌側指動脈**を剖出できる。
5. 母指球の筋を被う手掌腱膜を取り去ると2つの筋が見えてくる。
母指球の最も橈側にある**短母指外転筋**と、その尺側に隣接する短母指屈筋（浅頭）である。
6. 短母指外転筋と**短母指屈筋**（浅頭）は橈側手根骨および屈筋支帯から起こり、母指基節骨底に停止する。
7. 次に、小指球を被う手掌腱膜と短掌筋を取り去って、小指球の筋を露出させる。
小指球の最も尺側には**小指外転筋**がある。
8. そのすぐ橈側を**短小指屈筋**が走るが、途中で小指外転筋に合流している。
9. 短小指屈筋と小指外転筋の共通腱は小指の基節骨底に停止する。

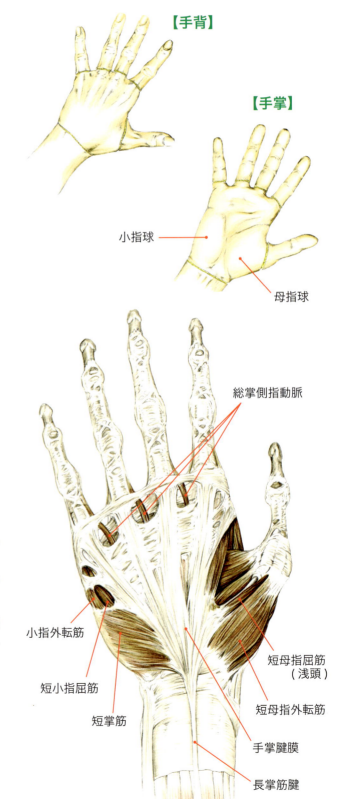

作業　第2層の解剖

1. 手掌中央部で弧を描きながら横走する**浅掌動脈弓**を探す。
2. 浅掌動脈弓は**尺骨動脈浅枝**と**橈骨動脈浅掌枝**が合流してできる。
3. 尺骨動脈浅枝は比較的太くて屈筋支帯より浅層を走るので、浅掌動脈弓への接続を確認できるであろう。
4. 一方、橈骨動脈浅掌枝は細くて(欠損していることもしばしばある)、しかも母指球の深層を走る。したがって、橈骨動脈浅掌枝の同定と浅掌動脈弓への接続の確認は困難である。
5. 浅掌動脈弓から数本の**総掌側指動脈**が出て、各指に向かう。
6. 前腕から手根管を通って手掌に入ってくる**正中神経**の走行を、屈筋支帯を切り開いて確認しよう。正中神経は手掌内で分枝し、その枝は第1～4指に分布する。
7. **尺骨神経**は尺骨動脈と一緒に手掌に入ってきて、分枝して第3～5指に枝をのばす。

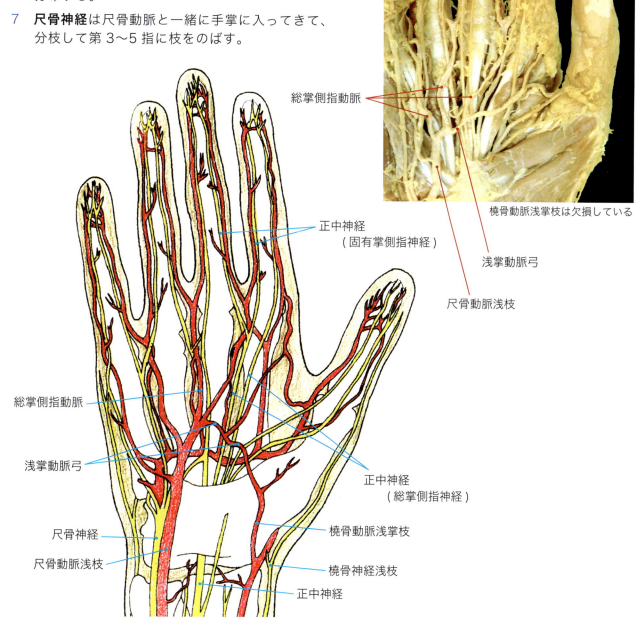

> **作業** 　第 3 層の解剖

1. 前腕で剖出した**浅指屈筋**の腱は屈筋支帯の下の手根管を通って、手掌に入ってくる。
2. 屈筋支帯を開放して、浅指屈筋の各腱が通る滑液鞘の内部を観察する。
   滑液鞘は光沢のある薄い膜であることがわかる。
3. 浅指屈筋腱を深層の深指屈筋と分離して持ち上げ、中手指節関節（MP 関節）の位置で切断する。
   切断した浅指屈筋腱の近位側を前腕の方に引き出す。
4. 浅指屈筋腱の深層に 4 本の**虫様筋**が見える。
5. 虫様筋はいずれも深指屈筋腱から起こり、第 2 〜 5 指の橈側を通って指背腱膜に停止する。
6. 前腕から手掌に入ってくる**長母指屈筋**腱が、母指の基節骨に停止するのを確認する。
   確認できたらこの腱を切断する。
7. **短母指外転筋**と**短母指屈筋（浅頭）**を持ち上げて停止から外し、めくり上げる。
8. その深層に**短母指屈筋（深頭）**と**母指対立筋**と**母指内転筋**があるが、これらの 3 つの筋は筋腹が一体になっているので区別が難しい。
9. 短母指屈筋（深頭）と母指内転筋は母指基節骨底に停止するが、母指対立筋は第 1 中手骨に停止する。
10. 母指内転筋は二頭筋であり、**横頭**（起始は第 3 中手骨）と**斜頭**（起始は第 2 および第 3 中手骨）がなんとなく区別できる。
11. 小指外転筋と短小指屈筋を停止から切り離し、めくり返す。
12. 小指外転筋と短小指屈筋の深層に**小指対立筋**を探す。小指対立筋は第 5 中手骨に停止する。

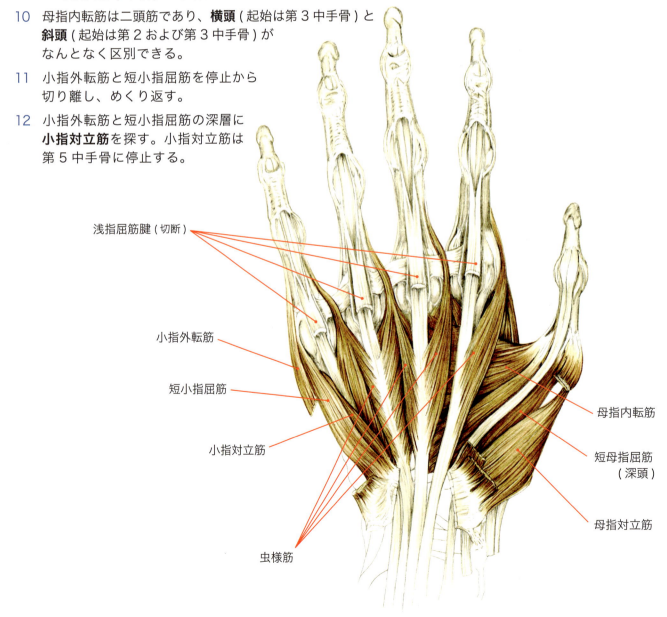

> 作業　第4層の解剖

1. 浅指屈筋腱を切断して引き抜いたことにより、その深層を走る**深指屈筋**の腱が見えているはずである。
2. 屈筋支帯を切り開いて深指屈筋の腱が手根管を通る様子を観察しよう。
   ここでも滑液鞘の内部を開放してみよう。
3. 浅指屈筋腱と深指屈筋腱はいずれも指のつけ根あたりから指先にかけて線維鞘に包まれる。
4. 線維鞘を縦に切り開くと、滑液鞘に被われた屈筋腱が現れる。
5. 指の基節骨あたりで、深指屈筋腱が浅指屈筋腱を貫いていることに注意しよう。
6. 浅指屈筋腱は第2～5指の中節骨底に停止し、深指屈筋腱は第2～5指の末節骨底に停止する。
7. 母指内転筋の横頭と斜頭を起始と停止の両方で切り離し、完全に取り除く。
8. 母指内転筋の深層で**深掌動脈弓**を探そう。
9. 深掌動脈弓は橈骨動脈の終枝と尺骨動脈の枝が吻合したものであるが、いずれかの枝が欠損することもある。
10. 深掌動脈弓の探索の支障になるようであれば、虫様筋と小指対立筋を完全に取り去ってもよい。

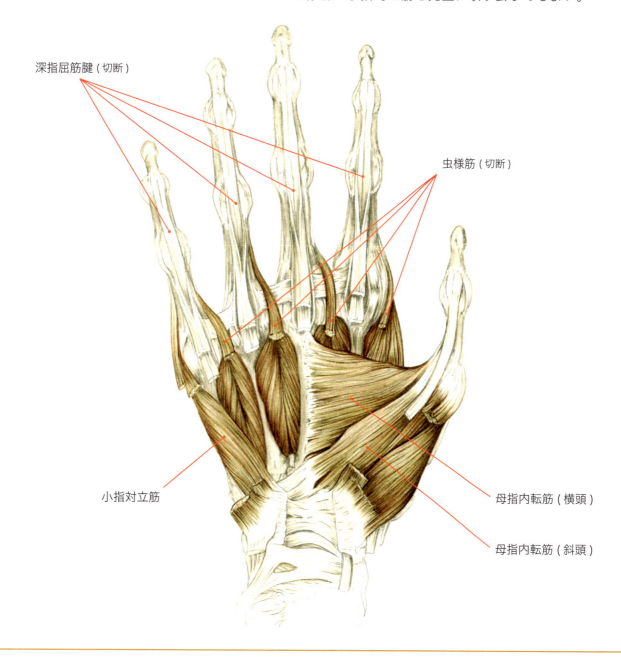

> **作 業**　第5層の解剖

1. 深掌動脈弓の深層で、3本の**掌側骨間筋**を剖出する。
   掌側骨間筋は第2、第4および第5中手骨の中指側の側面から起こり、その指の基節骨底付近に停止する。
2. 掌側骨間筋のさらに深層には4本の**背側骨間筋**がある。
   背側骨間筋は手背からアプローチする方が容易でわかりやすい。
3. 背側骨間筋の起始（2頭ある）はそれぞれ隣接する2本の中手骨である。
   停止は第2、4指の基節骨底の中指の反対側と第3指の基節骨底の両側である。
4. 掌側骨間筋と背側骨間筋の境界が、手掌と手背の境界である。

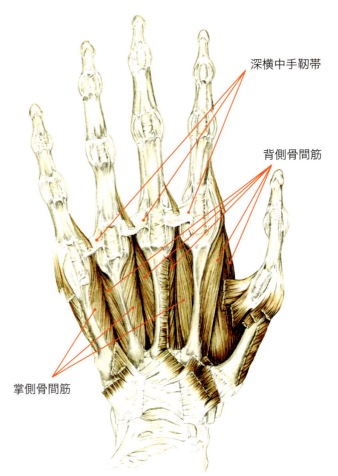

> **作 業**　第6層の解剖

1. 左右のいずれかの手で、これまで剖出した手掌の筋、血管、神経をすべて除去して、手の骨と関節およびそれを被う関節包と掌側面靭帯のみにする。
2. 手根の関節（**橈骨手根関節**）は**外側手根側副靭帯**と**内側手根側副靭帯**で補強されている。
3. 第2～5中手骨頭の掌側面は、**深横中手靭帯**で、つながっている。
4. 中手骨と基節骨との間の関節（**中手基節関節、MP関節**）は掌側面が掌側靭帯、内外両側面が側副靭帯で補強されている。

> **注意1**　手に存在する筋には"長～筋"と"短～筋"という名の筋が多い。
> "長～筋"とは、起始が上腕または前腕にあって停止が手にある筋である。一方、"短～筋"は起始も停止も手の中にある筋で手の"内在筋"に分類される。

> **注意2**　手根管には9本の腱（4本の浅指屈筋腱、4本の深指屈筋腱、1本の長母指屈筋腱）と正中神経が通る。
> せまい管の中をこれだけ多くの腱や神経がひしめきあって通るので、トラブルが起こりやすい。
> 様々な原因（例：パソコン作業のしすぎによる指の酷使）による手根管内の炎症によって、正中神経麻痺が起こることがある（手根管症候群）。

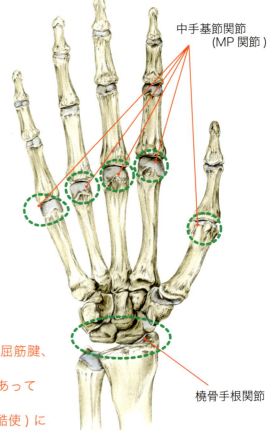

> **観察** 手背の筋を観る

手根手背部の橈骨と尺骨の間を**伸筋支帯**が張る。伸筋支帯は屈筋支帯よりは薄い。
伸筋支帯の下を橈側から順に、以下の筋の腱が通過する。

1 母指の背側または橈側には**長母指伸筋**、**短母指伸筋**および**長母指外転筋**の腱が停止する。
2 **長橈側手根伸筋**腱は第2中手骨底に停止し、**短橈側手根伸筋**腱は第3中手骨底に停止する。
3 **示指伸筋**腱は第2指の背側で指背腱膜に移行する。
4 **(総)指伸筋**腱は手背皮下を第2～5指に向かって走り、各指の背側で広がって指背腱膜となり、中節骨底と末節骨底に停止する。
5 **小指伸筋**腱は(総)指伸筋腱から分かれて第5指に向かい、第5指の背側で指背腱膜に移行する。
6 **尺側手根伸筋**腱は第5中手骨底に停止する。
7 (総)指伸筋腱、小指伸筋腱および示指伸筋腱を切断してめくり上げると、深層に**背側骨間筋**が見える。
8 背側骨間筋の起始(2頭ある)はそれぞれ隣接する2本の中手骨である。
  停止は第2、4指の基節骨底の中指の反対側と第3指の基節骨底の両側である。

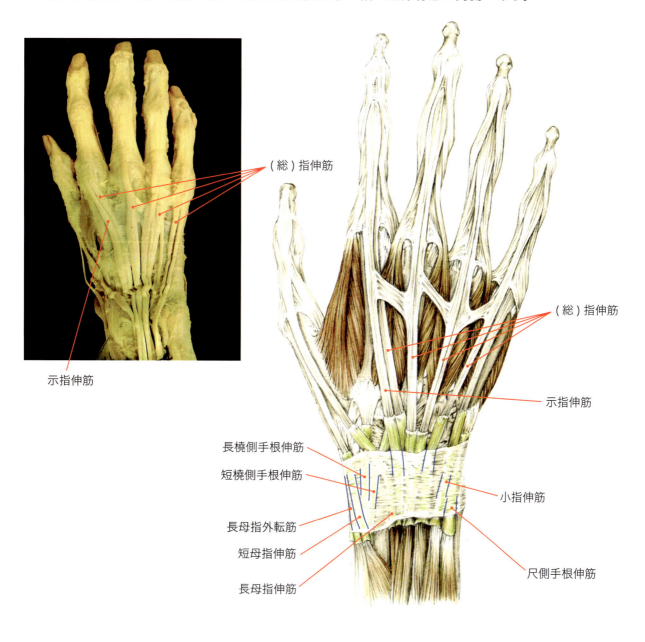

§29 肩関節

肩関節周囲の筋を取り去り、肩関節を剖出しよう。

作業　肩関節周囲の筋を外す

肩関節を被っていた**三角筋**は、既に起始で切断してある。三角筋を下方(停止側)に強く反転させる。

1. **上腕二頭筋短頭**と**烏口腕筋**を起始である烏口突起にできるだけ近いところで切断する。
2. **上腕二頭筋長頭**を起始腱から筋腹への移行部で切断する。
3. 肩関節の上を被う**烏口肩峰靱帯**を切る。
   同じく肩関節の上を被う**烏口鎖骨靱帯**は、鎖骨の取り外しの際、既に切断した。
4. **上腕三頭筋長頭**が大円筋の下にもぐり込む両側に、**内側腋窩隙**と**外側腋窩隙**がある。
5. 内側腋窩隙からは**肩甲回旋動・静脈**が出てくる。
6. 外側腋窩隙からは**腋窩神経**と**後上腕回旋動・静脈**が出て、三角筋と小円筋に分布することを確認する。
7. 上腕三頭筋長頭を大円筋の高さで切断する。
8. 肩甲棘の上を走る**棘上筋**を、その停止(大結節)にできるだけ近いところで切る。
9. 棘上筋を持ち上げてその下を注意深く探すと、**肩甲上神経**と**肩甲上動脈**が見つかるであろう。
   これらが棘上筋と棘下筋に分布することを確認する。
10. 肩甲棘の下の**棘下筋**を、その停止(大結節)にできるだけ近いところで切る。
11. **大円筋**を、その停止(小結節稜)に近いところで切断する。
12. **肩甲下筋**を、その停止(小結節稜)に近いところで切断する。
13. ここまでの作業で、肩関節の関節包がほぼ剖出されているはずである。

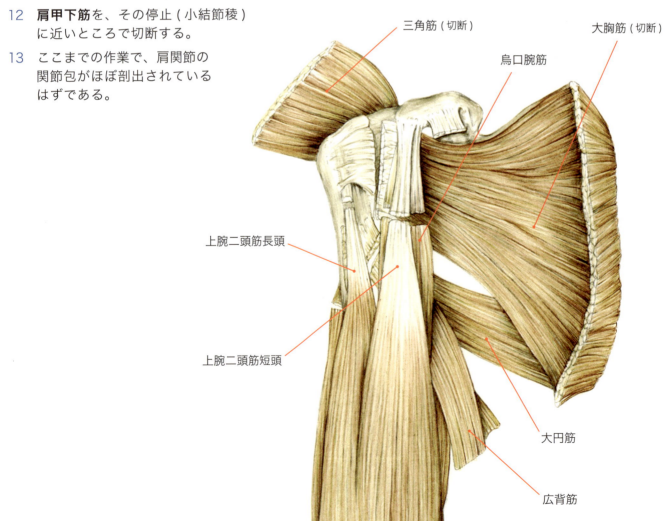

> 観察　肩関節の観察

1. **肩関節**は肩甲骨と上腕骨の間の球関節である。
2. 肩関節を包んでいる関節包は肩甲骨側では**関節窩**の縁につく。
3. 上腕骨側では、関節包は解剖頸に付着する。
4. 関節包の後面をメスで切り開き、内部を観察する。
5. 関節窩の周囲を関節唇という線維軟骨からなる堤が輪状に取り巻き、これによって関節窩の深みが増している。
6. 関節窩に球状の**上腕骨頭**がはまり込んでいる。
7. 上腕骨頭は関節軟骨に被われている。
8. 上腕二頭筋長頭腱が上腕骨頭前部の表面に沿って走っている。
9. 上腕二頭筋長頭腱は関節窩の上縁(**関節上結節**)から始まっていることを確認する。
10. 関節包を全周にわたって切開して、関節腔を完全に開放する。
11. 肩関節の脱臼(下方脱臼が多い)とはどういう状態かを、上腕骨頭と関節窩の位置で表現してみよう。
12. 上腕骨頭を関節窩から外し、関節軟骨の性状(形状、滑らかさ)を確認しよう。

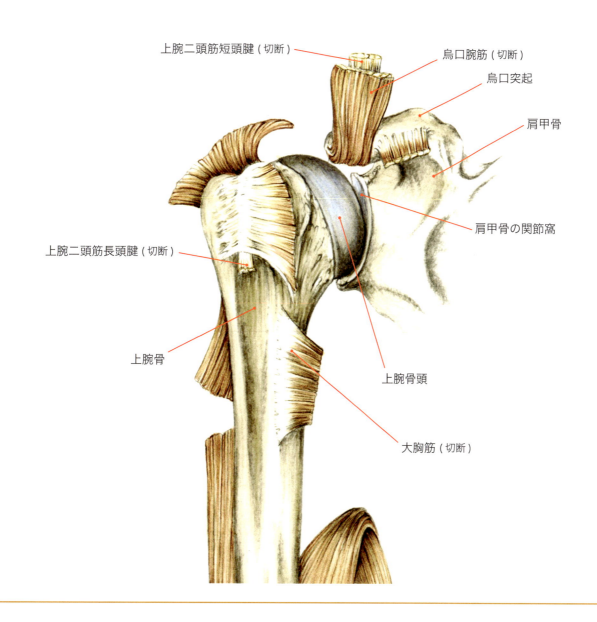

§30 肘関節

作業 肘関節周囲の筋を外す

1. 既に起始側で切断してある**上腕二頭筋**に入り込む血管と神経を切断し上腕二頭筋を下方(停止側)にめくり返す。
2. **上腕筋**を肘関節のすぐ上で切断して下方にめくり返しながら肘関節の関節包につく線維を切断する。
3. 肘の後面で**上腕三頭筋**の腱を切断し、その腱を下方にめくり返しながら関節包につく線維を切断する。
4. 肘関節の後面を被っている**肘筋**を、関節包からはがす。
5. 上腕骨内側上顆から総屈筋腱として起こる前腕屈筋群の第1層(浅層)と第2層(中層)の諸筋(**尺側手根屈筋、長掌筋、橈側手根屈筋、円回内筋、浅指屈筋**)を、すべて起始からはがして取り去る。
6. **内側側副靭帯**は上腕骨内側上顆から起こって下方に広がり尺骨上部に付着する。内側側副靭帯と下層の関節包との区別は不明瞭である。
7. 上腕骨外側上顆の上部から起こる**腕橈骨筋**と**長橈側手根伸筋**を起始からはがす。

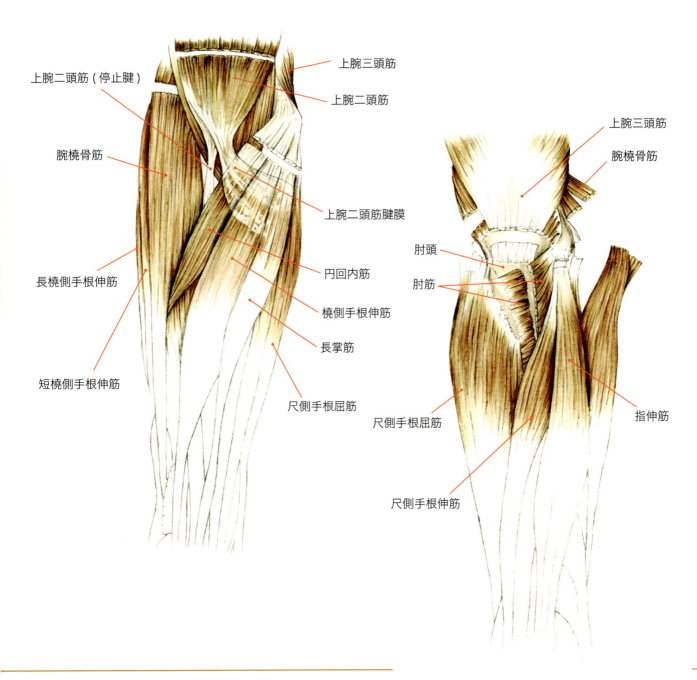

8 上腕骨外側上顆から起こる4つの伸筋 (**短橈側手根伸筋**、**(総)指伸筋**、**小指伸筋**、**尺側手根伸筋**) を上腕骨からはがし取る。

9 **回外筋**の上部を上腕骨からはがし、その下層の**外側側副靱帯**と分離する。

10 外側側副靱帯は上腕骨外側上顆から起こって下方に広がり、橈骨および**橈骨輪状靱帯**に付着する。

11 橈骨輪状靱帯が橈骨頭を取り巻き、橈骨頭を尺骨に押しつけていることを確認する。

注意!! 肘関節の関節包、内側側副靱帯、外側側副靱帯および橈骨輪状靱帯はいずれも線維性結合組織でできているため、見た目が同じで区別がつきにくい。
"内側""外側"の位置"輪状"という走行の特徴を目安に同定するとよい。

観察 肘関節を観る

1 **内側側副靱帯**、**外側側副靱帯**および**橈骨輪状靱帯**の3本の靱帯とその下層の関節包をなんとなく区別しよう。

2 関節包の前面と後面をメスで水平方向に切り開き、関節の内部を観察する。

3 **肘関節**が以下の3つの関節で構成されることを確認しよう。

> **腕尺関節**：上腕骨と尺骨の連結
> **腕橈関節**：上腕骨と橈骨の連結
> **上橈尺関節**：橈骨と尺骨の連結

4 関節包が外層の線維膜 (強靱) と内層の滑膜 (光沢があって滑らか) で構成されることを確認しよう。

5 肘関節の運動は屈曲・伸展と回内・回外である。
それぞれの運動がどの関節で起こるか、橈骨輪状靱帯は回内・回外運動の際、どのような役割をはたしているかを確かめよう。

6 上腕二頭筋長頭腱は関節窩の上縁 (関節上結節) から始まっていることを確認する。

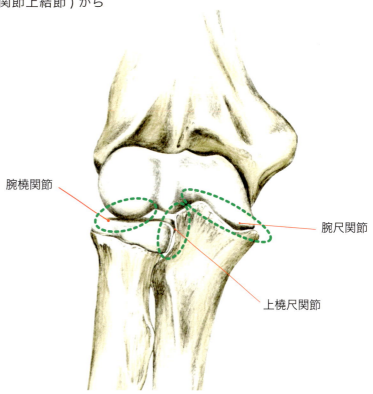

第4章 下　肢

§31　大腿前面の皮はぎ

観 察　皮膚の上から触れる

1. 下腹部および鼡径部。
   - **上前腸骨棘**
   - **恥骨結節**
   - **鼡径靱帯**：上前腸骨棘と鼡径靱帯の間に張る靱帯で、腹部と大腿の境界をなす。
     皮膚、筋が硬化した遺体よりも、自分の体で触れる方がコリコリしたひも状の感触がよくわかるだろう。

2. 大腿部。
   - **大転子**：大腿上部の外側に触れる。

3. 膝関節近辺。
   - **膝蓋骨**
   - **大腿骨内側顆**
   - **大腿骨外側顆**

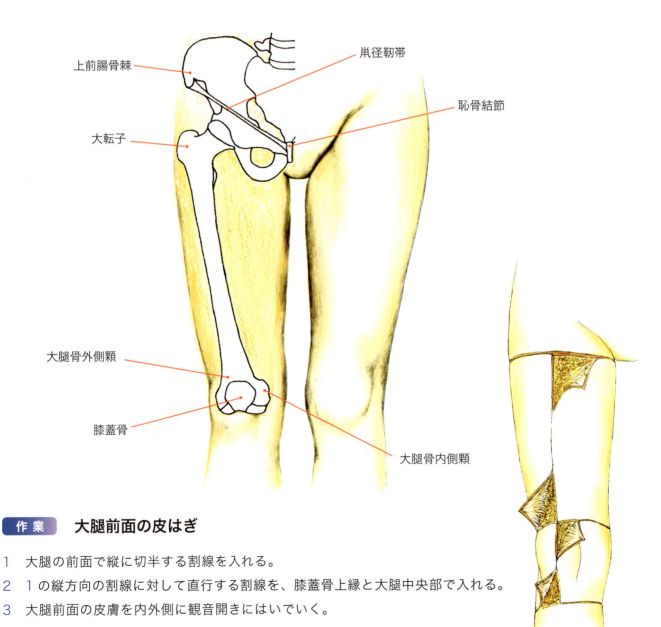

作 業　大腿前面の皮はぎ

1. 大腿の前面で縦に切半する割線を入れる。
2. 1の縦方向の割線に対して直行する割線を、膝蓋骨上縁と大腿中央部で入れる。
3. 大腿前面の皮膚を内外側に観音開きにはいでいく。

作業　大伏在静脈の剖出

大腿内側面を縦走する**大伏在静脈**を剖出しよう。
大伏在静脈は太いが、皮下にあるので"皮静脈"である。

1. 大伏在静脈は下腿内側面から膝の内側面をへて、大腿におよぶ。
2. 大伏在静脈の上方は、鼠径靱帯の下約3 cmの位置にある**伏在裂孔**から奥に入り大腿深部を走る**大腿静脈**に注ぐ。
3. 伏在裂孔は大腿筋膜にあいている"孔"である。
4. 伏在裂孔の周囲には大小様々のリンパ節があり、**浅鼠径リンパ節**と呼ばれる。
   大きめのリンパ節をピンセットでそっと、つまみ上げてみるとリンパ節どうしが互いにリンパ管で連絡しているのがわかる。

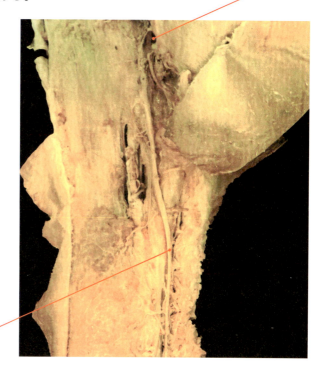

伏在裂孔

大伏在静脈

観察　大腿筋膜を観る

大腿の皮膚の下には**大腿筋膜**と呼ばれる、線維の豊富な結合組織の層がある。

1. 大腿筋膜は大腿の筋全体を被っているが、外側と内側で深部に入り込んで、伸筋群と屈筋群を分離している。
   ここでは、そこまで追わなくてよい。
2. 大腿筋膜は大腿外側面で肥厚して靱帯のように見える。
3. この靱帯は上前腸骨棘と脛骨外側顆を連結しているので、**腸脛靱帯**と呼ばれる。

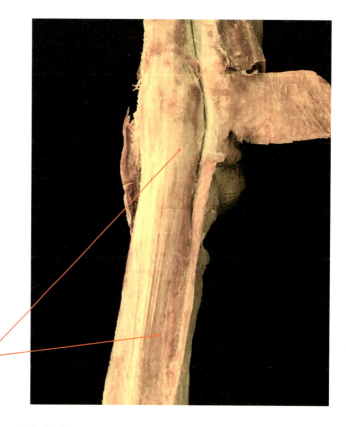

大腿筋膜

注意!! 大腿の皮はぎと皮下組織の除去の際に、大腿筋膜とそれに続く腸脛靱帯を気づかずにはいでいることがある。注意しよう。

§32 大腿三角

作業　大腿三角の開放

1. **伏在裂孔**から指を入れて**大腿筋膜**を下層の筋から浮かせる。
2. 伏在裂孔からはさみを入れて**鼠径靱帯**に沿って外側方へ大腿筋膜を切る。
3. 伏在裂孔から鼠径靱帯に沿って内側方へ大腿筋膜を切る。
4. 伏在裂孔から下方に向かって**縫工筋**に達するまで大腿筋膜を切る。
5. 大腿筋膜が下層の筋から十分に分離されていれば、大腿筋膜内側と外側に 観音開きにめくり返すことができる。
6. この方法がうまくいかない場合は、大腿筋膜を部分的にメスとピンセットで切り取っていく作業を繰り返す。
7. 以下の領域からなる**大腿三角（スカルパ三角）**を確認する。
   上縁：**鼠径靱帯**
   外側縁：**縫工筋**内側縁
   内側縁：**長内転筋**外側縁

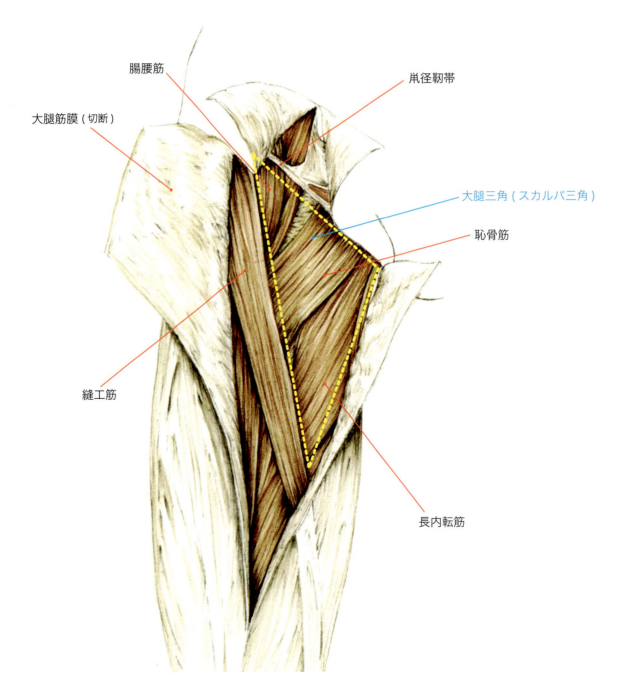

観察　大腿三角を観る

1. 大腿三角の底（腸恥窩）を構成するのは、**腸腰筋**と**恥骨筋**である。
2. **腸腰筋**は、**大腰筋**（起始は第12胸椎から第5腰椎の肋骨突起と椎体）と**腸骨筋**（起始は腸骨窩）の停止腱が合体したもので、大腿骨小転子に停止する。
3. **恥骨筋**は恥骨上枝と恥骨櫛から起こり、大腿骨体上部後面の恥骨筋線に停止する。
4. 大腿三角の中を、**大腿動脈**と**大腿静脈**が上下方向に走る。大腿動脈が外側、大腿静脈が内側に位置する。
5. 大腿三角の上部では大腿動・静脈は共通の結合組織性の鞘（大腿鞘）に包まれているので、この鞘を切り開こう。
6. 鼡径靱帯の3横指ほど下方で、大腿動脈から**大腿深動脈**が分枝する。
7. 大腿静脈には**大伏在静脈**が注ぎ込んでいる。
8. 大腿静脈の内側にリンパ節がみつかるかもしれない（**深鼡径リンパ節**）。
9. 大腿静脈の内側はリンパ節、リンパ管を含む脂肪組織と結合組織で埋め尽くされている。
10. この脂肪組織と結合組織を取り除くと、上下につながる管状のスペース（**大腿管**）が出現する。
11. 大腿管を上方にたどっていくと、鼡径靱帯の下で卵円形の孔（大腿輪）となって、その上方は腹腔につながる。
12. 大腿管の下端は**伏在裂孔**であるが、これは既に開放している。
13. 大腿動・静脈よりもやや外側に**大腿神経**が上下方向に走っている。大腿神経は腸骨筋の筋膜に被われているので、これをはいで大腿神経を露出させよう。
14. 大腿三角は生体でも皮膚の上から触知することができる。自分の大腿動脈の拍動を感知してみよう。
15. 大腿三角の深部には大腿骨頭が位置する。**股関節脱臼**では大腿骨頭の位置がずれてしまうので、大腿三角で触れられない。

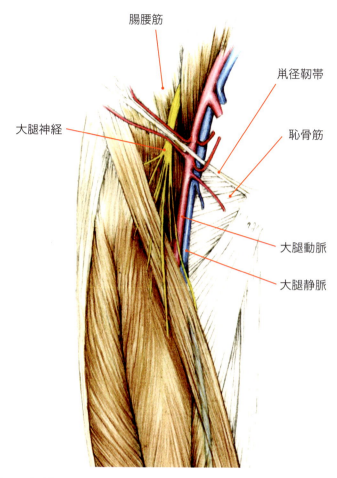

観察　鼡径靱帯を観る

1. 大腿三角の上縁である**鼡径靱帯**は上前腸骨棘と恥骨結節をつないでいる。
2. 鼡径靱帯とその下の恥骨とのすきまは、外側半の**筋裂孔**と内側半の**血管裂孔**からなる。両者を仕切るものは、腸恥筋膜弓と呼ばれる膜性の結合組織である。
3. 筋裂孔には腸腰筋と大腿神経が通り、血管裂孔には大腿動脈と大腿静脈とリンパ管が通る。
4. 血管裂孔の内側端が大腿輪である。
5. 腹腔内の臓器が壁側腹膜を伴って、大腿輪から大腿管に押し出されること（**大腿ヘルニア**）がある。

§33 大腿前面の筋

作業　縫工筋の剖出

大腿の最前面にある縫工筋を剖出しよう。

1. **縫工筋**は上前腸骨棘から起こり、大腿の前面を斜め内側に下降し、大腿骨内側顆の後方を越えて、脛骨上端内側面に停止する。
2. 縫工筋を被う鞘状の筋膜を縦方向に切開して、縫工筋の全長を剖出する。
3. 縫工筋の筋腹を下層から持ち上げて、起始の近くで縫工筋を切断する。
4. 縫工筋の前面を走る大腿神経前皮枝を適当にはがしながら、縫工筋を下方にめくり返す。

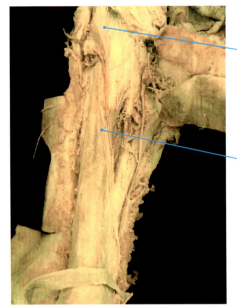

上前腸骨棘

縫工筋

観察　大腿四頭筋を観る

縫工筋の下層には**大腿四頭筋**がある。
4つの筋頭を有する巨大な筋であるが、筋膜に被われた状態でも3つの筋頭が区別できるであろう。

1. 大腿四頭筋を被う大腿筋膜を切り開く。それが難しければ、ていねいにはがす。
2. 大腿前面の中央部に紡錘形の**大腿直筋**がある。大腿直筋の起始は下前腸骨棘である。
3. 大腿直筋の周囲の結合組織を取り除きながら、この筋の内側から支配神経(大腿神経の枝)と血管が入り込むことを確認する。
4. 大腿直筋を起始の近くで切断して、筋を下方にめくり返す。
5. 大腿直筋の下層には、外側部に**外側広筋**、内側部に**内側広筋**、両者の間に**中間広筋**が見える。外側広筋と中間広筋の境界および内側広筋と中間広筋の境界はあまり明瞭ではない。
6. 大腿四頭筋の4つの筋頭(大腿直筋、外側広筋、内側広筋、中間広筋)は下方で共通腱に移行し、膝蓋骨に停止する。
7. この共通腱の一部の腱束は膝蓋骨を越えて脛骨粗面に停止する。これが**膝蓋靭帯**である。
8. 生体で膝蓋靭帯を殴打すると、大腿四頭筋が反射的に収縮して、膝関節が伸展する。これは膝蓋腱反射と呼ばれる有名な腱反射である。

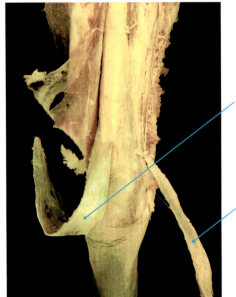

大腿直筋(翻転)

縫工筋(翻転)

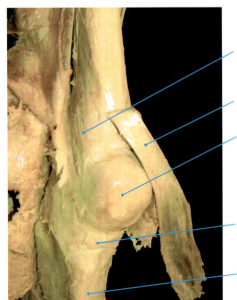

外側広筋

大腿直筋(翻転)

膝蓋骨

膝蓋靭帯

脛骨粗面

観察　大腿動・静脈の走行

縫工筋を切断したことにより、大腿三角からさらに下方への**大腿動・静脈**の走行が観察できる。

1. 大腿動・静脈の走行を下方にたどると、長内転筋の下縁あたりで結合組織性の鞘に入っていくことがわかる。この鞘を**内転筋管（ハンター管）**と呼ぶ。
2. 内転筋管を構成する鞘は、外側は内側広筋、後方と内側は長内転筋と大内転筋、前方は縫工筋の筋膜で構成されている。つまり、内転筋管はこれらの諸筋に囲まれた縦長のすきまということになる。
3. 内転筋管には大腿神経の枝である**伏在神経**が入り込んでいる。
4. 内転筋管の鞘を縦に切り開き、大腿動・静脈の走行をできるだけ下方まで追ってみよう。
   後に観察するが、内転筋管の下方の出口は内転筋腱裂孔であり、これは膝窩に開く（§39）。
5. 伏在神経は内転筋管の途中で管の外に出て、大腿下部から下腿の内側面の皮下に分布する。
6. 周囲の筋が邪魔して、内転筋管の開放がうまくいかない場合は、次ページの大腿内転筋群の剖出を行ってから再度トライしてみるとよい。

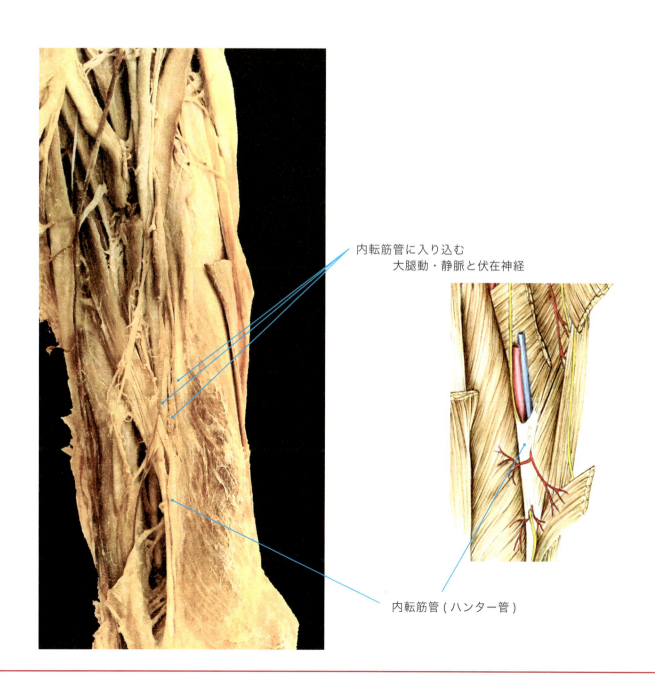

内転筋管に入り込む
大腿動・静脈と伏在神経

内転筋管（ハンター管）

§34 大腿内転筋群

作業　大腿内転筋群の剖出

大腿の内側面にある大腿内転筋群（**薄筋**、**恥骨筋**、**長内転筋**、**大内転筋**、**短内転筋**）を剖出しよう。

1. 大腿内側の大腿筋膜をはいで、**薄筋**を剖出する。
2. 薄筋は恥骨結合の外側縁から起こり、大腿の最内側を下り脛骨内側面の上端（縫工筋の停止のすぐ後ろ）に停止する。
3. 薄筋の外側に、**長内転筋**と**恥骨筋**が並んでいる。
4. 長内転筋を被っている大腿筋膜を十分にはがし、長内転筋の全体をできるだけ露出させる。
5. 長内転筋の起始は恥骨結合前面と恥骨結節で、恥骨筋の下縁に沿って外側下方に走る。
   停止は大腿骨粗線内側唇であるが、観察は困難である。
6. 恥骨筋と長内転筋をできるだけ起始に近いところで切断する（下層の筋を一緒に切らないように注意）。
7. 恥骨筋と長内転筋をめくり上げると、その下層に**短内転筋**と**大内転筋**を観察することができる。

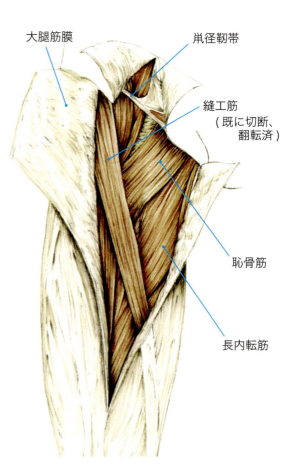

観察　大腿深動脈を観る

大腿動脈から分枝した**大腿深動脈**の走行を追ってみよう。

1. 大腿動脈から分枝してすぐに、大腿深動脈から**内側大腿回旋動脈**と**外側大腿回旋動脈**が出る。
2. 大腿深動脈は恥骨筋と長内転筋の間から深層に、もぐり込む。
3. 長内転筋をめくり上げると、大腿深動脈が短内転筋と大内転筋の表面を下行するのが見える。
4. 大腿深動脈から数本の枝（貫通動脈）が出て、短内転筋と大内転筋を貫いて大腿の後面の屈筋群に向かう。

観察　閉鎖神経を観る

内転筋群の大部分を支配する**閉鎖神経**を剖出しよう。

1. 閉鎖神経は腰神経叢から出て、閉鎖動脈とともに閉鎖管を通って骨盤外に出る。
2. その後、閉鎖神経は前枝と後枝に分かれて内転筋群の中に入ってくる。
3. 閉鎖神経前枝は恥骨筋と短内転筋の間を下行し、大内転筋の前を走る。
4. 閉鎖神経後枝は短内転筋の後方を下行し、大内転筋の前を走る。

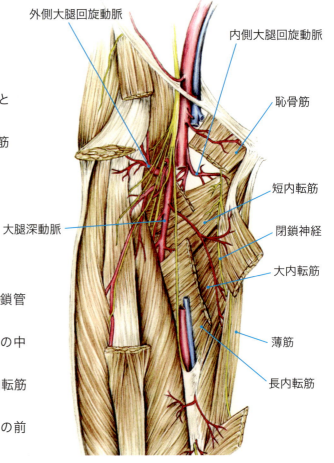

§35 下腿前面・外側面と足背の筋

観察

1. 膝関節近辺
   脛骨内側顆：大腿骨内側顆との区別が難しい。
   脛骨外側顆：大腿骨外側顆との区別が難しい。
   腓骨頭

2. 下腿の前面
   脛骨粗面：膝蓋骨下縁より1〜2cm下に触れる。
   脛骨前縁：脛骨粗面の下方に連続する鋭い骨稜線。
   脛骨の**内果**、腓骨の**外果**：足首の両側にある骨の隆起部。

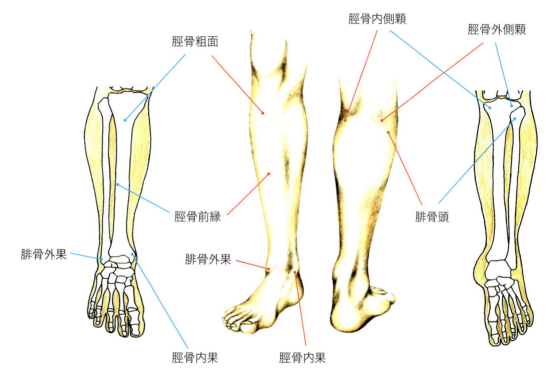

作業　下腿の前面、外側面と足背の皮はぎ

1. 下腿の前面と足背で、縦に切半する割線を入れる。
2. 1の縦方向の割線に対して直行する割線を、膝蓋骨下縁、下腿中央部および内果と外果を結ぶ線上に入れる。
3. 足背では長軸方向の割線に対して直行する割線を2、3本入れる。
4. 下腿前面と足背の皮膚を内外側に観音開きにはいでいく。

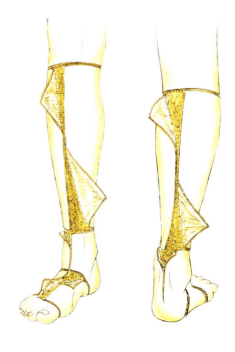

作業　皮下の解剖

1. 大腿内側面で剖出した**大伏在静脈**を、引き続き下腿内側面でも剖出しよう。大伏在静脈は足背静脈弓から出て、内果の前方を通って下腿内側面に上行してくる。
2. 下腿を走る大伏在静脈にほぼ伴行して、**伏在神経**が見つかるだろう。
3. 下腿下半分の外側面で長腓骨筋の前縁に沿って、**浅腓骨神経**が剖出できる。
4. 下腿の皮下には、線維の豊富な結合組織の層である**下腿筋膜**がある。
5. 下腿筋膜の上方は大腿筋膜に連続し、下方は足首および足背基部で肥厚してそれぞれ**上伸筋支帯**と**下伸筋支帯**となり、足背に入る伸筋腱を束ねている。
6. 下伸筋支帯は内側方が"く"の字形に2分して、内果を上下からはさむように張る。
7. 脛骨に強く癒着する下腿筋膜をていねいにはぐ。

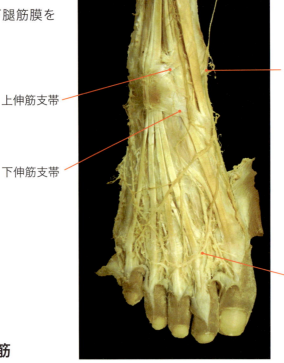

観察　下腿前面の筋

下腿前面の筋を剖出し、観察しよう。
筋の走向を足背まで追うために**上・下伸筋支帯**を縦方向に切り裂いてよい。
伸筋支帯の下を伸筋腱がくぐる際、滑液鞘を伴っていることに注意しよう。

1. 脛骨の前外側面を**前脛骨筋**が縦走する。
2. 前脛骨筋を下方にたどると、その腱は足の内側に向かい足底にまわり込んで内側楔状骨につく。
3. 前脛骨筋のすぐ外側に**長指伸筋**が走る。
4. 長指伸筋腱は上・下伸筋支帯をくぐりながら4本に分かれ、足の第2～5指の足背腱膜に放散する。
5. 下腿の下半分で前脛骨筋腱と長指伸筋腱の間を探ると、**長母指伸筋腱**が見つかる。
6. 長母指伸筋腱を上方深部にたどるとその筋腹がある。
7. 長母指伸筋腱の下方は伸筋支帯の下を通過して足背に出て、母指の末節骨につく。

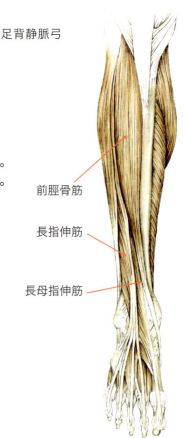

作業　短指伸筋と短母指伸筋の剖出

1. 3つの伸筋 (前脛骨筋、長指伸筋、長母指伸筋) の腱を持ち上げて、その深層にある**短指伸筋**と**短母指伸筋**を剖出しよう。
2. 短指伸筋は踵骨背面から起こり、足背を前方に走りながら3本の腱に分かれ、第2〜4指の背面で長指伸筋腱膜に合流する。
3. 短母指伸筋も踵骨背面から起こり、足背を内側前方に走り、母指背面で長母指伸筋腱に合流する。

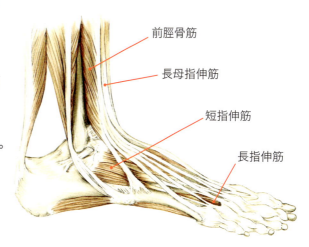

作業　主な血管と神経の剖出

1. 足背で長母指伸筋腱と短母指伸筋の間に**足背動脈**を探そう。
2. 短母指伸筋と短指伸筋の筋腹を切断し、その深層を走る足背動脈の走行を追う。
3. 足背動脈は中足骨底近くで弓状動脈に移行する。
4. 一方、足背動脈を下腿の方にたどっていくと、**前脛骨動脈**となる。
5. 下腿では、前脛骨動脈は前脛骨筋と長母指伸筋の筋腹の間を走っている。
6. 下腿から足背にかけて、**深腓骨神経**が前脛骨動脈に沿って走る。

観察　腓骨筋群を観る

下腿の外側面で、腓骨筋群 (**長腓骨筋**、**短腓骨筋**) を剖出、観察する。

1. 長指伸筋の筋腹の外側に**長腓骨筋**の筋腹が見つかる。
2. 長腓骨筋は腓骨頭と腓骨の上部外側から起こり、停止腱は外果の後方に向かって下行する。
3. **短腓骨筋**は腓骨の下部外側から起こって長腓骨筋の深層を下行し、その停止腱は外果の後方に向かう。
4. 長腓骨筋と短腓骨筋の停止腱はいずれも外果の後方で上・下腓骨筋支帯の深層を通過して、前内方に方向を変えながら足底に向かう。上・下腓骨筋支帯は下腿筋膜が肥厚したものである。
5. 下腿の中ほどで、長腓骨筋と短腓骨筋の間から**浅腓骨神経**が皮下に出てくる。

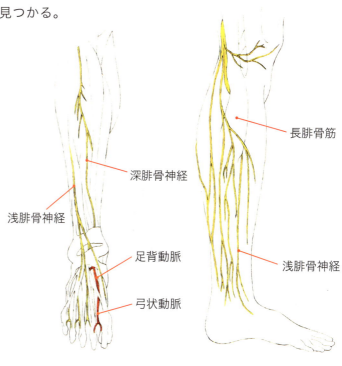

§36 殿部・大腿後面・下腿後面の皮はぎ

観察　皮膚の上から触れる

1. 殿部
   - **殿溝**：殿部のふくらみの下縁となる皮膚の溝。
   - **坐骨結節**：座位では骨盤の最下点となる部位。
2. 膝の後面
   - **膝窩**：膝の後面のくぼみ。
3. 足首の後面
   - **踵骨腱（アキレス腱）**：足首の後ろにある太い腱。
   - **踵骨隆起**：踵に触れる後方への骨の出っ張り。

作業　殿部～下腿後面の皮はぎ

1. 殿部の皮はぎは、腰部に続けて皮弁を起こしていけばよい。
   皮が厚いので、皮弁が大きすぎるとピンセットをつかむ手が疲れる。適当に割線を入れて皮弁を小さくするとよい。
2. 肛門周囲と会陰の皮膚は奥まったところにあるので、皮はぎは困難である。
   皮をはがずに残しておいてよい。
3. 殿溝から大腿、膝窩、下腿および踵の後面で、下肢を縦に切半する割線を入れる。
4. 3の縦方向の割線に対して直行する割線を、大腿中央部、膝窩、下腿中央部および内果と外果を結ぶ線上に入れる。
5. 下肢後面の皮膚を内外側に観音開きにはいでいく。
6. 下肢前面の皮膚を既にはいでいるので、下肢前後面の皮が一体化して取り除かれることになる。

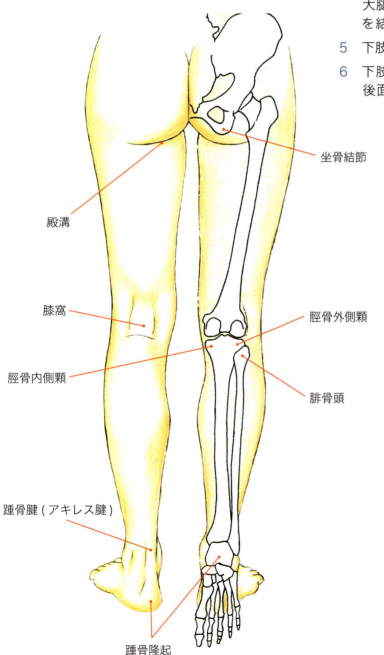
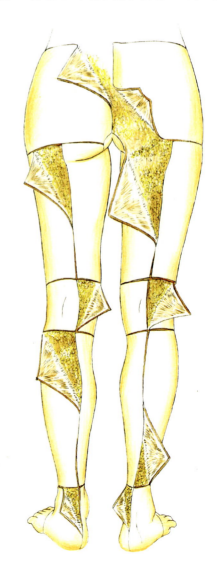

作 業　皮神経と皮静脈の剖出

1. 大腿後面の筋膜下を**後大腿皮神経**が走っている。
   後大腿皮神経は大殿筋の下縁から大腿後面のほぼ中央を下行しながら、多数の枝を皮下に出す。
2. 後大腿皮神経から分かれた**下殿皮神経**が、大殿筋の方に向かっている。
3. 後大腿皮神経と下殿皮神経の一部を剖出しよう。
4. 下腿後面の膝窩下縁より下方で、**小伏在静脈**を剖出しよう。
5. 下腿後面下部では、小伏在静脈に沿った**腓腹神経**を剖出することができる。

注意 1　大・小伏在静脈はいずれも相当太い静脈であるが、皮下を走るので"皮静脈"である。
大・小伏在静脈の剖出中、ところどころで細い枝が出ていることに気づいたであろう。
これらの小静脈は**貫通静脈**と呼ばれ、大腿筋膜または下腿筋膜を貫いて深部に向かい、
"深静脈"に接続する。大・小伏在静脈は上行して、最終的にはそれぞれ大腿静脈と膝窩静脈
に流入するが、そこにいくまでに静脈血は貫通静脈をへて深静脈に流入する。

注意 2　静脈には逆流を防ぐために静脈弁があるが、貫通静脈にも静脈弁がある。
貫通静脈の静脈弁が正常であれば、血液は皮静脈 ⇒ 貫通静脈 ⇒ 深静脈の方向に流れるが、
静脈弁が不完全であると深静脈 ⇒ 貫通静脈 ⇒ 皮静脈という"逆流"が生じる。
これによって下肢の皮静脈が怒張する（**下腿静脈瘤**）。

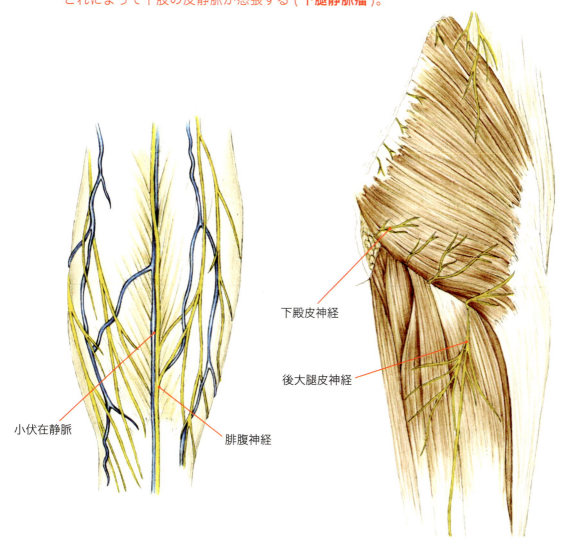

§37 殿部の筋

作業　大殿筋の剖出

1. 腹臥位で、**大殿筋**の表面の筋膜をはがしていく。
2. 大殿筋の筋線維束は太くて粗く、そのすきまに筋膜が入り込んでいるので、筋膜をきれいにはがすのは難しい。
3. 大殿筋の上縁の上方には多量の結合組織(殿筋腱膜と呼ぶ)があり、それを取り除くと深層の中殿筋が一部露出する。
4. 大殿筋の下縁の下方にも多量の結合組織(脂肪組織)があるので、それをしっかり取り除こう。
5. 大殿筋の上縁と下縁が明瞭になると、大殿筋が非常に厚い筋であることがよくわかる。
6. 大殿筋の筋線維束が仙骨、尾骨および腸骨後面から起こっていることを確かめよう。
7. 大殿筋の表層の筋線維束を外側下方にたどると、筋線維束は**腸脛靭帯**に移行していく。
8. 腸脛靭帯は大腿筋膜の肥厚部であり、その上方は**大腿筋膜張筋**に移行する。

注意!!　大殿筋周囲の結合組織

極端に痩せた遺体を除いて、一般に殿部の皮下には脂肪が多い。
特に大殿筋上縁の上部と大殿筋下縁の下部には、大殿筋の厚みに相当する"段差"があり、
そこを大量の脂肪組織とそれに続く厚手の筋膜(殿筋腱膜、大腿筋膜)が埋めている。
これらを取り除く作業は当然時間がかかるし、いつまでたってもその深層の筋が現れないので、
必ず何人かが「既に筋を取ってしまっているのでは?」と不安げに質問してくる。
殿部の丸みは大殿筋だけではなく、その周囲を大量の結合組織が埋め尽くすことによって形成されていることがよくわかる。

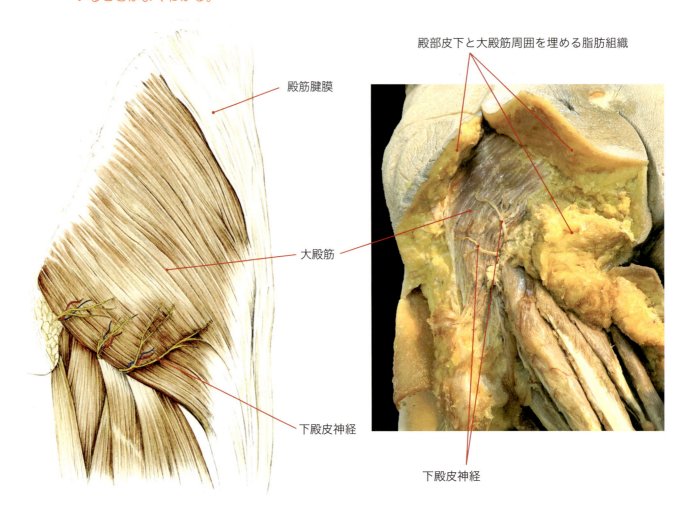

作業　大殿筋を切る

1 大殿筋の上縁と下縁から指を差し込み、大殿筋をできるだけ浮かせる。
2 大殿筋の筋腹よりやや停止に近い位置で筋線維束に直交するように、はさみまたはメスで大殿筋を切る。
3 切半した大殿筋を起始および停止の方に徐々にめくり上げる。
4 この時、大殿筋の内面に**下殿動・静脈**と**下殿神経**が入り込んでいることを確認し、それらを切断する。

観察　中殿筋と小殿筋を観る

1 大殿筋の下層の結合組織を取り除いていくと、**中殿筋**が見えてくる。
2 中殿筋の筋膜をはがしながら、起始(腸骨)と停止(大結節)を確認する。
3 中殿筋の下に指を差し込み、さらに深層の**小殿筋**と分離する。
4 はさみまたはメスで中殿筋を起始から外して停止の方にめくり返す。
5 中殿筋に入り込む**上殿動脈**と**上殿神経**を確認し、切断する。
6 中殿筋の深層に現れた小殿筋の起始(腸骨)と停止(大結節)を確認する。

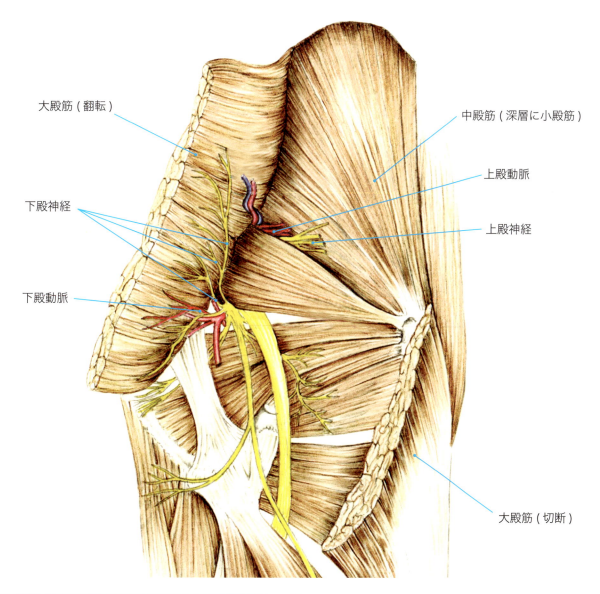

§38 殿部深層の筋・血管・神経

観察　梨状筋周辺を観る

中殿筋を起始から反転させると、深層の筋、血管、神経がよく見えるようになる。

1. 小殿筋の下方にある**梨状筋**を剖出、同定しよう。
   梨状筋は殿部深層の筋の同定の際、基準となる重要な筋である。
2. 梨状筋の起始は骨盤内面にあるので観察できないが、大腿骨大転子につく梨状筋の停止は明瞭に観察できる。
3. 梨状筋が大坐骨孔を2分しながら貫いていることを確認しよう。
4. 大坐骨孔の大部分は梨状筋によってふさがれているが、梨状筋の上下の結合組織を丹念に取り去ると、梨状筋の上部(梨状筋上孔)と下部(梨状筋下孔)から複数の血管と神経が現れるのがわかる。
5. 梨状筋上孔から**上殿動・静脈**と**上殿神経**が出てくる。
6. 梨状筋下孔から**坐骨神経**、**後大腿皮神経**、**下殿動・静脈**、**下殿神経**が出てくる。
7. 上殿神経が中殿筋と小殿筋に分布し、下殿神経が大殿筋に分布することは既に確認したが、今一度、切り離した神経を元の筋にあてがってみよう。
8. 坐骨神経は鉛筆1本分くらいの太さがある。人体中最も太い神経である。
9. 坐骨神経はまっすぐ下方に走り、大腿下部で**脛骨神経**と**総腓骨神経**に分離するが、既に殿部で両神経への分離が始まっていることがある。

観察　大腿骨を外旋する筋を観る

坐骨神経と後大腿皮神経の奥(前方)にある**上双子筋**、**下双子筋**および**内閉鎖筋**を剖出して観察しよう。

1. 坐骨神経と後大腿皮神経を持ち上げながら、その下の結合組織をきれいに取り去る。
2. 横走する筋線維束が見えてくる。これが**上双子筋**と**下双子筋**である。
3. 一見、1つの筋に見える上双子筋と下双子筋の間に分け入っていくと**内閉鎖筋**を分離、同定できる。
4. 上双子筋、下双子筋および内閉鎖筋の3筋の筋線維束は、集束しながら大転子の内側下方につく。
5. 下双子筋の下方に、双子筋よりもずっと幅の広い**大腿方形筋**が見える。

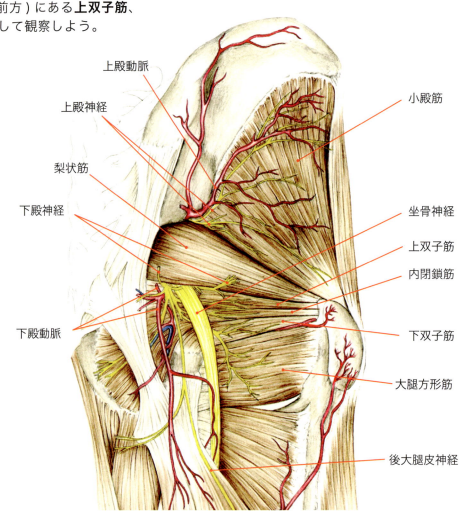

§39 大腿後面の筋・血管・神経

作業　大腿後面の筋の剖出

1. 腹臥位にして、大腿後面と膝窩の筋膜をはがす。
2. **大腿二頭筋**を剖出する。その**長頭**は坐骨結節から起こり、**短頭**は大腿骨後面から起こる。
3. 大腿二頭筋の長頭と短頭の筋腹は合流し、その停止腱は外側にシフトしながら、膝の外側で腓骨頭に停止する。

作業　半腱様筋と半膜様筋を観る

1. **半腱様筋**と**半膜様筋**の起始はいずれも坐骨結節であり、両筋の筋腹と停止腱は内側にシフトして脛骨上部の内側顆に停止する。
2. 半腱様筋と半膜様筋の区別はやや難しいが、その名称通りの形状と走行する位置で判断するとよい。
3. 半腱様筋の方が細く、大腿二頭筋の内側縁に接して走る。
4. 半膜様筋は半腱様筋の深層を走り、半腱様筋よりも幅が広い。
5. 生体の皮膚の上から次のことを確かめよう。
   膝を90度に曲げると、膝の後面で大腿二頭筋（外側）と半腱様筋および半膜様筋（内側）の停止腱を明瞭に触れることができる。
6. 膝関節の屈筋である大腿二頭筋長頭・短頭、半腱様筋および半膜様筋の4筋を総称して、"**ハムストリング**"と総称する。ハムストリングは全力疾走時にしばしば肉離れを起こす、スポーツ選手泣かせの筋群である。

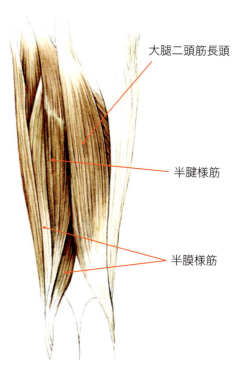

観察　膝窩を観る

1. **膝窩**は菱形のくぼみであり、その4つの辺は以下の筋で構成されている。
   - 上外側の辺：大腿二頭筋
   - 上内側の辺：半腱様筋と半膜様筋
   - 下外側の辺：腓腹筋外側頭
   - 下内側の辺：腓腹筋内側頭
2. 大腿二頭筋の長頭と短頭の間を下行してきた**坐骨神経**は、膝窩に到達する前に**脛骨神経**と**総腓骨神経**に分かれる。
3. 脛骨神経の深部で、内転筋腱裂孔から出てきた**膝窩動・静脈**を剖出しよう。
4. 膝の内側で脛骨上部に集まってくる半腱様筋、半膜様筋、薄筋、縫工筋は、ガチョウの足に似た形を呈するので、**鵞足**（がそく）と呼ばれる。

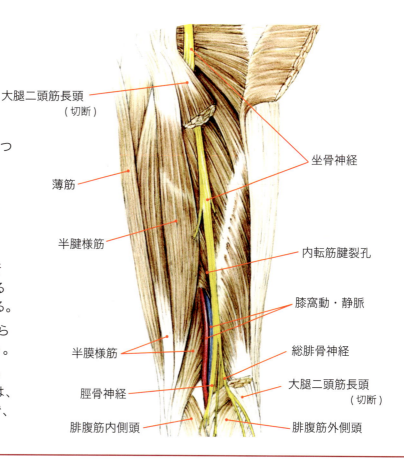

§40 下腿後面の筋・血管・神経

一般に"ふくらはぎ"と称される。下腿後面の筋を浅層と深層の2群に分けて剖出しよう。

　　浅層：下腿三頭筋
　　深層：長指屈筋、後脛骨筋、長母指屈筋

作業　浅層の剖出

1. 下腿後面の筋膜(下腿筋膜)をはがす。
2. まず現れるのは**腓腹筋**である。腓腹筋には2つの筋頭(内側頭、外側頭)がある。
3. 内側頭は大腿骨の内側上顆から起こり、外側頭は大腿骨の外側上顆から起こる。
4. 内側頭と外側頭の筋腹は合流し、下腿中央部で腱に移行する。
5. この腱には深層の**ヒラメ筋**の腱も加わり、足関節を越えて踵骨後面に停止する。よって**踵骨腱**(一般には**アキレス腱**)と呼ばれる。
6. 腓腹筋の内側頭と外側頭を起始に近いところで切断する。

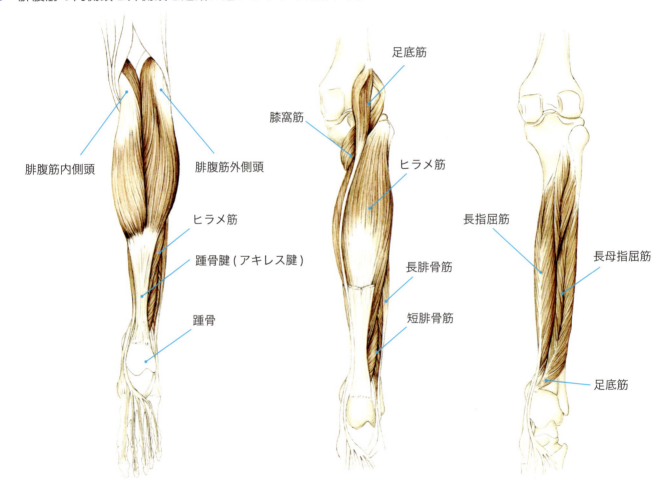

観察　下腿三頭筋を観る

1. 腓腹筋の両頭を徐々に下方にめくり返しながら、深層の**ヒラメ筋**を観察しよう。
   腓腹筋の裏側に入り込む支配神経と分布動・静脈は適宜切断してよい。
2. ヒラメ筋の起始は脛骨と腓骨にまたがり、ヒラメ筋腱弓と呼ばれる。
3. 腓腹筋(内側頭、外側頭)とヒラメ筋とあわせて**下腿三頭筋**と呼ぶ。
4. 腓腹筋の外側頭の裏に**足底筋**という小さな筋がある。
5. 足底筋の筋腹は膝窩内で終わり、細い腱に移行して下方に走り、アキレス腱の内側縁に合流する。

> **作 業**　深層の剖出

1. **アキレス腱**の下にピンセットを挿入して浮かせ、できるだけ停止に近いところでアキレス腱を切断する。
2. 切断したアキレス腱をつまんで、下腿三頭筋を上方にめくり上げる。
3. **ヒラメ筋**の起始(ヒラメ筋腱弓)を脛骨と腓骨から切り離すと、下腿三頭筋はさらに大きく上方に反転し、膝窩と下腿深層を走る血管と神経がよく見えるようになる。

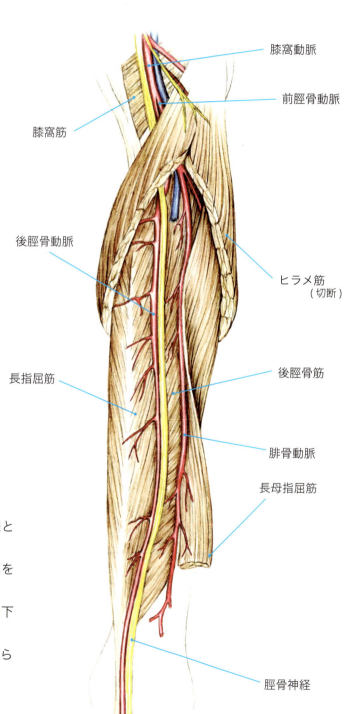

> **観 察**　深層の筋を観る

1. 大腿骨外側顆から起こって脛骨後面につく**膝窩筋**を同定する。
2. 深層には3つの筋がある。
   内側(母指側)より**長指屈筋**、**後脛骨筋**、**長母指屈筋**の順に並ぶ。
   いずれも屈筋支帯をくぐって足底に、向かう屈筋である。
3. 長指屈筋と長母指屈筋の位置が逆のように思えるが、両筋の腱は足底で交差するので下腿では、この順序になるのである。

> **観 察**　深層の血管と神経を観る

1. 膝窩動脈は膝窩筋下縁の高さで**前脛骨動脈**と**後脛骨動脈**に分枝する。
2. 前脛骨動脈は脛骨と腓骨の間に張る骨間膜を貫通して下腿前面に向かう。
3. 後脛骨動脈は内側下方に走り、屈筋支帯の下を通って足底に入る。
4. 膝窩筋下縁から3cm下で、後脛骨動脈から**腓骨動脈**が分枝する。
5. 腓骨動脈は外側下方に走り、長母指屈筋を貫いて深部に向かう。
6. **脛骨神経**は膝窩動脈および後脛骨動脈に沿って下行する。脛骨神経から腓腹筋とヒラメ筋の支配神経が出るが、両筋をめくり上げる際に切断している。

§41 膝関節

作業　関節包につく筋を取り外す

1. 腸脛靱帯を脛骨への付着部近くで切り、上方にめくり返す。
2. 膝の外側面で、大腿二頭筋腱を停止(腓骨頭)の近くで切り、上方にめくり返す。
3. 大腿二頭筋腱の下で**外側側副靱帯**を剖出する。
4. 外側側副靱帯は大腿骨外側上顆と腓骨頭の間に張り、深部の膝関節包に癒着していない。
5. 膝の内側面で、縫工筋、薄筋、半腱様筋、半膜様筋の腱が合流しながら(鵞足)大腿骨内側顆に停止する。
6. これらの腱を切断して上方にめくり上げながら関節包からはがす。
7. 関節包の内側面の一部がやや肥厚したように見えるのが**内側側副靱帯**である。外側側副靱帯と違って、内側側副靱帯は膝関節包と一体化しているので、索状には見えない。

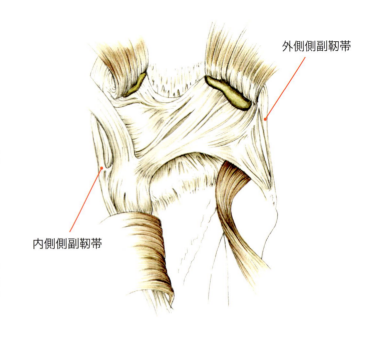

作業　関節包を切開する

1. 膝の前面で、膝蓋骨につく大腿四頭筋腱とその両側に接する内側広筋と外側広筋および、それらの深層の中間広筋を図のようにメスで切開する。
2. 切開の側方は、内側側副靱帯と外側側副靱帯の直前まで切り進める。
3. 大腿四頭筋腱の断端を持って膝蓋骨をその下方の膝蓋靱帯とともに、できるだけ下方にめくり返し、関節腔を開放する。
4. 関節包が**線維膜**(強靭)と**滑膜**(光沢があって滑らか)の2層で構成されていることを確認する。
5. 線維膜と滑膜の間には脂肪が沈着している。

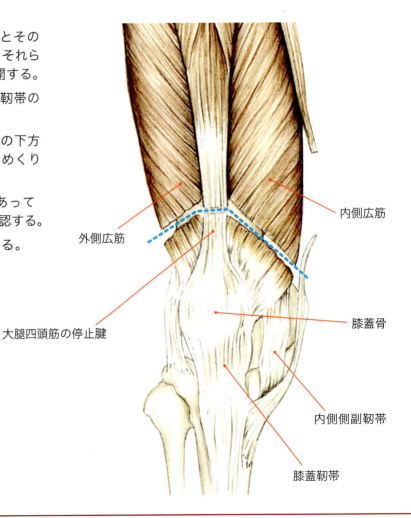

観察　関節腔を観る

1. 脛骨上端の関節面には、線維軟骨でできた**内側半月**と**外側半月**がある。
2. 内側半月と外側半月の前側縁は**膝横靭帯**でつながっている。
3. 内側半月と外側半月の外側縁は関節包と癒着している。
4. 脛骨顆間窩前部と大腿骨外側顆を結合する**前十字靭帯**を観察する。
5. 前十字靭帯の後方に**後十字靭帯**の一部が見える。
6. 関節包の後面にも横方向の切開を入れると、後方から後十字靭帯を観察することができる。

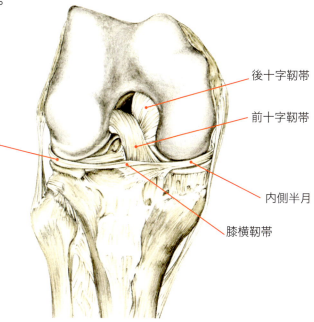

観察　膝関節の運動

1. 膝関節をいろいろ動かしてみて、膝関節運動時の関節の状態を観察しよう。
2. 膝関節は大腿骨、脛骨および膝蓋骨の間の関節である。腓骨は膝関節には関与しない。
3. 大腿骨の外側顆と脛骨の外側顆が外側半月を介して向きあい、大腿骨の内側顆と脛骨の内側顆が、内側半月を介して向きあう。
4. 大腿骨と脛骨の間で、膝関節の屈曲と伸展が起こる。
5. 膝関節の屈曲位では、大腿骨と脛骨の接触面積が少ないために膝関節の回旋が可能になり、関節は不安定である。
6. 膝関節の伸展位（直立時の膝関節の状態）では、大腿骨と脛骨の関節面どうしが広い面積で接触するために膝関節の回旋が起こらず、安定している（膝関節が"ロック"された状態）。
7. 前十字靭帯は脛骨が前方にずれるのを防いでいる。したがって、前十字靭帯が断裂すると、脛骨が容易に前方にずれる（前方引き出し症状）。
8. 後十字靭帯は脛骨が後方にずれるのを防いでいる。したがって、後十字靭帯が断裂すると、脛骨が容易に後方にずれる（後方引き出し症状）。
9. 膝関節の屈曲・伸展の際、膝蓋骨は大腿骨の膝蓋面に沿って上下に滑走する。

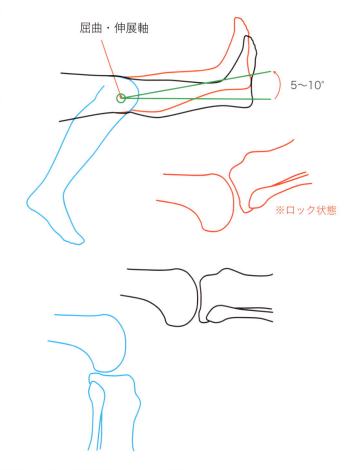

§42　足関節と足根骨・足の指の関節

足関節は足首、すなわち下腿骨 (脛骨、腓骨) と距骨との間の関節で、正確には**距腿関節**と呼ばれる。
脛骨の内果と腓骨の外果が、内外側から**距骨滑車**をはさんだ状態になっている。
距腿関節の運動は、背屈と底屈 (足首の屈伸運動) である。

作業　関節包の剖出

1. 下腿から足に入る筋、血管、神経を切断しよう。
2. 足首の前面で、前脛骨筋、長指伸筋、長母指伸筋の腱、前脛骨動静脈および深腓骨神経を切断して、
   上下にめくり返す。
3. 足首の後面 (内果の後方) で、後脛骨筋の腱、後脛骨動静脈および脛骨神経を切断して、上下にめくり返す。
4. 足首の後外側面 (外果の後方) で、**長腓骨筋**と**短腓骨筋** (§40) の腱を切断し、
   上・下腓骨筋支帯を切断する。
5. 2〜4を切って、その下の結合組織を除去していくと、距腿関節の関節包が現れてくる。

観察　関節包を観る

1. 距腿関節の関節包は、内側面と外側面が厚くなっている。
2. 距腿関節の内側面の肥厚部は、内果と足根骨 (距骨、踵骨、舟状骨) との間を結合する
   内側三角靱帯と呼ばれる。
3. 距腿関節の外側面の肥厚部は、外果と距骨および踵骨との間を結合する諸靱帯の存在による。
4. 足首をいろいろな方向に動かし、内側三角靱帯と外側面の諸靱帯による強い制約のために、
   距腿関節の運動が底屈と背屈のみであることを確かめよう。

作業　距腿関節を外す

1. 足首を底屈させた状態で関節包の前面を横に切開する。
2. 足首を背屈させた状態で関節包の後面を横に切開する。
3. 内側三角靱帯をメスで切断する。
4. 外側面の諸靱帯もメスで切断すると距腿関節は完全に外れる。
5. 関節頭 (距骨滑車) と関節窩 (脛骨の下関節面と内果関節面および腓骨の外果関節面) の形状を観察する。
6. 脛腓靱帯結合によって脛骨と腓骨は結合していて、動かないことを確認しよう。

観察 足根骨・足の指の関節を観る

1. 足背の筋、血管、神経をできるだけ取り除く。
2. 足根骨近位列（距骨、踵骨）と舟状骨および立方骨の間の関節を**横足根関節（ショパール関節）**と呼ぶ。
3. 第1〜5中足骨と足根骨の間の関節を**足根中足関節（リスフラン関節）**と総称する。
4. ショパール関節とリスフラン関節は、足の切断手術の際に選択される。

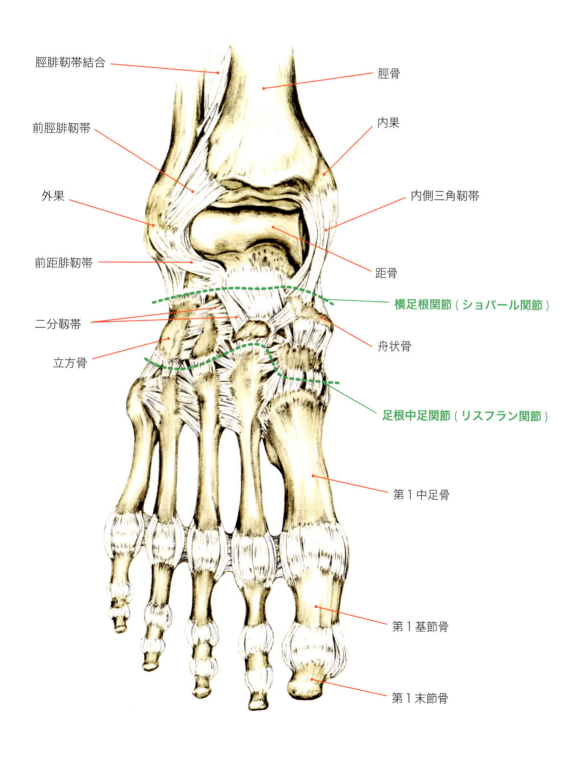

第5章　胸腔内臓

§43　前胸壁を外す

作業　胸壁につく筋を切り離す

1. 胸壁の前面につく**前鋸筋**は既に切り離したが、もし前鋸筋の一部が残っていたら、肋骨から完全に取り去る。
2. 下位肋骨から起こる**外腹斜筋**を起始から切り離す。
3. 胸骨上端から起こる**胸骨舌骨筋**と**胸骨甲状筋**を起始から切り離す。
4. 第1肋骨につく**前斜角筋**を第1肋骨から切り離す。この時、前斜角筋の前面を下行する横隔神経を切らないように注意する。
5. 腕神経叢と鎖骨下動脈の後方に、**中斜角筋**と**後斜角筋**がある。この両筋は第1または第2肋骨についたままでよい。第1または第2肋骨の切断は両筋付着部より前方で行う。

注意!!　鎖骨下動・静脈から下方に向かって**内胸動・静脈**が分枝し、胸郭前壁の内面に沿って下行する。したがって、胸壁を外す際は、この内胸動・静脈も切断する必要がある。しかし鎖骨下動・静脈から内胸動・静脈への分枝は前方の胸壁に邪魔されて見つけるのが困難なので、まだ同定できない。次の作業で胸壁を外しながら内胸動・静脈を確認し、胸壁に付着する手前で切断しよう。

作業　前胸壁を外す

肋骨と肋間筋などを切って前胸壁を外す作業を行う。
前胸壁内面には**壁側胸膜**が張りついているが、胸壁を外す際には壁側胸膜を肺側に残すように(胸膜腔をできるだけ開放しないように)意識しながら作業を進めよう。

1. 胸郭側面の一番張り出した部分で、各肋間の肋間筋を部分的にむしり取り、直径2～3cmの穴を開ける。
2. 穴の奥に見える白っぽい壁側胸膜を指またはピンセットの柄の部分で奥に押し込み、胸壁からはがす。
3. 1、2の作業を、左右の第1～10肋間のすべてで行う。
4. 各肋間にあけた穴に肋骨ばさみ(丸くなった部分)を差し込み、第2～10肋骨を切る。各肋骨を切る位置が胸郭側面の一番張り出した部分になるよう注意しよう。
5. 第1肋骨は、前斜角筋の停止と中斜角筋の停止の間で切る。

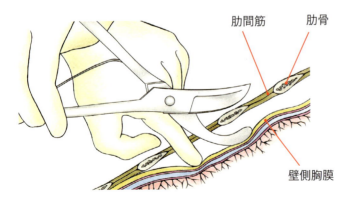
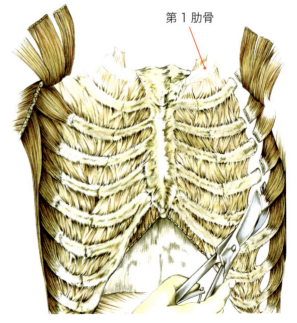

6. 胸骨上縁から前胸壁を少しずつ持ち上げながら壁側胸膜が一緒にくっついてこないように指かピンセットの柄で押しつける。
7. この作業の際に、鎖骨下動・静脈から下方に分枝する**内胸動・静脈**の存在に気づくだろう。内胸動・静脈を同定したら、前胸壁内面に移行する手前で切断する。

8 胸壁 (胸骨内面) と心膜は強靭な結合組織によってしっかりと癒着しているので、メスではがす。

9 胸骨剣状突起と肋骨弓の後面から**横隔膜**の筋束が起こっている (横隔膜胸骨部、肋骨部)。
   これらの筋束を起始から切り離す。

10 前胸壁 (第 1〜10 肋骨) の下方につく残りの筋 (第 10、11 肋骨間の**肋間筋**、**腹横筋**、**内腹斜筋**) を切断すると、前胸壁が完全に外れる。

注意 1 肋骨を切る位置が前方に寄りすぎると、前胸壁が取り去られた後の胸腔への入り口がせまくなって、手を差し込む作業がしづらくなる。
同時に、肋骨の切断端で手をけがするおそれが高くなる。肋骨を切る位置に注意して作業を進めよう。

注意 2 肋骨の切断端は鋭い骨片が飛び出していて危険である。ここから後の作業で胸腔内に手を差し込む際は、はいだ胸部の皮弁を各肋骨断端に被せるとよい。

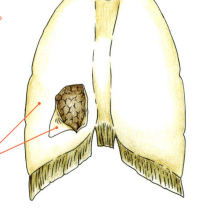
壁側胸膜

観察　前胸壁の内面を観る

外した前胸壁内面の結合組織を除去して以下のものを観察しよう。

1 **胸横筋**は胸骨後面の下半分から起こって斜め上に走り、第 3〜6 肋軟骨後面につく。

2 **内胸動・静脈**は胸骨外側縁に沿って下行する。やがて胸横筋の前方に隠れるので、胸横筋を取り除いて観察しよう。

3 内胸動・静脈から各肋間に向かって前肋間枝が出る。これは肋間動・静脈と吻合する。

4 肋骨下縁に沿って走る**肋間動・静脈**は膜様の薄い筋 (最内肋間筋) の下に透けて見えている。
2〜3 の肋間で最内肋間筋をていねいにはいで、肋間動・静脈およびそれらに伴行する肋間神経を剖出しよう。

5 肋骨下縁の後面に沿って、上から**肋間静脈**、**肋間動脈**、**肋間神経**の順に並んでいる。

6 肋骨弓のやや上で内胸動脈から筋横隔動脈が出て、横隔膜上面と第 10、11 肋間に分布する。

7 内胸動・静脈は**上腹壁動・静脈**となって横隔膜を貫き、腹直筋後面を下行する。

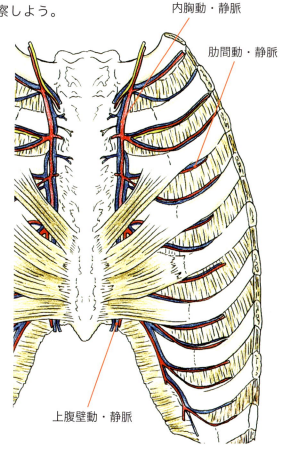
内胸動・静脈
肋間動・静脈
上腹壁動・静脈

§44 胸膜・胸腺・心膜の観察

> **観察** 胸郭と胸部内臓を観る

1. **胸郭**は上方（**胸郭上口**）と下方（**胸郭下口**）が開いた鳥かご状の骨格である。
2. 胸郭上口は胸骨柄、左右の第1肋骨および第1胸椎体で囲まれる開口部で、上方は頸部に移行する。
3. 胸郭下口は胸骨剣状突起、肋骨弓、第11～12肋骨および第12胸椎体で囲まれ、横隔膜によってふさがれている。
4. 左右の肺は、半透明の二重の漿膜である**胸膜**に包まれている。
5. 肺の表面を被う胸膜を**肺胸膜**（**臓側胸膜**）、胸壁の内面を被う胸膜を**壁側胸膜**と呼ぶ。
6. 前胸壁を外す作業の過程で、壁側胸膜がところどころで胸壁に癒着したまま除去されて、一部の肺の表面（肺胸膜が密着している）が見えているだろう。
7. 壁側胸膜の上端は第1肋骨よりやや上方に付き出している。この部分を**胸膜頂**と呼ぶ。
8. 壁側胸膜の外側面は肋骨に接し、下面は横隔膜に接する。内側面は縦隔と心膜に接する。

> **観察** 縦隔を観る

1. 左右の壁側胸膜の間の胸腔中央部分を**縦隔**と呼ぶ。
2. 縦隔の上部には**胸腺**があるはずだが、胸腺を見つけるのは容易ではない。
   それは、縦隔には脂肪組織が多いこと、胸腺の色（淡褐色）が脂肪組織（黄色）と区別しにくいこと、さらに、中年以降の遺体では胸腺が退縮して脂肪組織に置き変わっているためである。
3. 胸腺が確認できたら（高齢者では胸腺の剖出を断念せざるを得ないかもしれない）胸腺を取り去って、その下の**心膜**に注目しよう。
4. 胸膜に比べて心膜は分厚く感じる。
   これは漿膜である心膜（**漿膜性心膜**）の外層に多量の結合組織（**線維性心膜**）が付着しているからである。
5. 線維性心膜は、胸骨内面の骨膜と癒着していたので前胸壁を外す際に、この癒着を強制的にはがしたはずである。
6. 心臓下面を被う線維性心膜は横隔膜上面の筋膜と密着している。
7. 心膜は心臓全体を被っているが、ここでは胸膜に隠されてその一部しか見えていない。

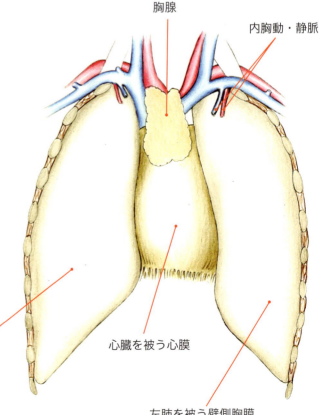

胸腺　内胸動・静脈　右肺を被う壁側胸膜　心臓を被う心膜　左肺を被う壁側胸膜

§45 胸膜腔

作業　胸膜腔の開放

1. 胸膜頂から下方に向かって**壁側胸膜**をメスで切り、横隔膜に接するところまで切り開く。既に破れている壁側胸膜の孔から切開をはじめてもよい。
2. 次に横方向にも壁側胸膜を切開し、**胸膜腔**の全体が見渡せるようにする。

観察　胸膜腔を観る

1. 肺の表面には**肺胸膜（臓側胸膜）**が密着しているので、光沢がある。
2. 壁側胸膜と肺胸膜が、ところどころで癒着していることがあるだろう。これは胸膜炎のための癒着である（遺体の死因が肺炎または肺がんによる場合は必発）。
3. 癒着していない壁側胸膜と肺胸膜の間には理論的には腔が存在し、これを**胸膜腔**と呼ぶ。
4. 大部分の胸膜腔は壁側胸膜と肺胸膜の密着（癒着ではない）によって塞がっているが、手を差し込んでいくと、両方の膜の間に手が滑り込むので、そこに胸膜腔があるとわかる。

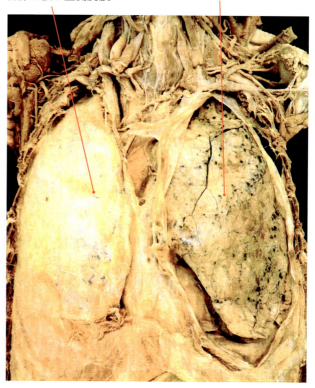

右肺を被う壁側胸膜

壁側胸膜を切って胸膜腔が開放されて左肺が見えている

注意!!　遺体によっては、胸膜炎による大量の**胸水**（滲出液）が胸膜腔にたまり、そこに含まれる線維素（フィブリン）が析出して、胸水がゼリー状に固まっていることがある。このような場合は、固まった胸水をできるだけ取り出して、胸膜腔の広がりを観察できるようにしよう。

観察　肺間膜と胸膜洞

1. 縦隔に接する壁側胸膜は心膜に沿って後方に進み、肺に入る血管と気管支を含む**肺根**部に到達する。
2. 肺根部で壁側胸膜は肺胸膜（臓側胸膜）に移行するが、移行部の胸膜は垂れ下がって横隔膜の近くにまで達する。これを**肺間膜**と呼ぶ。
3. 胸膜腔を内側にたどると、胸壁と縦隔の間に常時開放された（壁側胸膜と肺胸膜が接していない）胸膜腔の存在に気づく。この部分の胸膜腔を**肋骨縦隔洞**と呼ぶ。
4. 同様に、胸膜腔を下方にたどると、胸壁と横隔膜の間にも常時開放された（壁側胸膜と肺胸膜が接していない）胸膜腔が存在する。これを**肋骨横隔洞**と呼ぶ。
5. 肋骨横隔洞は前胸壁に接する部分よりも、後胸壁に接する部分の方がより下方にのびている。

§46　肺

このセクションの最初の作業は、胸郭内に収まっている**肺**を取り出すことである。
肺の周囲の大部分には胸膜腔があるために、肺は胸壁とはつながっていない。
唯一、肺の内側面の**肺根**で気管支と大血管(肺動脈、肺静脈)が縦隔内の臓器、血管につながっている。したがって、肺を取り出すにはこの肺根を切断すればよい。

作業　肺を取り出す

1. 肺と縦隔の間の胸膜腔に前から指を差し込み、肺根に触れる。壁側胸膜と肺胸膜の移行を確かめる。
2. 同時に、後ろからも反対側の手の指を差し込んで、肺根を後ろから触れる。
   壁側胸膜と肺胸膜の移行を確かめる。
3. 両手の指で前後から肺根をはさみ、肺根の位置と太さを確認する。
4. 肺を前方に引っ張りながら、肺根をできるだけのばす。
5. 肺または縦隔の構造を切らないように注意しながらメスまたは、はさみで肺根の中央部を切断する。
   同時に肺根の下方に続く**肺間膜**も切る。
   この作業を1人で行うことが難しければ、肺を持つ人とメスまたは、はさみで肺根を切る人を別にしてもよい。
6. 壁側胸膜と肺胸膜の間に癒着がなければ、肺はほとんど抵抗なく取り出せるが、癒着がある場合は、その部分をメスで、はがしながら徐々に肺を取り出すことになる。
7. 取り出した両側の肺の重量を計る。
   日本人成人の肺重量は、右肺が約650g、左肺が約550gである(岐阜大学解剖実習体の平均)。

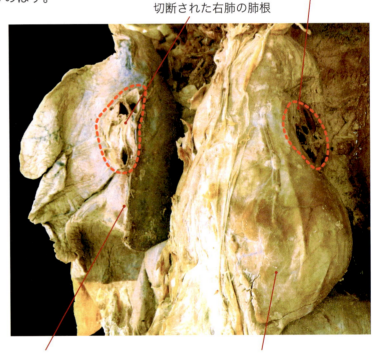

左肺根と縦隔との接続部(切断)
切断された右肺の肺根
肺間膜
縦隔側面を被う壁側胸膜

観察　肺の表面を観る

1. 肺の形は円錐型で、上方がとがり(**肺尖**)、下方は広がって底面(**肺底**)をつくっている。
2. 肺の外表面は、肋骨に面する肋骨面、縦隔と胸椎に面する内側面および横隔膜に面する横隔面の3面が区別できる。
3. 何らかの原因で萎縮している肺を除いて、正常な肺の肋骨面は膨隆していて、肋骨の圧痕が見られる。
4. 内側面は全体として陥凹しているが、さらに縦隔に存在する心臓と大血管(大動脈、上・下大静脈)の圧痕が明瞭に認められる。
5. 左肺の前内側面は心臓の圧痕である**心切痕**となり、この部分がないために左肺の体積と重量は右肺よりも少ない。
6. 膨隆する横隔膜に接する底面は陥凹している。
7. 右肺には2本の深い裂け目(**斜裂、水平裂**)がある。
   これによって右肺は**上葉、中葉、下葉**の3葉に分かれている。
8. 左肺には1本の深い裂け目(**斜裂**)があり、これによって左肺は**上葉**と**下葉**の2葉に分かれている。
9. 斜裂、水平裂には、肺胸膜が肺表面を被ったまま入り込んでいる。

10 肺の表面の一部で肺胸膜をピンセットでつまんで、はがしてみよう。
肺胸膜がごく薄い透明な膜であることがわかる。

11 肺表面には径が数ミリほどの多数の区画が見える。
この区画の1つ1つが**肺小葉**であり、区画を縁どる黒い線は炭粉が沈着した小葉間結合組織である。

12 肺の内側面で**肺門**を観察する。ここで肺根を構成する**主気管支**、**肺動脈**、**肺静脈**、**気管支動脈**、**気管支肺リンパ節**を同定しよう。

13 **主気管支**は壁に軟骨があることで容易にわかる。

14 切る位置と方向にもよるが、通常、**肺動脈**の断面は1本、**肺静脈**の断面は2本ある。
肺動脈は肺静脈よりも上方にあり、肺動脈の壁は肺静脈よりも厚い。

15 主気管支に沿って、2～4本の**気管支動脈**が走る。

16 主気管支と大血管の間に、米粒大の黒っぽい**気管支肺リンパ節**(臨床では**肺門リンパ節**と呼ぶ)が見つかるだろう。

17 肺門を取り囲む胸膜は肺門下方にのびて**肺間膜**をつくっている。
この部分で、縦隔を被う壁側胸膜と肺表面を被う肺胸膜が移行する。

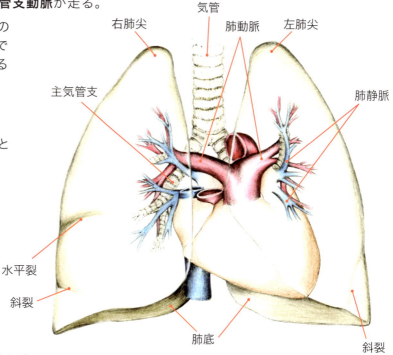

作業　肺の内部の解剖

肺の内部を解剖し、気管支の走行と分枝を追いかける。
血管の走行と分枝にも興味があれば、2つある肺の解剖のターゲットを気管支と血管に分けてもよい。

1 肺門で結合組織とリンパ節を取り去り、主気管支、肺動脈、肺静脈を分離する。

2 右主気管支が3本の葉気管支、左主気管支が2本の葉気管支に分枝するのを確認する。つまり、**葉気管支**は各葉に1本ずつ分布する。

3 各葉気管支はさらに何本かの**区域気管支**に分枝している。区域気管支は各区域に1本ずつ分布する。右肺は10区域、左肺は8～10区域で構成される。

4 肺門から解剖していく方法では、葉気管支から区域気管支が分枝するところまでしかわからない。あとは肺表面からも入り込んで、ピンセットで結合組織を少しずつ崩していくことで、肺内気管支樹の全貌が現れてくる。

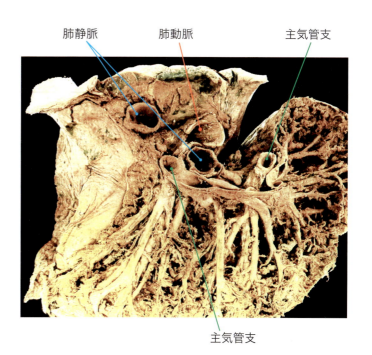

§46

§47 頸部から上縦隔へ

前胸郭が外れたことによって、頸部から上縦隔の解剖と観察が容易になった。
頸部から上縦隔に存在する以下の臓器、血管、神経の剖出と観察を進めよう。

観察　甲状腺

1. 起始から切り離された胸骨舌骨筋と胸骨甲状筋を上方にめくり上げる。
2. **甲状腺**は喉頭の下で気管の前面に張りついている。
3. 甲状腺の形状は**左葉**と**右葉**が、細い**峡**でつながっていて、全体として"羽を広げた蝶"に似ている。
4. 外頸動脈の枝である**上甲状腺動脈**が上方から左右の葉の上端に入り込む。
5. 鎖骨下動脈の枝である**下甲状腺動脈**が下方から左右の葉の下端に入り込む。
6. 甲状腺の切り離しと解剖は、後に頭頸部の解剖で行う。

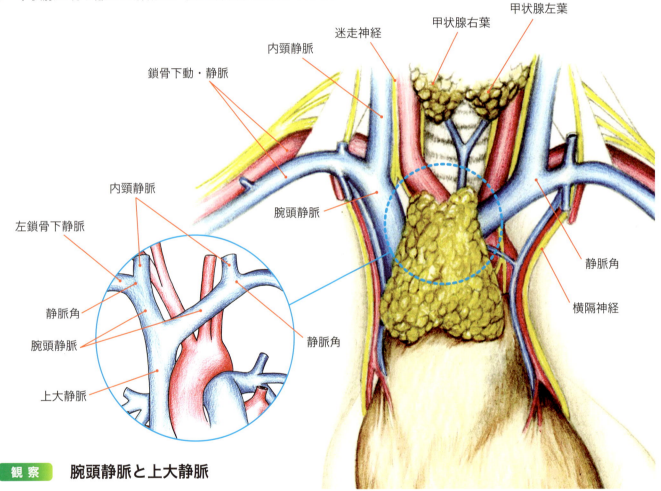

観察　腕頭静脈と上大静脈

1. 左右の**鎖骨下静脈**と頸部から下行してくる**内頸静脈**が合流して**腕頭静脈**となる。
   この合流点を**静脈角**と呼ぶ。
2. 左右の腕頭静脈が上縦隔で合流して**上大静脈**（無対）となり、下方（右心房）に向かう。

> **注意 1**　鎖骨下静脈、内頸静脈、腕頭静脈および上大静脈は、いずれも径が 数 mm 〜 10 mm もある太い静脈であるが、遺体では血液が流れていないために膜のように見える。
> "結合組織"と誤認してメスやピンセットで破ってしまわないように注意しよう。

> **注意 2**　静脈角の裏には胸管が、上大静脈の裏には奇静脈が合流するが、これらの探索は現時点では困難である。縦隔の解剖の際に行う。

観察　鎖骨下動脈とその枝

§12で **鎖骨下動脈**の前面もしくは上面から分枝する甲状頸動脈と頸横動脈を剖出した。前胸壁を外したことにより鎖骨下動脈の走行を観察しやすくなったので、鎖骨下動脈のその他の枝を剖出、同定しよう。

1. **内胸動脈**は鎖骨下動脈の下方に分枝し、前胸壁に分布する。
   内胸動脈は§43で前胸壁を外す際に既に切断した。
2. **椎骨動脈**は鎖骨下動脈から内胸動脈が分枝するあたりで、鎖骨下動脈から上後方に向かって分枝する。
   椎骨動脈は第6頸椎の横突孔を通って頸椎側面を上行する。
3. **肋頸動脈**は鎖骨下動脈から後方に分枝し、すぐに深頸動脈と最上肋間動脈に2分する。

観察　横隔神経

1. §5で、**横隔神経**が頸神経叢から出て、前斜角筋の前面を斜めに下行することを確認した。
2. 胸腔に入ると横隔神経は縦隔を下行する。
3. 壁側胸膜を線維性心膜からはがすと、横隔神経が両者の間を走るのが見える。
4. 横隔神経は肺根の前を通って下行し、横隔膜に分布する。

観察　迷走神経

1. **迷走神経**は、頸部では内頸静脈と総頸動脈の間を下行する。
2. 右迷走神経は胸腔に入ると、右鎖骨下動脈の前を通って下行するとともに、後方に**右反回神経**を出す。
   右反回神経は右鎖骨下動脈の下から後方に向かい、次いで反転して右鎖骨下動脈の後方を上行する。
3. 左迷走神経は胸腔に入ると、大動脈弓の前を通って下行するとともに、後方に**左反回神経**を出す。
   左反回神経は大動脈弓の下から後方に向かい、次いで反転して大動脈弓の後方を上行する。
4. 左右の反回神経は気管の後方を上行し、喉頭に向かう。

観察　交感神経幹

1. **交感神経幹**は頸部では総頸動脈の深層で頸長筋の前を下行する。
2. 交感神経幹は頸の下部で**中頸神経節**を、胸郭上口で**頸胸神経節(星状神経節)**をつくる。
3. 中頸神経節と頸胸神経節(星状神経節)から、それぞれ中心臓神経と下心臓神経が出て心臓に向かうが、同定は容易ではない。

§48 心膜の切開(心膜腔の開放)

左右の肺にはさまれた領域を縦隔と呼ぶ。縦隔には多くの臓器、血管、神経などが詰まっている。
縦隔の中部から下部にかけて、**心膜**に包まれた**心臓**があり、心臓に出入りする大血管が上縦隔を占める。

観察　心臓に出入りする大血管

1. 腕頭静脈は内頸静脈と鎖骨下静脈が合流してできる。
   左右の腕頭静脈の長さと走向は対称ではなく、右腕頭静脈の方が短くて、鉛直方向に近い。
2. 左右の腕頭静脈が合流して**上大静脈**となる。上大静脈は下行して心臓(右心房)に流入する。
   上大静脈の長さは数 cm 程度である。
3. 上大静脈の左側に**上行大動脈**が接する。
   上行大動脈は心臓(左心室)から出てすぐに左後方にカーブして**大動脈弓**となる。
4. 大動脈弓の上面から 3 本の太い枝が出る。右から、**腕頭動脈**、**左総頸動脈**および**左鎖骨下動脈**である。
   腕頭動脈はすぐに 2 分し、**右総頸動脈**と**右鎖骨下動脈**となる。
5. 大動脈弓の左側に接して、心臓(右心室)から**肺動脈幹**が出る。
   肺動脈幹は大動脈の下で**左肺動脈**と**右肺動脈**に分かれる。
6. 大動脈弓の前を左迷走神経が下行すること、左迷走神経から反回神経が分枝して大動脈弓の下から
   後面に反転して上行することを再度確認しよう。
7. 左反回神経の右側に**動脈管索**が見つかる。
   動脈管索は大動脈弓と左肺動脈をつなぐ索状構造で、胎生期の**動脈管(ボタロ管)**の名残りである。

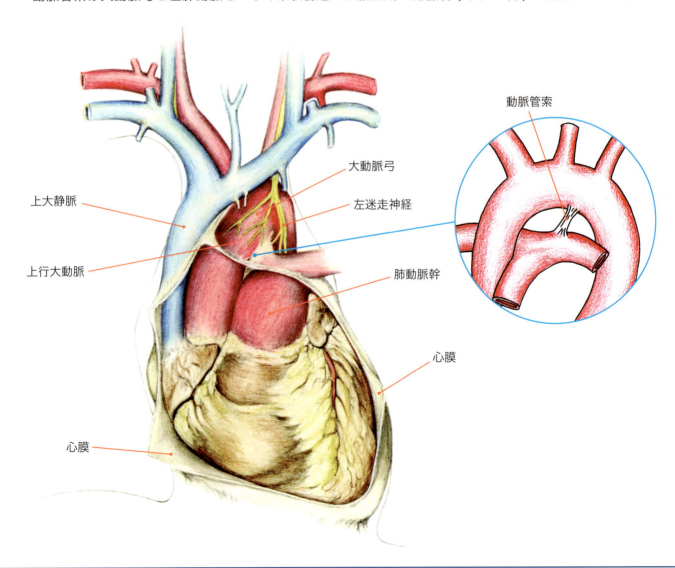

作業　心膜の切開 (心膜腔の開放)

心膜が心臓を包む袋であることを意識しながら、心膜を切開して**心膜腔**を開放しよう。

1. 大動脈起始部で心膜にはさみを入れ、心尖に向かって真っすぐに心膜を切る。
2. これと直交する左右方向にはさみを入れて、心膜を十字に切開する。
   これによって心膜腔が開放される。

注意1　大動脈起始部で心膜にはさみを入れる際、その下に心膜腔があるかないかは見ただけでは
わからない。指で心膜を軽く押すと、その下に心膜があるかどうかが感触でわかる。

注意2　はさみを使用する時は、下の構造 (心臓壁) を傷つけないように、
先端が丸くなった方を心膜腔に差し入れよう。

観察　心膜腔

1. 心膜を切る際に、心膜が割としっかりした膜であることを感じたであろう。
   切開した心膜の断面および心膜の内外面を観察しよう。
2. 心膜が、外層の**線維性心膜** (厚手の膜) と内層の**漿膜性心膜** (光沢のある薄い透明な膜) の**壁側板**
   からなることがわかる。
3. 漿膜性心膜は心臓に出入りする大血管のところで折れ返って、漿膜性心膜の**臓側板** (**心外膜**：心臓壁の
   最外層) に移行している。
4. 心膜腔の内面は漿膜性心膜というヌルヌルした薄い膜ですべて被われていることになる。
5. 心臓が収縮弛緩する際、漿膜性心膜の壁側板と臓側板が常時、滑りあっていることを想像しよう。
   心膜腔には少量の漿液があって、壁側板と臓側板の滑りあいを円滑にしている。
6. 線維性心膜は折れ返ることがなく、大血管基部でそれぞれの血管の外膜に移行する。
   したがって、心臓と心臓に出入りする大血管の移行部は心膜の上からは、はっきりわからない。
7. 心膜腔に指を入れて、心臓の後面も隈なく探索し、漿膜性心膜の折れ返り部分のつながりを把握
   しよう。漿膜性心膜の折れ返りは大動脈と肺動脈を共通に囲んでいることがわかる。
   また、わかりにくいかもしれないが、心臓の後面では上大静脈、下大静脈および4本の肺静脈基部
   を漿膜性心膜の折れ返りが下方に開いたC字状になっていることがわかる。
8. 7で確認したことから、心臓の前面で2本の動脈を共通に包む漿膜性心膜と
   心臓後面の静脈群を共通に包む漿膜性心膜の間に心膜腔の通路が、
   できることがわかる。これを**心膜横洞**と呼ぶ。
9. 大動脈と肺動脈の後方に指を横から差し込んで、
   心膜横洞の存在を確認しよう。

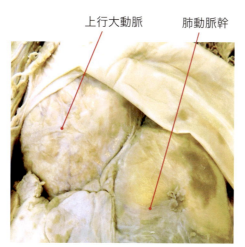

上行大動脈　　肺動脈幹

切開された心膜

漿膜性心膜の壁側板が被う
漿膜性心膜の臓側板 (心外膜) が被う

§49 心臓の取り出し

観察　心臓を観る

1. 心膜腔内にある状態で、心臓を観察する。心臓は大血管が出入りする上方が幅広く、左下方に向かって細くなる。心臓の上縁を**心底**、左下方の心臓の最下端を**心尖**と呼ぶ。

2. 心尖の胸壁上での位置(第5肋間、鎖骨中線上)は臨床上重要である。なぜなら、心臓の拍動は心尖で最も大きいので、胸壁上で一番強く心臓の拍動を触れる場所となるからである(**心尖拍動**)。

3. 心臓の4つの部屋の位置を、心臓の前面で大まかに確認しよう。心臓壁を指で押したり心臓全体をつかむことで、心臓内部の腔の存在を確認できる。

4. **右心室**は心臓の前面の広い部分を占める。

5. **左心室**は心臓の左縁近辺に相当する。

6. 右心室と左心室の境界に沿って、浅い溝(**前室間溝**)があり、これは心尖まで続く。前室間溝には動脈(左冠状動脈前室間枝)と静脈が走っている。

7. **右心房**の一部(**右心耳**)が心臓の右上部に見える。色はやや異なる。

8. **左心房**の一部(**左心耳**)が心臓の左上部に見える。色はやや異なる。

9. 心軸は心底の中央から心尖に向かって斜めに(右上から左下へ)走るが、構造として見えるわけではない。

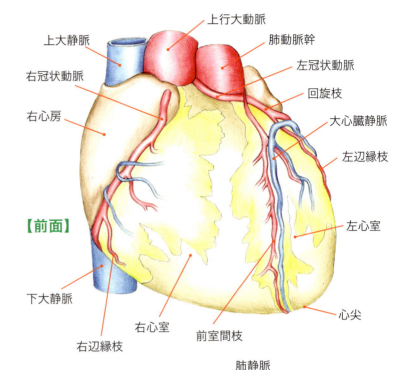

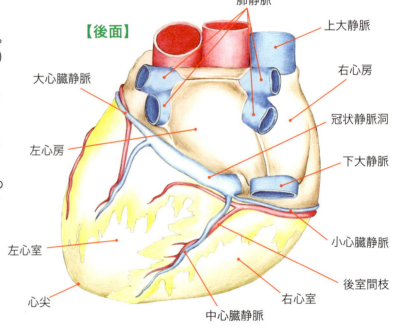

作業　心臓の取り出し

心膜腔から心臓を取り出すには、心臓に出入りする大血管と心臓とのつながりを切ればよい。

1. 次の大血管を、できるだけ心臓に近い部分(心膜の折れ返りの部分が目安)で切る。

    肺動脈幹：左右肺動脈分枝部の直下で切る。
    上行大動脈：大動脈洞(わかりにくい)の上部で切る。
    上大静脈：右心房に流入する直前で切る。
    下大静脈：右心房に流入する直前で切る。
    肺静脈：心臓を持ち上げて心臓の後面を前に向けながら、左右各2本の肺静脈が左心房に注ぐ直前で切る。

2. 心臓を取り出す。

3. 心底で心膜のつながりを追い、動脈群と静脈群を分ける心膜横洞を確認する。

4. 心臓の内腔に凝血塊が詰まっているであろうから、大血管の断面からかき出せる範囲でかき出す。

5. 心臓の重さを計る。日本人成人の心臓重量は約350gである(岐阜大学解剖実習体の平均)。

§50 心臓壁の血管

観察　心臓の外表面を観る

1. 心臓壁の最外層は**心外膜**、つまり漿膜性心膜の臓側板である。
2. 心外膜をピンセットで軽くつまんで、これが薄い透明な膜(漿膜)であることを確認する。
3. 心外膜の下に黄色く見える脂肪が沈着している。
4. 心臓壁の血管は心外膜の下、つまり**心筋層**の上を走り、脂肪によって見え隠れする。
5. 心臓の前面には**前室間溝**が、心臓の後面には**後室間溝**が縦に走っている。
   前室間溝と後室間溝は、右心室と左心室の境界にほぼ一致する。

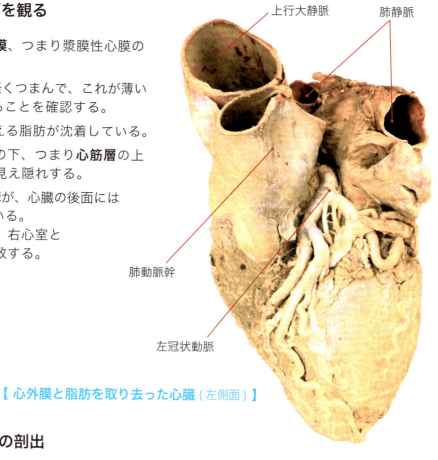

【 心外膜と脂肪を取り去った心臓(左側面) 】

作業　心臓壁の血管の剖出

心外膜をはがし、脂肪を取り去って、心臓壁の血管(冠状動脈、冠状静脈)を剖出しよう。

1. まず浅層を走る静脈を剖出する。
   心臓の後面で**冠状溝**を右に向かって横走する太い静脈が**冠状静脈洞**である。
2. 冠状静脈洞は下大静脈の右心房への流入部の手前で内部(右心房)にもぐり込む。
3. 冠状静脈洞を左方にたどると、やや細くなりながら**大心臓静脈**に移行する。
4. 心臓の前面で大心臓静脈が前室間溝を上行し、方向を左に変えて冠状溝に沿って心臓の後面にまわり込んでいくことを確認する。
5. **中心臓静脈**は、心臓後面の後室間溝を上行し、冠状静脈洞の基部に合流する。
6. **小心臓静脈**は心臓後面で右心房と右心室の間を走り、冠状静脈洞の基部に合流する。
7. 次に動脈の剖出に移ろう。心臓壁に分布する動脈は2本あり(**右冠状動脈**、**左冠状動脈**)いずれも上行大動脈基部の大動脈洞から出る。
8. 肺動脈幹と上行大動脈の間をこじ開けて、上行大動脈基部から分枝する**右冠状動脈**と**左冠状動脈**を見つけよう。
9. 切断した上行大動脈の内腔をのぞいて大動脈弁のやや上の右および左大動脈洞に、それぞれ右冠状動脈と左冠状動脈の開口を確認しよう。
10. 右冠状動脈は右心房と右心室の間を通って右下方に走り、心臓の後面にまわり込む。
    次いで、**後室間枝**となって後室間溝を下行する。
11. 右冠状動脈は心臓の右縁で**右辺縁枝**を分枝し、これは右心室に分布する。
12. 上行大動脈基部から左方に分枝する左冠状動脈は、すぐに2本に分かれる。
    前室間溝を下行するのが**前室間枝**で、左心耳の下を通って心臓後面にまわり込むのが**回旋枝**である。
13. 回旋枝は**左辺縁枝**を出した後、心臓後面にまわり込んで左心室後壁を下行する。

§51 心房・心室・弁・中隔

作業 心臓壁を切り開く

血液の流れ (図の破線) に沿って、はさみまたはメスで心臓壁を切り開く。

1. 下大静脈開口部から右心耳先端に向かって、右心房の前壁を切開する。
2. 右心室の前壁を縦方向に切る。
3. 右心室から肺動脈口をへて肺動脈幹の前壁を切る。
4. 心臓の後面を前に向け、左心房から下方に左心室尖端近くまで心臓後壁を切開する。
5. 左心室から大動脈口をへて上行大動脈の後壁を切開する。

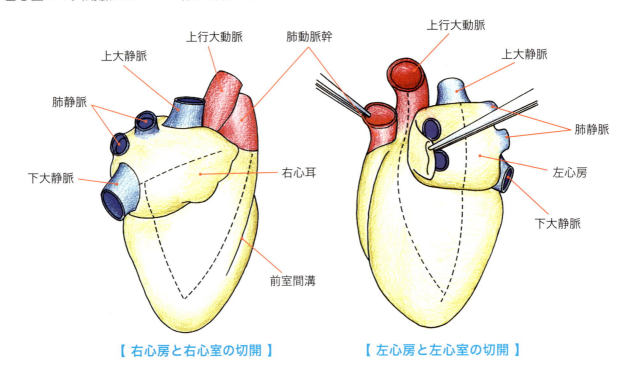

【 右心房と右心室の切開 】　　　【 左心房と左心室の切開 】

観察 心臓の各部屋を観る

1. **右心房**に開口する**上大静脈**、**下大静脈**および**冠状静脈洞**を観察する。
2. 下大静脈と冠状静脈洞には右心房の下方から静脈血が流入するため、逆流を防ぐ必要がある。そのため、下大静脈と冠状静脈洞の右心房開口部の周囲には、ヒダのように見える一種の"弁"が認められることがある。
3. **卵円窩**は**心房中隔**の一部が、ややくぼんだ部分である。胎生期の**卵円孔**の痕跡である。
4. 右心房と**右心室**の間の右房室口には**右房室弁** (三尖弁) がある。3 枚の尖弁が多数の**腱索**によって、右心室壁から突出する**乳頭筋**につなぎとめられている様子をよく観察しよう。
5. 乳頭筋以外にも右心室内壁全体にヒダ構造が多く見られ、**肉柱**と呼ばれる。
6. 右心室から肺動脈口に向かう部分は円錐状に径が減少していくので、**動脈円錐**と呼ばれる。
7. 肺動脈口には 3 枚の半月弁 (ポケット弁) からなる**肺動脈弁**がある。
8. 左心房を観察する。左右各 2 本の肺静脈が左心房の後壁に開口する。
9. 左心房と左心室の間の左房室口には、2 枚の尖弁からなる**左房室弁** (二尖弁) がある。二尖弁も腱索によって左心室壁から突出した乳頭筋につなぎとめられている。
10. 左心室壁にも肉柱が発達している。
11. 左心室と右心室の壁の厚みを比べよう。左心室壁の方が圧倒的に厚い (約 3 倍) ことがわかるだろう。

12 大動脈口には3枚の半月弁からなる**大動脈弁**がある。
13 ポケット状の3枚の大動脈弁に囲まれる上行大動脈起始部が、外に向かってやや膨隆しているのがわかるだろうか。この膨隆は、心臓の拡張期に大動脈から左心室に逆流しようとする血流によって顕著となる。この膨隆部分を**大動脈洞**と呼ぶ。
14 大動脈洞は3つあるが、右大動脈洞からは右冠状動脈が、左大動脈洞からは左冠状動脈が分枝することを再度確認しよう。

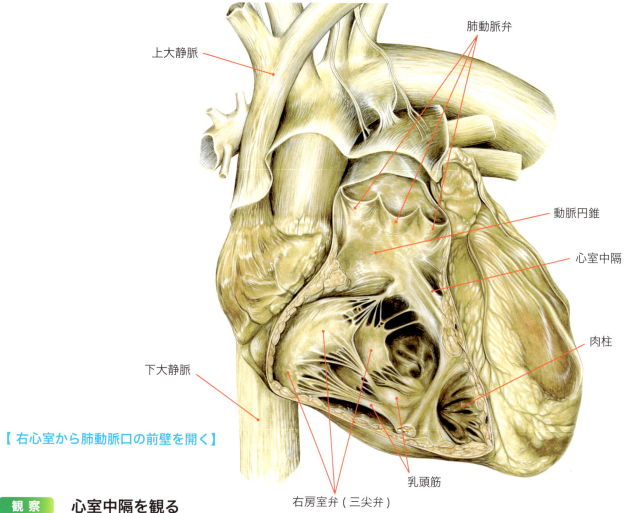

【 右心室から肺動脈口の前壁を開く 】

観察　心室中隔を観る

1 左右の心室間を仕切る**心室中隔**の上部を注意深く観察しよう。
2 心室中隔が卵円形に薄くなっていて、この薄くなった中隔の中ほどに三尖弁が付着していることを確認する。
3 三尖弁付着部より上方の中隔は**房室中隔**（右心房と左心室の間の仕切り）であり、三尖弁付着部より下方の薄い中隔部分は**心室中隔膜性部**である。
房室中隔と心室中隔膜性部には筋層がないので薄くなっている。この特殊な中隔部分は、心臓の発生における心房中隔と心室中隔の形成部位のズレによって生じる。

作業　刺激伝導系の剖出

1 右心房の房室中隔の後縁の心内膜をピンセットで、ていねいにはがすと、**刺激伝導系**に属する**房室結節（田原結節）**を剖出できるかもしれない。
2 房室結節が見つかれば、その下方に続く**房室束（ヒス束）**も剖出可能である。

§52 縦隔深部

心膜を除去して縦隔の深部にある臓器、血管、神経の剖出、観察を進めよう。

作業　心膜の除去

1. 上大静脈を心膜から切り離す。
2. 左右の肺動・静脈と心膜を気管支の前面からはがす。これで気管と気管支がよく見えるようになる。

観察　気管と気管支

1. **気管**は正中線上を下行し、**上行大動脈**の後ろで左右の**主気管支**に分かれる(**気管分枝部**)。
2. 左右の主気管支の分枝は対称ではなく、右主気管支の方が太くて短く、鉛直に近い。
3. 上行大動脈は**大動脈弓**となって左後方にまわり込むが、左主気管支をはさむように走る。
4. 気管分枝部の周辺にはリンパ節が集中している(**気管気管支リンパ節**)。
5. 気管の後ろには**食道**が密着している。

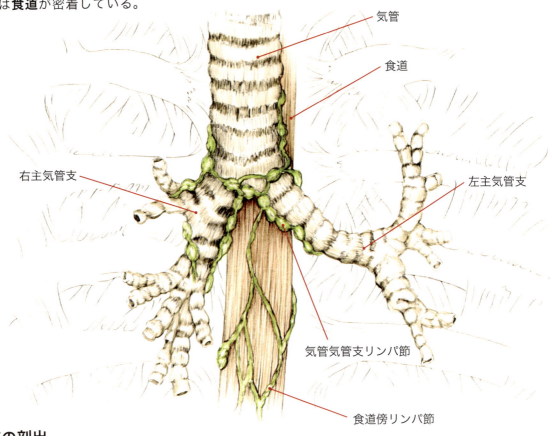

作業　食道の剖出

1. 大きく遊離した心膜がまだ縦隔後壁と横隔膜にしっかり結合している。
2. 心膜を注意深く後壁からはがし、心膜と横隔膜との癒着部をメスで切り離す。
3. 気管を持ち上げるようにして、その深層にある食道との間の結合組織を除去する。
4. 気管と食道をできるだけ分離する。咽頭と食道の移行部の前には喉頭がある。
   喉頭と食道はまだ分離しなくてよい。

注意!!　食道周囲の結合組織を除去する際に、食道にへばりつくように走る左右の迷走神経(幹)を切ってしまわないように注意しよう。

> **観察** 食道を観る

1 **食道**の全長を見渡し、周囲の他の臓器との位置関係を確認する。
2 頸部食道は気管の左後方を下行し、縦隔中部では気管分枝部で分かれた左主気管支が、食道の前方に接して走る。
3 大動脈との関係を見ると**下行大動脈**の起始部では食道は大動脈の右側に接するが、しだいに食道の後方に位置を変え、横隔膜を貫くところ(**大動脈裂孔**)は、食道裂孔のほぼ真後ろに位置する。
4 食道には3か所の生理的狭窄部(咽頭食道移行部、気管分枝部、横隔膜貫通部)があるとされているが、実際にせまくなっているかどうかを確かめよう。

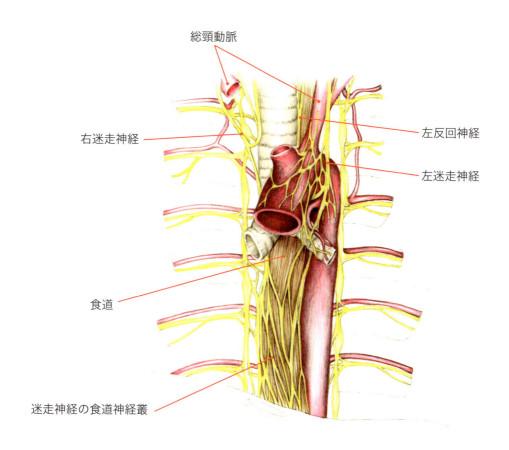

> **観察** 迷走神経の走行

右**迷走神経**の走行は以下の通りである。

1 右総頸動脈に沿って下行 ⇒ 右鎖骨下動脈前面 ⇒ 気管の右横 ⇒ 右腕頭静脈、上大静脈の後方 ⇒ 右肺根の後方 ⇒ 食道後面で**食道神経叢**形成 ⇒ 右迷走神経本幹が食道裂孔を通過。
2 右鎖骨下動脈前面を通過したところで右**反回神経**が後方に分枝し、反転して右鎖骨下動脈後面 ⇒ 気管の右側面を上行する。

左**迷走神経**の走行は以下の通りである。

3 左総頸動脈に沿って下行 ⇒ 左総頸動脈と左鎖骨下動脈の間を下行 ⇒ 大動脈弓の前面を下行 ⇒ 左気管支の後方 ⇒ 食道前面で**食道神経叢**形成 ⇒ 左迷走神経本幹が食道裂孔を通過。
4 大動脈弓を通過したところで左**反回神経**が後方に分枝し、反転して左鎖骨下動脈後面 ⇒ 気管の左側面を上行する。

観察　胸大動脈とその枝

1. 大動脈弓は左鎖骨下動脈を上方に分枝した後、第4〜5胸椎体の高さで**胸大動脈**（下行大動脈の胸腔部分）となる。
2. **気管支動脈**は胸大動脈から分枝して左右主気管支に沿って走り、肺門に向かう。
   右気管支動脈は右第3肋間動脈から分枝することが多い。
3. **食道動脈**は胸大動脈の異なる高さから数本が分枝して、食道に分布する。
4. **肋間動脈**（9対）は胸大動脈の後面から出て、第3〜11肋間の壁側胸膜の下層を走る。

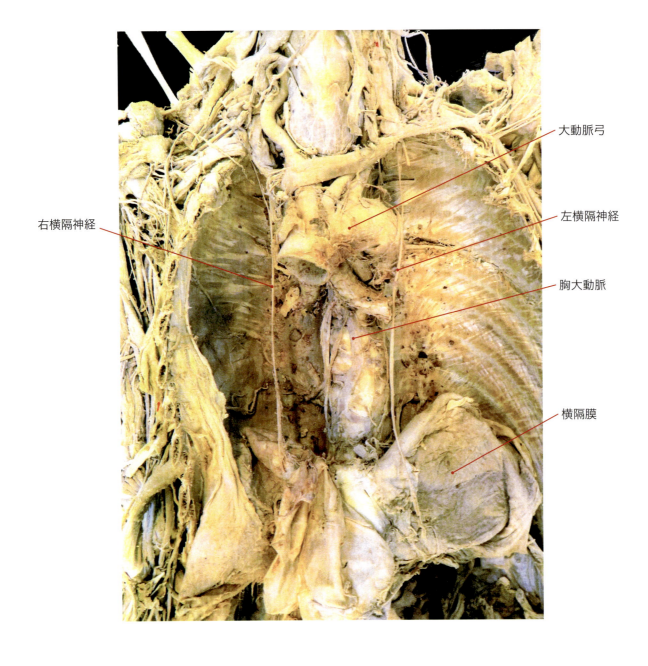

観察　奇静脈を観る

1. 食道を持ち上げて、脊柱の前面にへばりつくように縦走する**奇静脈**を観察する。
2. 何本かの右**肋間静脈**が奇静脈に流入する。
3. 奇静脈を上方にたどり、上大静脈に合流することを確かめる。

観察　胸管を観る

1. **胸管**は脊柱の前面で、奇静脈と胸大動脈の間を上行する。
2. 胸管は弁の存在によって、暗赤色から褐色のじゅず状に見えることが多い。
3. 胸管は徐々に左にシフトして左鎖骨下動脈の内側を上行する。
4. 左腕頭静脈の後方を通過すると左下方に曲がって、後方から左**静脈角**に合流する。
5. 胸管を下方にたどり、横隔膜に達するまで追う。

観察　交感神経幹を観る

1. **交感神経幹**は脊柱の左右両側 2〜3 cm のところを縦走する、細いひも状の構造である。
2. 頸部で剖出した交感神経幹に続けて後胸壁でも剖出し、横隔膜を貫くところまで確認しよう。
3. 後胸壁を走る交感神経幹では、各肋骨に対応してややふくらんだ**胸神経節**が見られる。
4. 胸郭上口にある第 1 胸神経節は頸部神経節と合体して、**頸胸神経節**(星状神経節)をつくる。
5. 各胸神経節から細い交通枝が出て、同レベルの高さの肋間神経に合流する。
6. 第 5〜10 胸神経節からそれぞれ枝が出て、それらが内側下方に進みながら合流して**大内臓神経**となる。
7. 第 9〜11 胸神経節から出た枝が内側下方に進みながら合流して**小内臓神経**となる。
   小内臓神経は大内臓神経の下方を走る。
8. 大内臓神経と小内臓神経はともに横隔膜を貫いて**腹腔神経叢**に入る。

観察　横隔膜を観る

胸大動脈(胸管も一緒に貫く)と食道(迷走神経も一緒に貫く)が貫通したままで、横隔膜上面を観察する。

1. **横隔膜**は、上方に膨隆したドーム状の骨格筋である。
2. 心膜(線維膜)の底が**腱中心**(腱膜)にまだ癒着していれば、すべてはがし取る。
3. ドームの一番高い中心部には白っぽく見える腱中心があり、これに向かって周囲から筋線維束が集まってくる。
4. 横隔膜の上面は壁側胸膜が被っている。
5. 縦隔を下行してきた左右の**横隔神経**が、横隔膜上面に分布する状態をよく観察しよう。
6. 横隔膜の上面に分布する動脈は以下の 3 本があるが、いずれも細くてわかりにくい。
   - 心膜横隔動脈
   - 筋横隔動脈
   - 上横隔動脈

第 6 章　腹腔内臓

§53　腹部内臓全体の観察

腹腔内に収まっている多くの内臓を、そのままの位置で観察する。

観察　肝臓と胆嚢

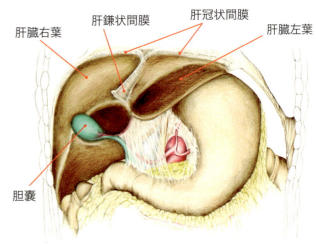

1. 腹腔の右上に**肝臓**が見える。肝臓の体表での位置を確認するために、取り外した胸郭を元の位置にあてがってみよう。
2. 正常の肝臓は胸郭内に収まっている。吸気時の肺の拡張による肝臓の下方移動によって、肝臓下縁がわずかに（一横指以内）胸郭の下方に触れることがある。
3. 肝臓の上面と横隔膜の間に手を差し込んでみよう。ドーム型の肝臓上面が横隔膜に密着していることがわかる。肝臓上面の後方で横隔膜と癒着している部分（**無漿膜野**）にも気づくだろう。
4. **肝鎌状間膜**が肝臓の**右葉**と**左葉**を分けていること、および肝鎌状間膜が肝臓上面で**肝冠状間膜**に移行することを確認する。
5. 肝臓の下面には**胆嚢**がある。胆汁に含まれるビリルビンがホルマリンの作用で酸化して緑色を呈するため、胆嚢および胆嚢周囲の組織は緑色に見える。

観察　胃と脾臓と大網

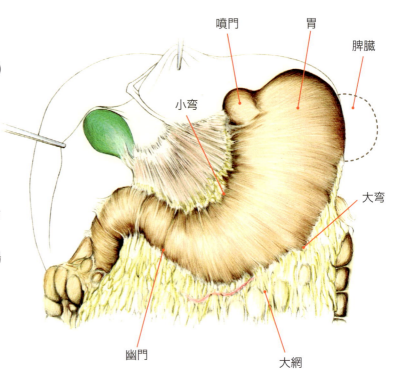

1. 肝臓の左葉を持ち上げて、肝臓の左に位置する**胃**を探そう。
2. 胃の各部分（**噴門**、**幽門**、**大弯**、**小弯**）をおおまかに捉える。
3. 胃の左後方の横隔膜の下を手で探り、**脾臓**を見つけよう。
4. 胃の大弯から**大網**がつながっている。大網は胃より下方にある腸の前面をカーテンのように被っている。
5. 大網は2枚の薄い腹膜とその間の脂肪と血管で構成されている。
6. 大網は下端で反転して上行し、横行結腸につく。

> **注意!!**　胃が見つからない場合、次の可能性がある。
> ・生前、長期間にわたって経口食をとっていなかったために胃が萎縮して袋状に見えない。
> ・結腸が異様に拡張して胃と見間違える。
> ・食道裂孔ヘルニアのために、胃の大部分が胸腔に入り込んでいる。
> ・生前、胃の全摘手術を受けたために胃がない。

> **観察** 小腸と大腸

1. **小腸**は**十二指腸**、**空腸**、**回腸**と続くが、**腸間膜**によって後腹壁からぶら下がっているように見えるのは空腸と回腸である。空腸と回腸の境界は明らかでない。後腹膜臓器である十二指腸はここでは観察できない。
2. 空腸から回腸を順にたどっていき、右下腹部で**盲腸**に移行する部分(**回盲部**)を確認する。
小腸と結腸では外観が異なることに気づくだろう。
3. 盲腸の下端に**虫垂**がある。
虫垂は盲腸の下に垂れ下がっているとは限らず、盲腸の外壁にへばりついていることもある。
4. 盲腸から上に**上行結腸**が続き、**右結腸曲**で大きく曲がって**横行結腸**に移行する。
横行結腸は必ずしも"横行"するとは限らず、著しく下垂していることがある。
5. 横行結腸は**左結腸曲**で下に曲がって**下行結腸**となり、さらに**S状結腸**に続く。
6. **膀胱**、(女性遺体の)**子宮**、**直腸**は骨盤腔内にある。
これらの臓器は腹膜の下にあるので、この段階では存在がよくわからない。

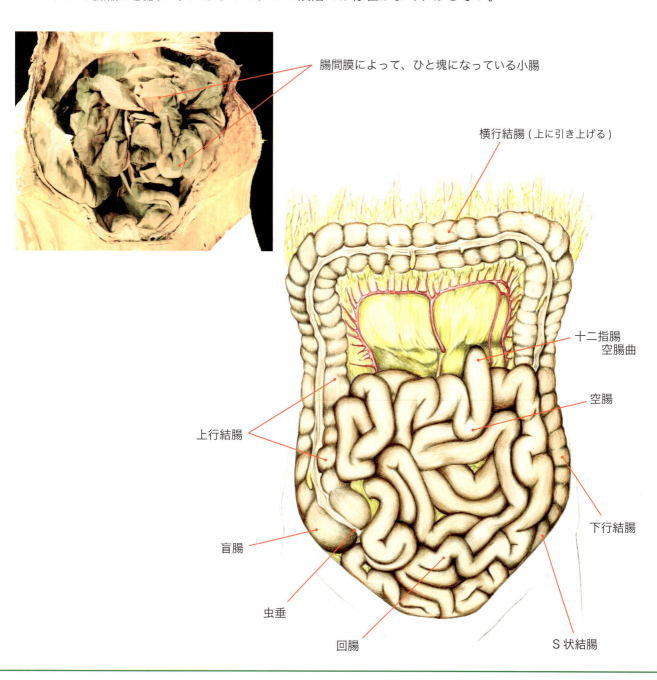

§54　腹腔臓器の間膜

間膜とは２枚の**腹膜**があわさった膜で以下の２種類がある。
・腹腔内の臓器と臓器をつなぐ間膜
・腹壁と腹腔内の臓器をつなぐ間膜

間膜内（２枚の腹膜の間）には血管、リンパ管、神経を含む疎性結合組織が存在する。
臓器に分布する血管、リンパ管、神経は必ず間膜内を通ってその臓器に到達する。
人によっては間膜内に大量の脂肪が沈着し(内臓脂肪)間膜が 数cm もの厚さになっていることがある。

観察　胃につながる間膜

1　肝臓と胃、十二指腸をつなぐ間膜を**小網**と呼ぶ。
　　肝臓を持ち上げて小網を観察しよう。小網は次の２つの部分からなる。
　　　　肝胃間膜：肝臓下面と胃の小弯の間に張る。
　　　　肝十二指腸間膜：肝臓下面と十二指腸の間に張る。
　　肝十二指腸間膜の中を**総胆管、固有肝動脈**および**門脈**が通る。
2　横隔膜と胃(胃底部の大弯)をつなぐ間膜を**横隔胃間膜**と呼ぶ。
3　**胃脾間膜**は、胃の大弯と脾臓をつなぐ。
4　**大網**は胃の大弯から下垂する広い間膜であり、下端で折れ返って横行結腸に達する。

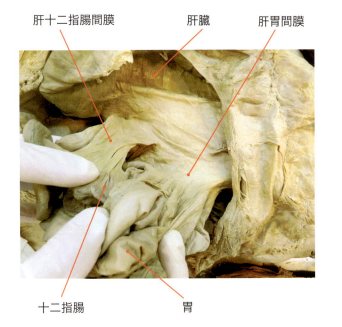
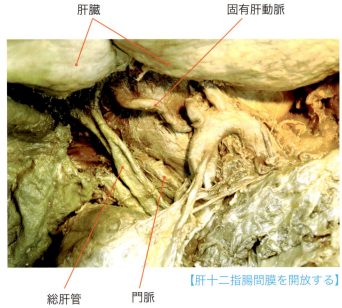

観察　肝臓につながる間膜

1　肝臓の前面を被う**臓側腹膜**は、左葉と右葉の境界線から**肝鎌状間膜**となって前方にのび、前腹壁内面の**壁側腹膜**に移行する。
2　肝鎌状間膜の下縁は肥厚して**肝円索**となる。
　　胎生期には肝円索の中を**臍静脈**が走っていたが、生後は血流が途絶えて**臍静脈索**となって残る。
3　肝鎌状間膜は肝臓上面で左右に分かれて**肝冠状間膜**となる。肝冠状間膜は肝臓と横隔膜の間をつなぐ。
4　肝冠状間膜の左右の端は左および右の**三角間膜**となっている。
　　肝冠状間膜と左右三角間膜は横隔膜下面の壁側腹膜が肝臓上面の臓側腹膜に移行する部分である。

> **観察** 小腸と大腸に結合する間膜

1. 空腸と回腸を束ねている**腸間膜**は後腹壁に向かって集束し、長さ15 cmほどの**腸間膜根**として後腹壁の左上部から右下部に付着する。
   腸間膜根は空腸、回腸を被う臓側腹膜が後腹壁の壁側腹膜に移行する部分である。
2. 腸間膜根の上端が十二指腸から空腸への移行部(**十二指腸空腸曲**)である。
   この移行部は、**トライツ靭帯**によって後腹壁にしっかり吊り上げられ、固定されている。
3. **横行結腸間膜**は横行結腸を後腹壁につなぎとめる。
   横行結腸は前面には大網が、後面には横行結腸間膜が結合することになる。
4. **S状結腸間膜**によってS状結腸は後腹壁からぶら下がっている。
5. 上行結腸と下行結腸には間膜がない。
   つまり、上行結腸と下行結腸は壁側腹膜によって後腹壁に押しつけられるようになっている。
6. 盲腸には間膜はなく、虫垂には**虫垂間膜**がある。

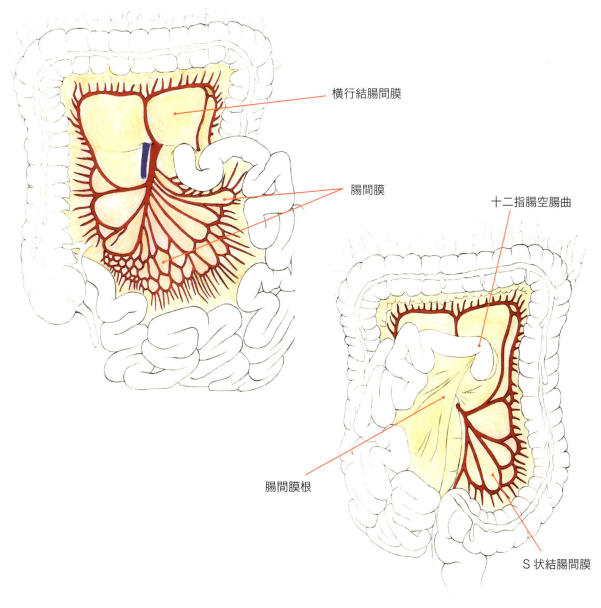

> **注意!!** 臨床では十二指腸空腸曲は上部消化管と下部消化管の境界とされる。トライツ靭帯による絞扼のために下部消化管からの出血が口から吐き出される(吐血)ことはない。

§55　腹膜腔と網嚢

前の§54で、腹膜が腹壁(**壁側腹膜**)と腹腔内臓器の外表面(**臓側腹膜**)を被い、**間膜**を構成する2枚の膜となることを確認した。このことから、これらの連続した(つまり1枚の)腹膜によって囲まれる閉じた空間が、腹腔内に存在するという事実が理解できるだろう。
この腹膜に囲まれた空間を**腹膜腔**という。腹膜腔には少量の漿液が存在し、それによって向かいあう膜どうしが密着するが、臓器の運動に応じて腹膜どうしは滑らかに滑りあっている。

観察　腹膜腔を観る

1　腹膜腔に手を入れて、その広がりを確認しよう。
2　腹膜腔の上方は胃と小網の前を通って、肝臓下縁に達する。
3　腹膜腔を下方に探っていくと、大網の前を通って、大骨盤に入っていく。
4　間膜に束ねられた小腸と結腸を可能な範囲で持ち上げて、腹膜腔と骨盤腔の関係を観察しよう。
5　男性では腹膜腔が、膀胱と直腸の間で下方(骨盤腔内)に入り込んでいる。
　　腹膜腔のこのくぼみを**直腸膀胱窩**という。
6　女性では腹膜腔の下方は、膀胱と子宮の間にあるくぼみの**膀胱子宮窩**と、直腸と子宮の間にあるくぼみの**直腸子宮窩**(**ダグラス窩**)に2分されている。

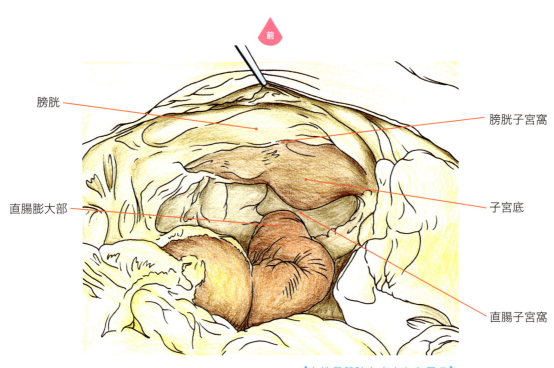

【女性骨盤腔を上方から見る】

注意!!　男性の直腸膀胱窩と女性の直腸子宮窩(ダグラス窩)は、立位でも背臥位でも腹膜腔でもっとも位置が低い部分となる。したがって、腹膜腔に液体(炎症性滲出液など)が生じると、この部分に貯留する。

作業　網嚢を開放する

まず**網嚢**という空間ができた経緯（消化器系の発生学）をよく理解しよう。
胎生期に**前胃間膜**、胃および**後胃間膜**の右側にあった右腹膜腔は、胃の右方回転に伴って胃と小網（前胃間膜に由来）の後方に押し込められてしまう。この右腹膜腔に由来するせまい空間が網嚢である。

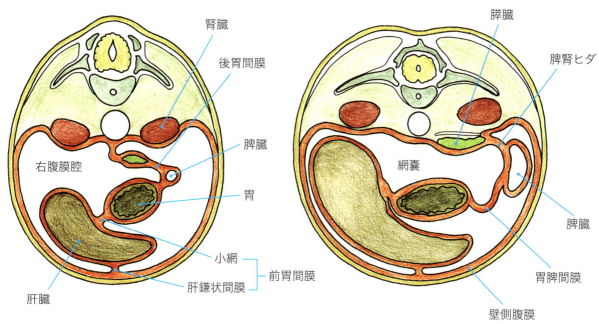

1. 腹膜腔から網嚢に通じる唯一の通路が**網嚢孔**（**ウインスロー孔**）である。
2. 網嚢孔は小網の右縁を構成する肝十二指腸間膜の後方にある。肝門の直下の肝十二指腸間膜の後方で、右から左へ網嚢孔に指を差し込んでみよう。
3. 網嚢孔の前縁は肝十二指腸間膜（中に総胆管、固有肝動脈、門脈が走る）、後縁は下大静脈、上縁は肝臓の尾状葉で構成されていることを確認する。
4. 網嚢孔から指が入った部分が網嚢である。差し込んだ指を動かして、網嚢が小網の後ろに存在することを確認しよう。
5. 次に、網嚢の前を被う小網の薄い部分（肝胃間膜）に切開を入れ、網嚢を開放する。
6. 前から網嚢に指を入れて、網嚢の広がりを探る。
7. 網嚢は小網と胃の後方に広がり、後腹壁に埋まっている膵臓の前に位置する。
8. 網嚢の上方は肝臓の後方にのび、下方は横行結腸に達して、さらに大網の前後2枚の腹膜の間に多少入り込む。
9. 網嚢を左方にたどると脾臓に達する。

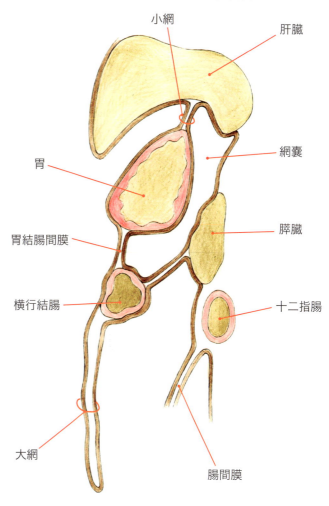

§56 腹腔動脈の枝と腹腔神経叢

腹腔上部の臓器は主として腹腔動脈から血液供給を受ける。腹腔動脈は、**大動脈裂孔**直下で**腹大動脈**の前面から分枝する。しかし、腹腔動脈の前に肝臓や胃があるので、腹腔動脈へのアプローチは容易ではない。よって、胃に分布する動脈から逆行して腹腔動脈に向かうことにする。

作業　胃大網動脈の剖出

1. 胃の大弯に沿って、**右胃大網動脈**と**左胃大網動脈**が走る。
   大網をはいで、両動脈が大弯中央部で吻合するのを確認する。これに伴行する左右**胃大網静脈**を確認しよう。
2. 右胃大網動脈をできるだけ右(幽門)の方まで剖出する。左胃大網動脈をできるだけ左上方まで剖出する。

観察　胃周辺の血管

1. 胃の小弯に沿って、**右胃動脈**と**左胃動脈**が走る。小網をはいで、両動脈が小弯中央部で吻合するのを確認する。
2. 左胃動脈を胃から離れて奥の方にたどると**腹腔動脈**に達する。
3. 右胃動脈を幽門の方にたどると**肝十二指腸間膜**に入っていく。
4. 肝十二指腸間膜を切り開いて、右胃動脈が**固有肝動脈**から分枝することを確認する。
5. 固有肝動脈と下方に向かう**胃十二指腸動脈**は**総肝動脈**から分枝している。
6. 総肝動脈を左後方にたどっていくと、**腹腔動脈**に達する。
7. 腹腔動脈が腹大動脈から出てすぐ(1 cm程度)に、以下の3本に分枝することを確認する。

    左胃動脈：胃の小弯に分布する。
    総肝動脈：右の方に向かい、**固有肝動脈**と**胃十二指腸動脈**に分かれる。
    脾動脈：腹腔動脈の左側に出て、胃の裏を通って脾臓に向かう。脾動脈から胃底に向かう短胃動脈および膵臓に向かう枝が出る。また、**左胃大網動脈**を左方にたどると、胃脾間膜内で脾動脈に合流する。脾動脈に伴行する**脾静脈**を観察する。

8. **胃十二指腸動脈**は胃の幽門部の後方を下行し、以下の2本に分枝する。

    右胃大網動脈：胃の大弯に沿って左方に進む。既に剖出した。
    上膵十二指腸動脈：十二指腸に沿って下行し、膵頭付近で**下膵十二指腸動脈**(上腸間膜動脈の枝)と吻合する。

9. 腹腔動脈の周囲にまとわりついている網目状の神経が**腹腔神経叢**である。

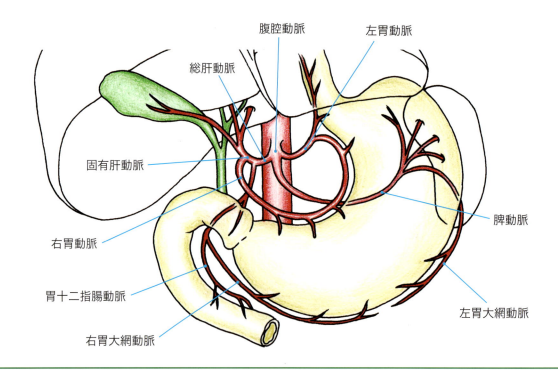

124

観察　腹腔神経叢

1. **腹腔神経叢**には以下の神経が入り込んでいる。

    左右**迷走神経**の枝
    大内臓神経：第5～10胸神経節から出た枝が合流しつつ下行し、横隔膜を貫いて腹腔に入ってくる。
    小内臓神経：第9～11胸神経節から出た枝が合流しつつ下行し、横隔膜を貫いて腹腔に入ってくる。

2. 腹腔動脈の左右に、直径1cm近い、灰白色で楕円形の**腹腔神経節**がある。

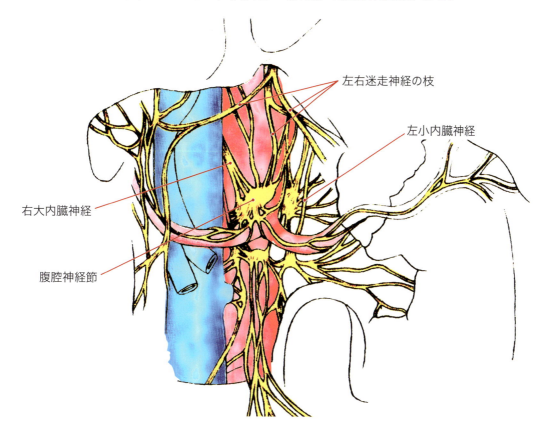

観察　迷走神経

1. 左右の**迷走神経**は食道の前後にへばりつきながら、**食道裂孔**を通って腹腔に入ってくる。迷走神経の腹腔内での走行を追う。
2. 左迷走神経は食道前面を下行し、噴門前面で神経叢を形成する。
3. 噴門前面の神経叢から以下の枝が出る。

    肝臓に向かう枝：小網内を走って肝臓に向かう。
    腹腔神経叢に向かう枝
    胃の前面に分布する枝

4. 右迷走神経は食道後面を下行し、噴門後面で神経叢を形成する。
5. 噴門後面の神経叢から以下の枝が出る。

    腹腔神経叢に向かう枝
    肝臓に向かう枝：小網内を走って肝門に向かう。
    胃の後面に分布する枝

§57　上腸間膜動脈・下腸間膜動脈

小腸 (十二指腸、空腸、回腸) と大腸前半 (盲腸、虫垂、上行結腸および横行結腸) は、**上腸間膜動脈**からの血液供給を受ける。次いで、大腸後半 (横行結腸、下行結腸、S状結腸および直腸上部) は、**下腸間膜動脈**に栄養される。上腸間膜動脈と下腸間膜動脈はいずれも腹大動脈の前面から分枝するが、その前方にある大量の腸管が邪魔をして、両動脈の基部から末梢へ観察を進めるのは困難である。したがって、腸管の方から逆行して両動脈の基部に向かうことにする。

作業　上腸間膜動脈の剖出

1. 大網と横行結腸を上方にめくり上げて、横行結腸間膜の後面が見えるようにする。
2. 空腸と回腸をできるだけ左側に寄せ、上行結腸と腸間膜の右側面がよく見えるようにする。
3. 横行結腸間膜の中、腸間膜の中、および後腹膜の後方を、腸管に向かう多数の血管が走ることを全体的に観察する。
4. 腸間膜の一部の腹膜をはがして腸間膜内の脂肪を丹念に取り去り、腸間膜内を走る血管とリンパ管、および可能であればリンパ節を区別し同定する。
5. 横行結腸間膜と腸間膜の腹膜をはがして、間膜内を走る動脈を剖出する。
6. 剖出された動脈を後腹壁の方向にたどり、**上腸間膜動脈**の基部に向かう。
7. 十二指腸空腸曲から十二指腸前面を被う壁側腹膜を切り開き、上腸間膜動脈が十二指腸水平部の前面を通過することを確認する。
8. 上腸間膜動脈が膵臓の後方から鉤状突起の前面に出てくることが確認できたら、そこで追跡を中断する。
9. 上腸間膜動脈の下記の枝を剖出して確認する。
   なお、上腸間膜動脈の最初の枝である下膵十二指腸動脈は、現時点では観察できない。
10. 上腸間膜動脈に伴行する**上腸間膜静脈**とその枝を確認する。
11. 上腸間膜動脈の基部を**上腸間膜動脈神経叢**が取り巻いている。

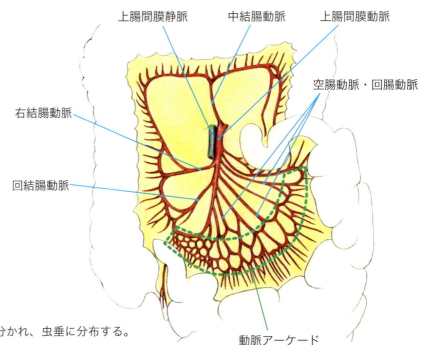

右結腸動脈：上行結腸に分布する。
中結腸動脈：横行結腸前半に分布する。
回結腸動脈：回盲部に分布する。
　　　　　　　回結腸動脈から虫垂動脈が分かれ、虫垂に分布する。
空腸動脈、回腸動脈：
　　　　　　　空腸と回腸に分布する十数本の動脈。
　　　　　　　これらから出る枝が側方にアーケード構造を連続して形成する (吻合がよく発達している) こと、
　　　　　　　そのアーケードから腸管に向かって真っすぐに、枝分かれや吻合のない血管がのびることを確認しよう。

| 作業 | 下腸間膜動脈の剖出

1. 大網と横行結腸を上方にめくり上げたままにする。
2. 空腸と回腸をできるだけ右側に寄せ、下行結腸とS状結腸がよく見えるようにする。
3. 下行結腸内側の壁側腹膜とS状結腸間膜の腹膜をはがして、下行結腸とS状結腸に分布する動脈を剖出する。
4. 剖出された動脈を上方にたどり、**下腸間膜動脈**の本幹を探す。
5. 下腸間膜動脈は上腸間膜動脈よりも 10 cm ほど下方で腹大動脈から分枝することを意識しながら、下腸間膜動脈の起始部を探る。
6. 十二指腸水平部から上行部を持ち上げて観察し、十二指腸水平部の後方で下腸間膜動脈が腹大動脈から分枝することを確認する。
7. 下腸間膜動脈の下記の枝を剖出し確認する。
8. 下腸間膜動脈に伴行する**下腸間膜静脈**とその枝を確認する。
9. **下腸間膜動脈神経叢**は下腸間膜動脈の基部を取り巻いている。

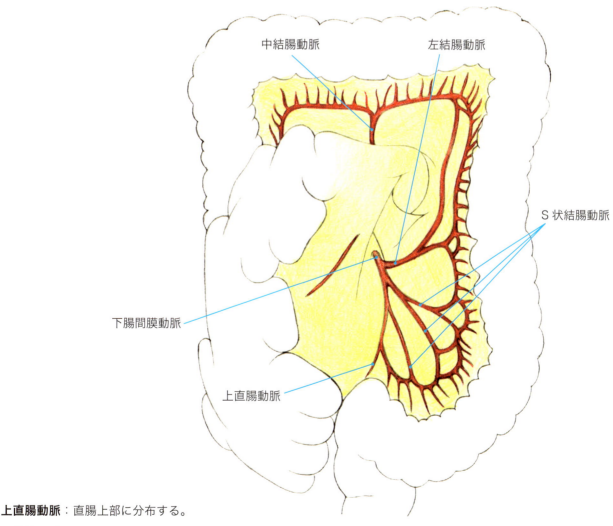

上直腸動脈：直腸上部に分布する。

S状結腸動脈：S状結腸に分布する。

左結腸動脈：下行結腸と横行結腸後半に分布する。
　　　　　　左結腸動脈は、上腸間膜動脈の枝である中結腸動脈と吻合するので、両動脈の横行結腸への分布領域はかなりオーバーラップする。

§58 門脈

門脈は腹部の消化管と脾臓からの静脈血を肝臓に運ぶ静脈である。
門脈に流れ込む3本の主要な枝の走行を確認しよう。

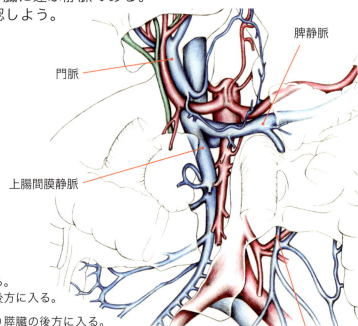

脾静脈：膵臓の裏側を脾動脈に沿って走る。
上腸間膜静脈：腸間膜の中を上腸間膜動脈に沿って走る。
十二指腸下部の前面を上行して膵臓の後方に入る。
下腸間膜静脈：腸間膜の中を下腸間膜動脈に沿って走り膵臓の後方に入る。
脾静脈または上腸間膜静脈に注ぐ。

作業　門脈周辺の剖出

3本の静脈が合流して**門脈**となり、門脈本幹が肝臓に入るまでを詳細に剖出し観察しよう。

1. 門脈は肝十二指腸間膜内を走る。肝十二指腸間膜は既に開放しているが、その中を走るものを明確に観察、同定できるように結合組織をきれいに除去する。
2. 肝十二指腸間膜内の前方右寄りに、濃緑色を呈する**総胆管**が走る。
3. 総胆管には**胆嚢管**が合流する。
4. 前方左寄りに細い**固有肝動脈**が走る。固有肝動脈の壁は厚くて弾力性がある。
5. 固有肝動脈の下方は**総肝動脈**につながり、上方では**胆嚢動脈**が分枝する。
6. 総胆管と固有肝動脈の後方に太い**門脈**が走る。門脈の壁は薄く、膜のように見える。
7. 門脈に**左胃静脈**と**右胃静脈**が合流する。

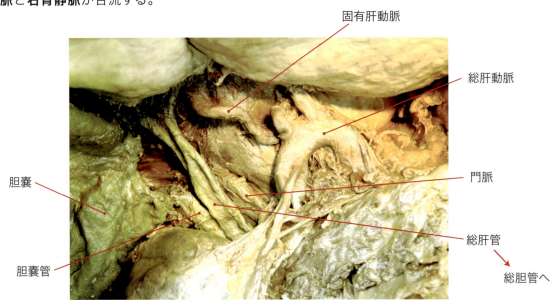

§59　胃の切り出し

作業　胃の切り出し

1. **胃**が横隔膜の下にあることを確認する。
2. 横隔膜直下で胃の噴門のすぐ上で、食道を切断する。
3. 胃の幽門のすぐ右で、十二指腸上部を切断する。
4. 胃につながる小網、大網、胃脾間膜、胃横隔膜間膜を切る。この際、胃に分布する血管も適当に切ってよい。
5. 胃を腹腔から取り出す。

注意!!　胃底、胃体、幽門部の境界は不明瞭である。生体(X線像)では、胃体と幽門部の境界にくびれ(角切痕)が見られることが多いが、遺体ではまれである。

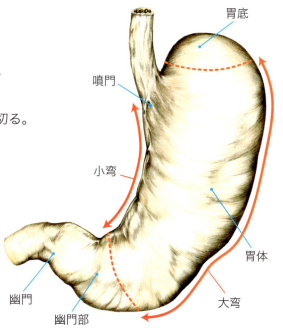

作業　胃を切り開く

1. 胃の大弯に沿って胃壁を切り開く。
2. 胃の内容物が残っていれば除去する。

胃の外観

- **噴門**：胃の入り口。食道が胃に移行するところ。
- **幽門**：胃の出口。十二指腸上部への移行部であるが、外観ではわかりにくい。
- **胃底**：胃の本体のうち、噴門より上位にある部分。「底」という漢字に惑わされて、「胃の下方にある部分」と思わないこと。
- **胃体**：胃底の下方に続く胃の本体。徐々に右方にカーブしながら(遺体によっては急に右に折れていることもある)**幽門部**(**幽門洞**)に移行する。
- **小弯**：噴門から幽門に続く胃の右上縁。小網が付着する。
- **大弯**：胃の左下縁をなす大きな弯曲。大網が付着する。

観察　胃の内壁

1. 噴門の**粘膜**をよく観察すると、食道粘膜(重層扁平上皮)と胃粘膜(単層円柱上皮)の境界が"鋸歯状の線"として見える。この上皮の変化は、組織学的にも明瞭である(突然、重層扁平から単層円柱に変化する)。
2. 胃粘膜には多数のヒダ(**胃粘膜ヒダ**)が走っている。ヒダの方向は基本的には縦方向(噴門から幽門に向かう方向)であり、これは小弯側で明瞭である。
3. ルーペで胃粘膜を拡大して観察すると、**胃小区**(数mm四方の盛り上がり)と**胃小窩**(胃小区の周囲にある小さなくぼみ)が見分けられる。胃小窩は胃腺の開口部にあたる。
4. 幽門では壁がやや肥厚していることに気づく。これは幽門の筋層(とくに輪状筋層)が肥厚したもので、**幽門括約筋**と呼ばれる。

作業　胃壁の層構造を調べる

1. 胃壁の断面の一部で、壁を構成する各層を外表面側からはがしていこう。
2. 胃の最外層の**漿膜**をはがし、次いで**縦走筋層**さらに内方に**輪状筋層**、そして**粘膜**が区別できる。胃体では筋層の最内層として**斜走筋層**があるが、区別できるだろうか？

§60　肝臓の切り出し

作業　肝臓の切り出し

1. **肝鎌状間膜**を前腹壁の壁側腹膜に移行するところで切断する。
   肝鎌状間膜下縁の**肝円索**は、その先の臍とともに肝臓につながったままにしておく。
2. 肝臓の上面と横隔膜をつないでいる**肝冠状間膜**とその続きである左右の**三角間膜**を、横隔膜に移行するところで切断する。肝冠状間膜と三角間膜の後方では、肝臓と横隔膜が直接、結合組織によって癒着している(**無漿膜野**)。ここに指をねじ込んで肝臓を横隔膜から引きはがす。
3. 肝臓の下面で、**胆嚢管**と**総肝管**が合流して**総胆管**になることを確認する。
   この合流部より下方で、総胆管を切断する。
4. 肝十二指腸間膜内で総胆管と平行する**固有肝動脈**と**門脈**を、同じ高さで切断する。
5. 肝臓の後下縁付近で**下大静脈**を被う壁側腹膜をはがし、下大静脈を肝臓下縁の高さで切断する。
6. 肝臓を横隔膜から引きはがしながら下大静脈を探す。横隔膜と肝臓の間で下大静脈を切断する。
7. これで下大静脈を一部抱き込んだまま、肝臓を取り出すことができる。
8. 取り出した肝臓の重量を計る。高齢者が多い解剖実習体の肝臓の重量は、男性で約1050g、女性で約820g程度である(岐阜大学医学部解剖実習体の平均)。

観察　肝臓の外観

1. 肝臓上面、前面および後面は横隔膜に向かってドーム状に盛り上がっている。
   以下の3種類の間膜が結合する。
   肝鎌状間膜：肝臓前面と前腹壁・横隔膜の間を結合する。肝臓の右葉と左葉を分ける。
   肝冠状間膜：肝臓上面と横隔膜下面の間を結合する。
   左および**右三角間膜**：肝冠状間膜の左右への延長部分と肝臓後面を後腹壁に結合する間膜が三角形をなすので、この名がついた。
2. 肝臓下面は全体としては、くぼんでいる。肝臓下面には周囲の臓器(胃、十二指腸、横行結腸、右腎臓、右副腎)が接するためにできた圧痕が数多く見られる。
3. 肝臓の表面の大部分は**臓側腹膜**に被われているが、以下の3か所は腹膜に被われていない。
   ・上面の肝冠状間膜と左右三角間膜に囲まれた部分(無漿膜野)
   ・下面の胆嚢に接する部分
   ・肝門

観察　胆嚢と胆管

1. **胆嚢**の外形はなすび形で、幅広い胆嚢底が前方に位置し、胆嚢体、胆嚢頸と細くなりつつ**胆嚢管**に移行する。
2. 固有肝動脈から分枝した**胆嚢動脈**が、胆嚢管に沿って胆嚢に分布することを確認する。
3. 胆嚢の表面を被う臓側腹膜が肝臓の下面を被う臓側腹膜に移行することを確認しよう。
   つまり、胆嚢と肝臓下面の間には腹膜は存在せず、両者は結合組織によって癒着している。
4. 胆嚢と胆嚢管を縦方向に切開し、粘膜と内腔貯留物を観察する。
5. 胆嚢の粘膜にはヒダが多い。
   とくに胆嚢頸と胆嚢管の粘膜には、ラセンヒダと呼ばれる三日月状のヒダが多数存在する。
6. 胆嚢は濃い緑色を呈する。これは胆汁の主成分であるビリルビンがホルマリンで酸化された色である。
   この色は胆嚢壁、胆嚢管、総胆管さらには周囲の臓器、組織にも浸透している。
7. 胆嚢内に胆汁が析出してできた石(胆石)がたまっていることがある。
8. 胆汁が流れる経路(胆道)を肝臓側から順にたどってみよう。
   胆嚢管の分枝を境に肝臓側が**総肝管**、十二指腸側が**総胆管**である。

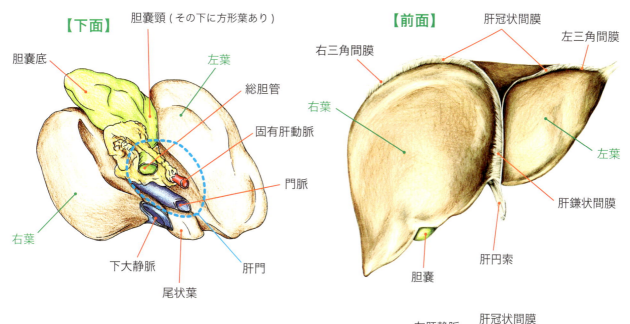

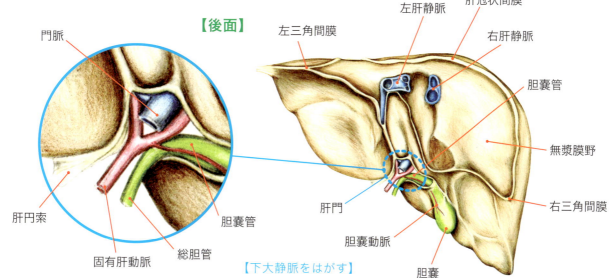

- **4つの肝葉**：下面では、右葉と左葉に加えて、中央前方に方形葉、中央後部に尾状葉が区別できる。
  これらの4葉はH字形の溝によって明瞭に区分されている。
- **肝門**：下面の中央部で、4つの肝葉にはさまれた肝臓内部への出入り口である。
  ここから、総肝管、固有肝動脈および門脈が肝臓に出入りする。
  さらに肝門近辺で肝臓に出入りする神経線維とリンパ管(肝門リンパ節を伴う)も見つかるだろう。
- **肝管**：右葉からくる右肝管と左葉からくる左肝管が合流して総肝管となる。この合流部はほぼ肝門の高さである。
- **胆嚢**：右葉と方形葉の間に位置する濃緑色の袋。
- **肝円索**：肝鎌状間膜の下縁の肥厚部の腹膜をはがすと、索状の結合組織からなる肝円索が走っている。
  肝円索は左葉と方形葉の間の溝を走って門脈またはその左葉への枝につながる。胎生期の臍静脈の遺残である。
- **臍傍静脈**：肝円索に沿って走り、門脈に注ぐ。
- **静脈管索**：門脈の左葉への枝から出て左葉と尾状葉の間の溝を走り下大静脈に向かう結合組織性の索状構造である。
  胎生期の静脈管(アランチウス管)の名残りである。
- **下大静脈、肝静脈**：下大静脈は肝臓の後面中央部を、肝臓内に埋まった状態で上下に貫通している。
  肝臓由来の静脈血を下大静脈に導く2、3本の肝静脈は、肝臓外を走ることなく下大静脈に注ぐ。
  したがって、切断した下大静脈の内腔をのぞき込んで、複数の肝静脈が流入していることを確認しよう。
  ここで重要なことは、肝臓に出入りする血管の中で、肝静脈だけが肝門から出入りしていないことである。

§61 肝臓の内部

肝臓に出入りする管系統の出入り口は、**肝門**と**下大静脈**に2分される。

> **観察** 肝門から出入りする肝管、固有肝動脈、門脈(門脈三つ組)の肝内走行

1. **総肝管**はほぼ肝門部で**左肝管**と**右肝管**が合流してできることを確認する。
2. **固有肝動脈**は肝門から肝内に入ると、左枝と右枝に分かれる。
3. **門脈**は肝門から肝内に入ると、左枝と右枝に分かれる。
4. したがって、**門脈三つ組**の肝内での分布領域は、いずれも概ね左肝臓と右肝臓に分かれる。
5. 左肝臓と右肝臓は肝臓の機能的な大区分であり、その境界線は胆嚢底と下大静脈を結ぶ線(**カントリー線**)となる。この線は外観では見えない"想定上の"線である。
6. 左葉と左肝臓、右葉と右肝臓は一致しないことに注意しよう。
7. 肝門から実質組織をピンセットで崩しながら、肝管、固有肝動脈および門脈の肝内走行を追いかける。門脈三つ組は肝臓内ではほぼ伴行することが確認できるだろう。

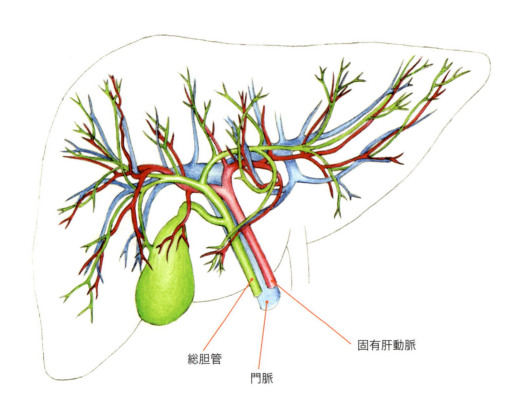

総胆管　門脈　固有肝動脈

> **注意!!** グリソン鞘、肝区域

1. **門脈三つ組**(肝管、固有肝動脈、門脈)は肝内でどんどん枝分かれして細くなっていっても、肉眼で見える範囲では、ずっと伴行してる。
さらに顕微鏡で観察すると、肝臓組織の基本的構造単位である肝小葉を取り巻く小葉間結合組織においても、**門脈三つ組**(小葉間胆管、小葉間動脈、小葉間静脈)は維持されている。
この三つ組を含んだ小葉間結合組織を"**グリソン鞘**"と呼ぶ。
2. 肝臓は4つの葉で構成されるが、門脈三つ組(肝管、固有肝動脈、門脈)の分布に基づくさらに小さな区画として、8つの"**区域**"に分けることができる。
肝臓の外科的切除の際は、この区域を単位として切除する範囲を決めることが多い。
肺の葉と区域の関係と同じことが、肝臓でも成り立つのである。

作業 肝静脈の肝内走行

1 **下大静脈**周囲の実質組織をピンセットで崩す。
2 下大静脈に開口する**肝静脈**は通常3本ある(右肝静脈、中肝静脈および左肝静脈)。
3 各肝静脈に沿って、さらに肝臓の実質組織をピンセットで崩していく。
4 門脈三つ組は肝臓内でほぼ伴行していたが、肝静脈の走行は門脈の枝の走行とは独立している(つまり伴行していない)ことに気づくだろう。

注意!! **肝硬変**の遺体であっても上の作業を試みて、他グループの正常な肝臓と比較しながら観察してみよう。

1 肝硬変の病名の通り、肝臓は石のように硬くなっている。
2 メスやピンセットで肝臓組織を崩そうとすると、肝組織がボロボロになってしまう。
3 肝臓内部の門脈三つ組や肝静脈の走行を追うことは、まず不可能である。

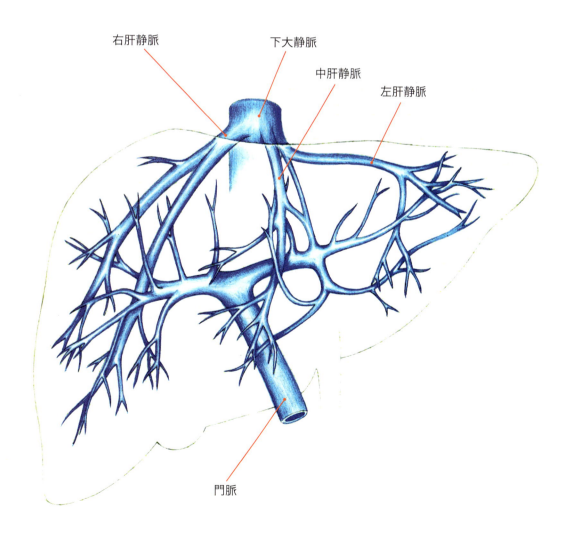

§62　腸管の切り出し

作業　腸管の切り出し

空腸からS状結腸までのひと続きの腸管を、つながったままで切り出そう。

1. **十二指腸空腸曲**（**トライツ靭帯**で支えられている）よりやや肛門側、明らかに腸間膜を有している部分で、空腸をメスで切断する。
2. S状結腸下端の明らかに腸間膜を有している部分で、S状結腸をメスで切断する。
3. 明瞭な腸間膜を有する部分（**空腸**、**回腸**、**横行結腸**、**S状結腸**）では、**腸間膜**、**横行結腸間膜**、**S状結腸間膜**を腸管につながる部分で切る。この際、間膜から腸管に入り込む血管を一緒に切断して構わない。
4. 明瞭な腸間膜を有さない盲腸と後腹壁に埋まっている部分（**上行結腸**、**下行結腸**）では、腸管を被う壁側腹膜を切り開いて腸管を前方に引き出す。この際、後腹壁から腸管に入り込んでいる血管を切断する。
5. 4までの作業によって空腸からS状結腸までのひと続きの腸管を、つながったままで取り出すことができる。
6. いずれの端が口側で、いずれが肛門側かがわかるように名称タグをつけておこう。

注意!!　腸管全体の外観

取り出した腸管の口側に小腸（空腸と回腸）、肛門側に大腸（結腸）があるわけであるが、死亡時の収縮状態によって小腸の方が太いこともある。
太さは小腸と大腸の鑑別の決め手にはならないことに留意しよう。

観察　結腸の構造

結腸には、小腸で見られない3つの構造的特徴がある。

結腸ひも

結腸壁には、3本の白いひも状の構造が縦方向に走っている。
結腸ひもは結腸壁の縦走筋層が肥厚したものである。
横行結腸での付着部位によって結腸ひもは以下の3種類に区別される。
結腸ひもは横行結腸以外の結腸にも連続しているので、横行結腸で同定した各結腸ひもを両側にたどっていけばよい。

① **間膜ひも**：横行結腸後面の横行結腸間膜付着部にある。
② **大網ひも**：横行結腸上前面で大網付着部にある。
③ **自由ひも**：横行結腸下面にあり、横行結腸に付着する2種類の間膜（横行結腸間膜、大網）とは位置的に離れている。

結腸膨起（ハウストラ）

結腸には一定間隔でくびれがあり、くびれとくびれの間はふくらんでいる。
この分節的な結腸のふくらみを結腸膨起（ハウストラ）と呼ぶ。
結腸膨起の存在により、結腸は"いもむし"のように見える。一方、このような構造のない小腸は鉛管のようである。

腹膜垂

結腸の外表面に多数付着する、臓側腹膜に包まれた脂肪の塊である。
腹膜垂は結腸ひもの近くに集中して、房状を呈する傾向がある。

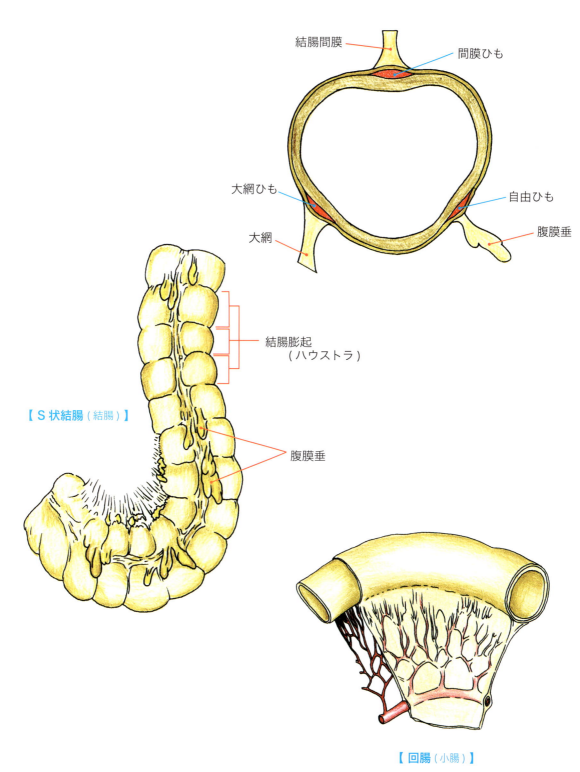

【S状結腸(結腸)】

【回腸(小腸)】

観察　空腸と回腸

1. **空腸**と**回腸**の境界は不明瞭である。
   しかし、空腸起始部と回腸末端部(盲腸に続く直前)とを比較すると、以下の違いが認められる。
   - 空腸は回腸に比べて、やや太い。
   - 空腸は回腸に比べて、やや赤みを帯びている(血管分布が密なため)。
   - 空腸は回腸に比べて、やや壁が厚い。

2. 空腸と回腸をあわせた長さと結腸の長さを測定しよう。
   日本人の平均値では、前者が4〜7m、後者は1〜2mである。

§63 腸管内面

作業　腸管を切り開く

1. 腸間膜の腸管への付着部に沿って、空腸と回腸の全長をメスで縦方向に切開する。
   回腸の切開は**回盲部**の手前で止める。
2. 結腸(上行結腸からS状結腸)の縦方向の切開は、間膜の付着部をとくに意識する必要はない。
   3本の結腸ひもの間を切開線が通るように切るとよい。
3. 回盲部、盲腸および虫垂の切開は後にまわす。
4. 腸管内部に貯留している内容物を除去する。

注意1　小腸の切開は、必ず腸間膜付着部側を切ること。
腸間膜付着部の反対側を切ると、大部分が反対側に存在するパイエル板を分断してしまうからである。

注意2　腸管内容物の除去は、必ずしも腸管全長で行う必要はない。この後の観察に使用する部位とその近辺のみでよい。除去の方法は、流水で洗い落す、トレイの中で水をかける、紙で拭うなどの方法があるが、実習設備に応じて教員の指示にしたがう。

観察　空腸と回腸

1. 切開した腸管内面の観察には、収縮した部位よりも伸展した部位の方が適している。
2. 空腸と回腸を比較しながら、その内面を観察しよう。

輪状ヒダ(ケルクリングヒダ)
- 腸管を横方向に走る粘膜ヒダである。1本のヒダが腸管全周を取り巻くことはまれで、せいぜい1/2程度である。
- 腸管の切開断面をルーペで観察すると、輪状ヒダは粘膜のみで構成されていて、筋層はヒダに入り込んでいないことがわかる。つまり、輪状ヒダは"粘膜ヒダ"であって、"壁全体のヒダ"ではない。
- 輪状ヒダは空腸では密に存在するが、回腸では徐々に疎になり、回盲部付近ではほとんど見られない。

腸絨毛
- 空腸と回腸の粘膜面は"ビロード状"に見える。
ルーペで拡大して観察すると、1本1本の毛に相当する腸絨毛が明瞭に識別できる。

パイエル板
- 回腸の腸間膜付着部の反対側の粘膜面に、長径1～5cmの低い長円形の高まりとして見える。
パイエル板は空腸には存在しない。
- 輪状ヒダがパイエル板で断裂していること、パイエル板には腸絨毛が存在しないことから、パイエル板の同定は容易である。
- パイエル板は、粘膜下に集合リンパ小節が存在する部分である。

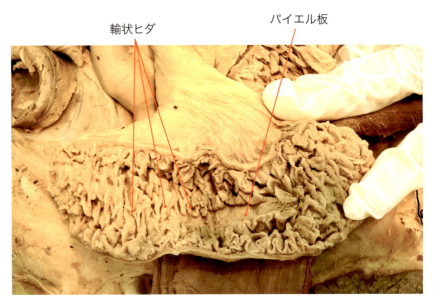

【回腸内面】

観察　結腸の内面

1. 結腸の内面は一見して平滑で、光沢があることがわかる。結腸には輪状ヒダや腸絨毛が存在しないからである。小腸は「絨毯を敷き詰めた部屋」、結腸は「木製のフローリングの部屋」と例えれば、違いがわかりやすい。
2. 結腸には輪状ヒダはないが、**結腸半月ヒダ**と呼ばれる別の種類のヒダがある。結腸半月ヒダは、隣接する**結腸膨起**の間の部分が内腔側に突出したものであり、筋層を含めた結腸壁全体がヒダをつくっている。
3. 結腸にはパイエル板(集合リンパ小節)がない。

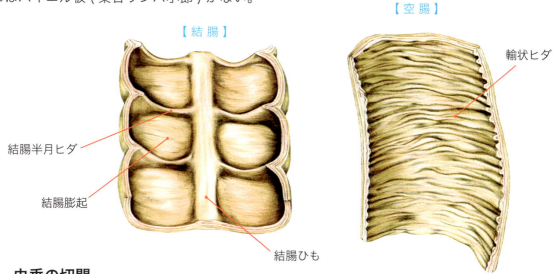

作業　虫垂の切開

1. **虫垂**が**盲腸**のどこからのびているかを確認する。
   遺体によっては、虫垂が盲腸にへばりついていること、盲腸の後側に反転していることがある。盲腸壁を走る3本の結腸ひもが虫垂の根元に集中していることが、虫垂の同定に役立つだろう。
2. 上行結腸に入れた切開を下方の盲腸前面にのばす。この時、虫垂を切らないように注意しよう。
3. 盲腸を開放し、後内側壁にある回腸の開口(**回盲口**)と、それより下方にある虫垂への開口(虫垂口)を確認する。
4. 盲腸の切開を虫垂口まで延長する。
5. 虫垂口にはさみの先を差し込んで、虫垂先端まで虫垂壁を縦に切開する。

観察　回盲部と虫垂を観る

1. 回盲口の縁を構成するヒダが**回盲弁**(**バウヒン弁**)である。盲腸側から回盲口にゾンデを差し込み、回腸に通じることを確認する。
2. 虫垂の内容物を取り去って、虫垂の内面を観察する。
3. 虫垂の粘膜内には集合リンパ小節が埋まっているので、虫垂内面は回腸のパイエル板のような外観を呈する。

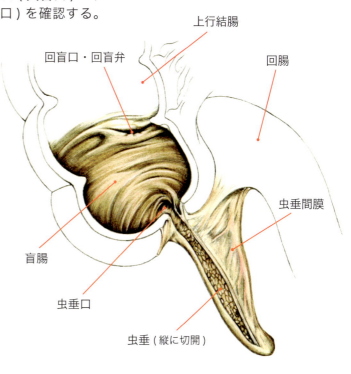

§64　十二指腸・膵臓・脾臓の取り出し

十二指腸、膵臓、脾臓の相互関係

- **十二指腸**と膵臓は、ともに**後腹膜臓器**である。
- 十二指腸ループの中に、膵頭と鉤状突起が入り込んでいる。
- **総胆管**が膵頭を、**膵管**が膵臓を貫通して十二指腸に開口する。
- 膵尾が**脾臓**に接触している。

観察　十二指腸、膵臓、脾臓の同定

1. **膵臓**を同定する。固定された膵臓はやや褐色がかった黄色を呈し、膵臓周囲(後腹膜腔)の脂肪や結合組織と区別しにくい。脂肪組織に比べて、やや褐色がかっていること、やや硬さがあること、および小葉構造を反映してうろこ状を呈することで判断しよう。
2. 膵臓(膵体～膵尾)の後ろに左腎臓が位置する。ともに後腹膜臓器である。
3. 十二指腸**下行部**は右腎臓の内側縁に沿って下行し、第3～4腰椎の高さで左に曲がって、**水平部**に移行する。
4. 十二指腸水平部はやや上向きになり(上行部)、鋭く曲がって(**十二指腸空腸曲**)空腸に移行する。十二指腸空腸曲はトライツ**靭帯**で固定されている。
5. **脾臓**は腹腔内臓器であるが、後腹膜臓器である左腎臓の左上後方に位置する。

観察　脾動・静脈、上腸間膜動・静脈および下腸間膜静脈

1. **脾動・静脈**の枝が脾臓と膵臓に分布する。既に切り離してしまったが、脾動脈は胃にも枝を出していた(左胃大網動脈、短胃動脈)。
2. 腹腔動脈から分枝した**上腸間膜動脈**は膵体後方を下行し、鉤状突起と十二指腸水平部の前面を下行する。
3. 上腸間膜動脈から**下膵十二指腸動脈**が分枝し、膵臓と十二指腸に分布する。
4. **上腸間膜静脈**は上腸間膜動脈に伴行し、膵臓の後方で門脈に合流する。
5. **下腸間膜静脈**は腸間膜の中を下腸間膜動脈に沿って走り、膵臓の後方に入る。下腸間膜静脈は脾静脈または上腸間膜静脈に注ぐ。

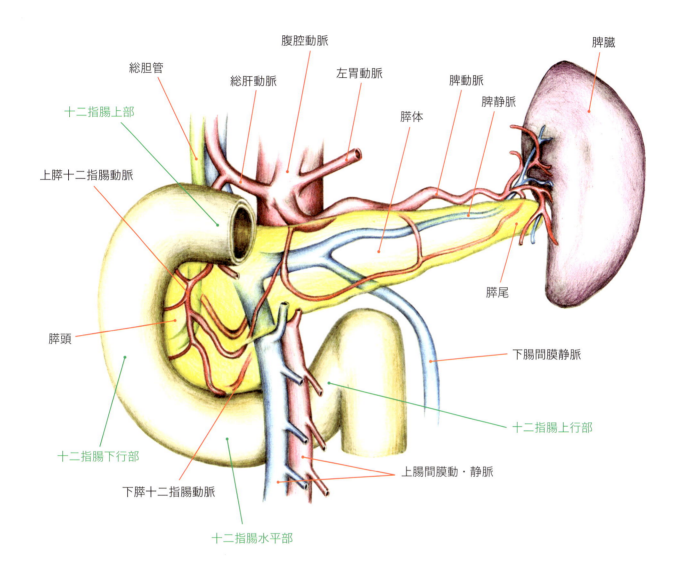

作業　十二指腸、膵臓、脾臓の取り出し

十二指腸、膵臓、脾臓の相互関係が密なので、
分布する血管および総胆管とともに一体として取り出すことにする。

1　**脾動脈**を、腹腔動脈から分枝したところで切断する。
2　**総肝動脈**を、腹腔動脈から分枝したところで切断する。
3　**上腸間膜動脈**を、腹大動脈から分枝したところで切断する。
4　**脾静脈、上腸間膜静脈**および**下腸間膜静脈**は、**門脈**につながったまま残しておく。
5　脾臓を後腹壁および横隔膜につなげている**横隔脾ヒダ**を切断する。
6　十二指腸と膵臓を後腹壁に固定している後腹膜および結合組織を少しずつ除去し、
　　両臓器がつながったまま後腹壁からはがす。
7　十二指腸、膵臓、脾臓、総胆管、門脈およびそれらに分布する血管を一体として取り出す際に、
　　さらに後腹壁や横隔膜とつながっている部分があれば、適宜切断する。

§65 十二指腸・膵臓・脾臓の解剖

観察　十二指腸の外形

1. 全体としてC字形の**十二指腸**は、4つの部分からなる。
    - 上　部：幽門に続く、右に向かう部分。肝十二指腸間膜が付着する。臨床では"球部"と呼ぶ。
    - 下行部：膵頭の右側に接着し、総胆管と膵管が接続する。
    - 水平部：左に向かう部分。水平部の前を上腸間膜動脈と上腸間膜静脈が並んで通過する。
    - 上行部：左上に向かい、十二指腸空腸曲で空腸に移行する。
2. 十二指腸の長さを測る。十二指腸の全長は約25 cm (指の幅12本分)である。
3. 後腹膜臓器である十二指腸は、前面のみ腹膜(漿膜)に被われている。
前面と後面で腹膜の有無を確認しよう。

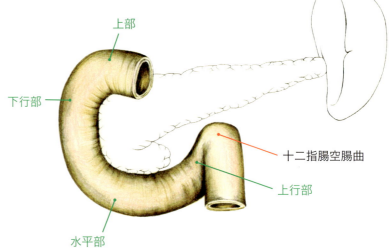

作業　十二指腸壁の切開

C字形にカーブする十二指腸の外縁に沿って、十二指腸壁を縦方向に切開する。

観察　十二指腸の内面

1. 他の小腸部分(空腸、回腸)と同様、**腸絨毛**の存在によって、十二指腸の内面は"ビロード状"を呈する。
2. **輪状ヒダ**は上部にはほとんどないが、下行部、水平部、上行部と進むにつれて密になっていく。
3. 下行部の内側面に縦走するヒダ(**十二指腸縦ヒダ**)があり、その端が肥厚して**大十二指腸乳頭**(ファーター乳頭)となる。
4. 大十二指腸乳頭の頂上に総胆管と膵管が開口する。
5. 大十二指腸乳頭より約2 cm上方に、**小十二指腸乳頭**が見られることがある。
小十二指腸乳頭には副膵管が開口する。

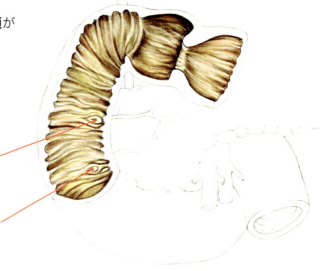

観察　膵臓の外形

1. 全体として"ピストル型"を呈する**膵臓**は、以下の3つの部分からなる。
   - **膵頭**：ピストルの柄の部分で、十二指腸のC字ループの中にすっぽり入っている。
     膵頭の下部は十二指腸水平部に向かって張り出しており、鉤状突起と呼ばれる。
     上腸間膜動・静脈が鉤状突起の前面を下行する。
   - **膵体**：ピストルの銃身の部分で、腹大動脈の前を左方にのびる。
   - **膵尾**：ピストルの銃口の部分で、細くなりつつ脾臓に向かう。
2. §64の膵臓の同定の項でも述べたが、膵臓はやや褐色がかった黄色で、実質性臓器の小葉構造を反映して組織がうろこ状を呈する。
3. **総胆管**が膵頭に入り込んでいるのを確認する。

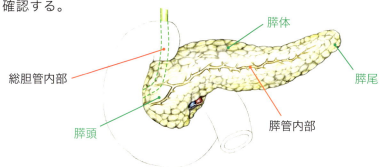

作業　総胆管と膵管の剖出

1. **総胆管**の断端からゾンデを差し込み、壁を破らないように慎重にゾンデを進めて、先端が大十二指腸乳頭から出るかどうかを試みる。ゾンデが壁を突き破ってしまったら、この作業は断念する。
2. 膵頭組織をピンセットで少しずつ崩しながら、総胆管と**膵管**を剖出し、両者の合流部までたどる。
3. 次に膵管を膵体の方にたどり、膵管の枝の合流を確認する。
4. 再度膵頭に戻って、**(主)膵管**の上方を走る**副膵管**の剖出を試みる。
5. 十二指腸の内腔側から大十二指腸乳頭周辺の粘膜をはがし、総胆管と膵管を取り囲む輪状の平滑筋(**オッディ括約筋**)を剖出する。

観察　脾臓の外形と内部

1. **脾臓**の後上方に膨隆した横隔面と、前下方に凹んだ臓側面を区別する。
2. 臓側面には周囲の臓器(胃、膵尾、左腎臓、左結腸曲)が接する圧痕と**脾動・静脈**が出入りする**脾門**がある。
3. 脾臓の表面は腹膜で被われ、脾門の前縁で**胃脾間膜**に、後縁で**横隔脾ヒダ**に続く。
4. 脾動静脈を切って脾臓だけの重量を計る(岐阜大学医学部解剖実習体の平均は80.1g)。
5. メスで脾臓を切半し、その断面を観察する。被膜とそれに続く**脾柱**およびすきまの多い**脾髄**がなんとなく区別できるだろう。

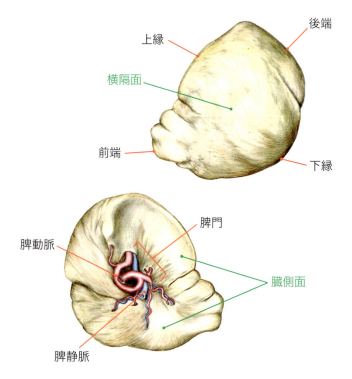

§66 腎臓と副腎の取り出し

作業　腎臓と副腎の剖出

後腹壁（正確には**後腹膜隙**または**後腹膜腔**）にある**腎臓**と**副腎**を掘り出そう。

1. 脊柱両側の後腹壁に、左右の**腎臓**による盛り上がりが見えるだろう。
   後腹膜の上から腎臓を指で触れてみよう。
2. 腎臓の位置は、おおよそ第12胸椎から第2、3腰椎である。
   右腎臓は左腎臓より下位（約1cm程度）にあることが多い。
3. 腎臓の盛り上がり部分を被う後腹膜をはがし取る。
4. その下の脂肪を取っていくと、厚手で膜状の結合組織の層が現れる。
   これは腎臓と**副腎**を前後から包む結合組織層で、**腎筋膜（ジェロタ筋膜）**と呼ばれる。
5. 腎筋膜は腎臓、副腎の前面を被う前葉と、後面を被う後葉（腎臓を取り出した後、確認する）からなる。
6. 腎筋膜前葉を取り去ると（遺体によっては多量の）脂肪の層が現れる。
   これも腎臓と副腎を取り囲む被膜の1つとみなし、**脂肪被膜**と呼ぶ。
7. 脂肪被膜を取り去り、腎臓と副腎を露出させる。副腎と脂肪組織は見た目が似ている。
   脂肪より副腎の方が茶色っぽいこと、中が詰まった感触があることで区別しよう。

> **注意1** 腎臓と副腎の周囲を取り囲む脂肪被膜と腎筋膜には、腎臓と副腎を後腹壁に固定する役割がある。
> 痩せている遺体（脂肪被膜が少ない）では、腎臓の固定が不十分なために通常よりも低い位置に腎臓があるかもしれない。生体では、**遊走腎**、**下垂腎**の原因となる。

> **注意2** 脂肪被膜を除去する際、腎臓と副腎に入り込む多くの血管と神経をできるだけ残すように心掛けよう。

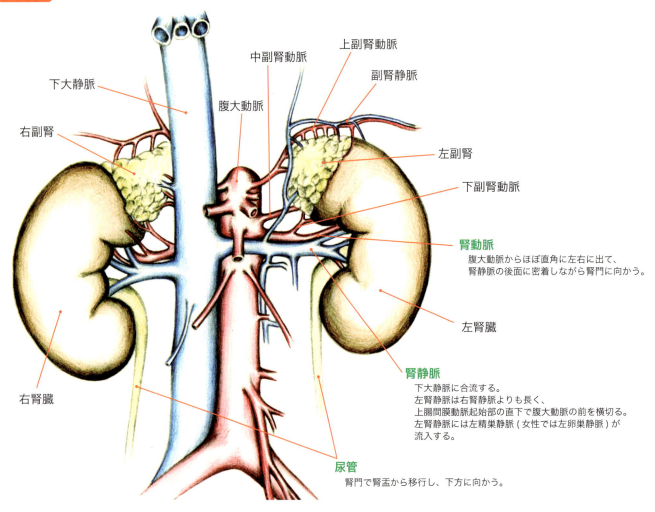

観察　腎臓と副腎

腎臓と副腎を後腹壁にある状態で観察する。

1. 左右の腎臓は脊柱をはさんで、ほぼ左右対象に位置するが、腹大動脈と下大静脈（ともに正中線からややずれている）からの距離は左右で異なる。
2. 副腎はベレー帽のような形状をしており、まさに腎臓にそのベレー帽を被せたような位置にある。
3. 副腎と腎臓は密着しておらず、間に少量の脂肪が介在している。
4. 腎臓の内側面はやや凹んでおり、血管と神経の腎臓への出入り口となっている（**腎門**）。
   腎門から出入りする以下の構造を確認しよう。前から**腎静脈**、**腎動脈**、**尿管**の順に並んでいる。
5. やや困難であるが、左右の副腎に出入りする3本の**副腎動脈**（上副腎動脈、中副腎動脈、下副腎動脈）と副腎静脈を確認しよう。
6. 腎動脈にまとわりつきながら腎臓に入る自律神経網（腎神経叢）は、腎動脈基部にある腹大動脈神経叢や大動脈腎動脈神経節に由来する。

注意!!　腹大動脈（時には総腸骨動脈）の異なる部位から起こって、別々に片側の腎臓に入り込む複数の腎動脈（重複腎動脈）が20％程度の遺体で見られる。

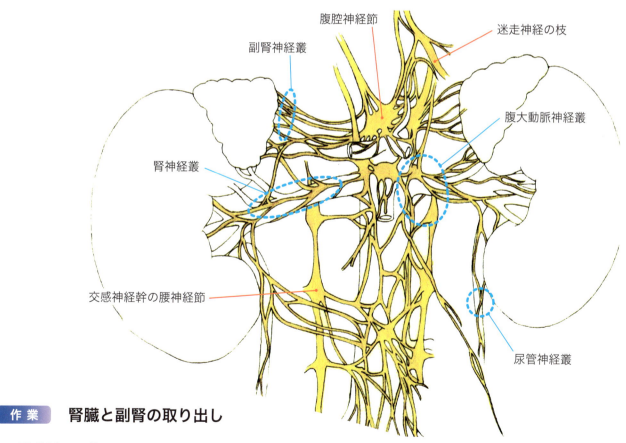

作業　腎臓と副腎の取り出し

1. 腎動脈と腎静脈を腎門から約1cmのところで切断する。
2. 上副腎動脈、中副腎動脈、および副腎静脈を切断する。
3. 尿管を腎臓の2～3cm下方で切断する。
4. 周囲に付着する脂肪被膜を取り除きながら、腎臓と副腎を一緒に取り出す。
5. 腎臓の後面を被っていた脂肪被膜と腎筋膜後葉を確認する。

§67 腎臓と副腎の内部

観察　腎臓の外形

1. 腎臓と副腎の間に介在する脂肪を取り除いて、腎臓と副腎を分離する。
2. **腎臓**の外形と大きさはパソコン・マウスのようで、左右とも、外側と前方に膨隆している。
3. 左右の腎臓の重量を計る（岐阜大学医学部解剖実習体の平均は 122.1 g）。
4. 腎臓は強靭な線維性結合組織からなる**線維被膜**で包まれている。
5. 腎臓の表面には、大小様々で、数も様々な水泡（**腎嚢胞**）が見られる。無数の腎嚢胞が腎臓全体に生じている状態を**多嚢胞腎**と呼ぶ。

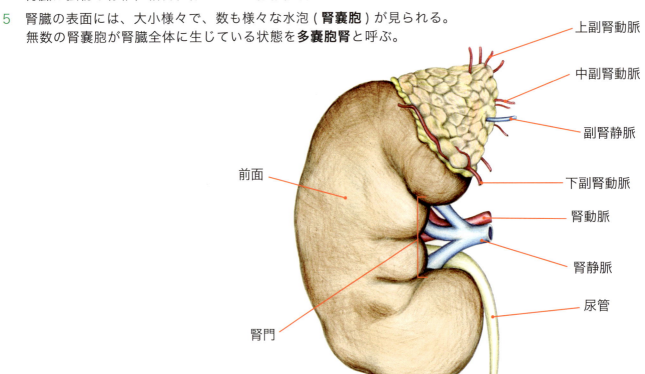

作業　腎臓の前頭断

腎臓を前半部と後半部に切半するように、外側縁に沿ってメスを入れる（前頭断）。

観察　腎臓の前頭断面

1. 腎臓の内側面で腎静脈、腎動脈および尿管が出入りする**腎門**を確認する。
2. 腎門から腎臓内部にかけて、脂肪が埋まっている部分がある。ここは腎臓に出入りする血管および尿路と腎臓実質との間のすきまで、**腎洞**と呼ばれる。
3. 尿管を上行すると、腎門から腎臓に入ったところで内腔が急に拡大して、腎臓の内側中央部に大きな空洞をつくる。これを**腎盤**（または**腎盂**）と呼ぶ。
   腎実質でつくられた尿はすべて腎盂に流れ込み、次いで尿管に出ていく。
4. 腎盤は実質の方に入り込んで、十数個の**腎杯**となる。
5. 腎盤の周囲に腎臓の実質があり、被膜側の**皮質**と腎盤側の**髄質**からなる。
6. 多数の**腎小体**が存在する皮質は肉眼では細顆粒状に見え、多数の**尿細管**が密集する髄質は放射状に見える。両者の境界は肉眼で識別可能である（弓状動・静脈の走行が目安となる）。
7. 腎髄質は数個〜十数個の**腎錐体**からなる。腎錐体の先端を**腎乳頭**と呼び、腎杯に向かう。
8. 腎錐体と腎錐体の間には皮質の組織が入り込んでおり、そこは**腎柱**と呼ばれる。

9 腎柱と腎柱で仕切られる、皮質部分とその内側に続く腎錐体をあわせて**腎葉**と呼ぶ。
腎葉は腎臓の肉眼的構造単位となる。

10 1つの腎葉でつくられる尿はその腎葉にある腎乳頭の先端から、向かいあう腎杯に排泄される。

11 腎門から腎臓内に入った**腎動脈**は、十数本の**葉間動脈**に分かれて腎葉と腎葉の境界を走る。
皮質と腎錐体(髄質)の境界で、葉間動脈はほぼ直角に**弓状動脈**を出し、それは皮質と髄質の境界線上を走行する。弓状動脈から皮質に向かって多数の**小葉間動脈**が出る。

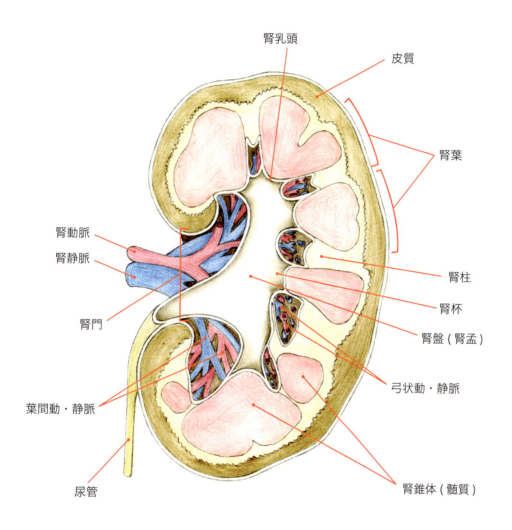

作業　副腎の切半

扁平な副腎のスライスをつくるように、メスで切半する。

観察　副腎の断面

1 副腎は表層の**皮質**と深層の**髄質**からなる。
2 副腎皮質は黄色っぽくてしっかりとした組織からなり、
副腎髄質は皮質より黒っぽくて軟らかい組織からなる。

§68 後腹壁の血管

観察　腹大動脈と下大静脈

1. 後腹壁を被う壁側腹膜を取り除いて、**腹大動脈**と**下大静脈**、およびその枝を観察する。
2. 腹腔の上部では、腹大動脈は下大静脈の左後方に位置する。
   したがって、左腎静脈は腹大動脈の前面を横切る。
3. 下方に進むにつれ、腹大動脈は下大静脈の前に出てくる。
   したがって、腹大動脈から分かれた直後の右総腸骨動脈は、左総腸骨静脈の前を通過する。

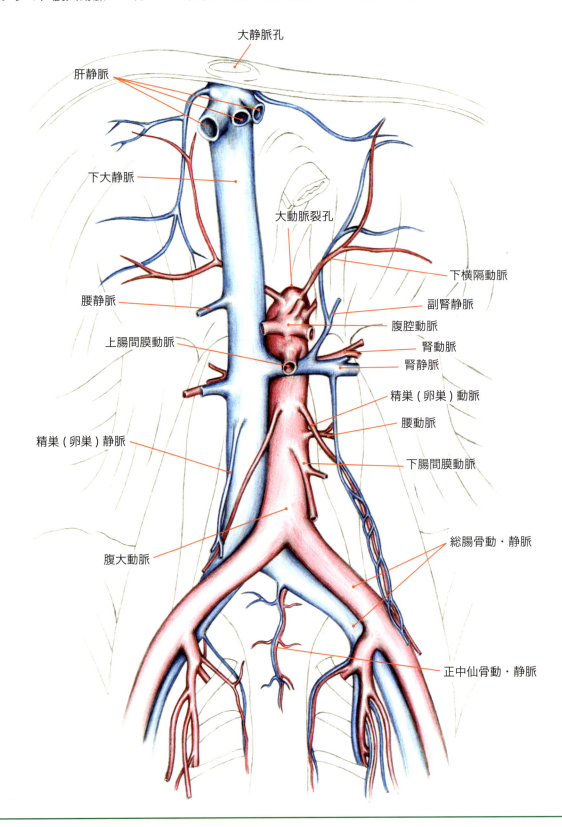

観察　腹大動脈の臓側枝

1　無対性の臓側枝は腹大動脈の前面から出る。

　腹腔動脈：大動脈裂孔の直下で分枝し、すぐに 3 本の枝 (左胃動脈、総肝動脈、脾動脈) に分かれる。
　上腸間膜動脈：腹腔動脈の 1〜2 cm 下で分枝する。
　下腸間膜動脈：左右総腸骨動脈分岐部より 3 cm 上で分枝する。

2　有対性の臓側枝は腹大動脈の側面または前側面から出る。

　腎動脈：上腸間膜動脈とほぼ同じ高さで、腹大動脈の外側面からほぼ直角に分枝する。
　精巣動脈 (女性では**卵巣動脈**)：上腸間膜動脈分枝部の 1〜2 cm 下で、腹大動脈の前側面から分枝し、下方に向かう。
　　　　　　　　　　　　　　　　高齢者では、精巣動脈 (卵巣動脈) が細くなっていて、見つからないことがある。

観察　腹大動脈の壁側枝

　下横隔動脈 (有対)：横隔膜直下の腹大動脈から分枝し、横隔膜下面に分布する。
　腰動脈 (4 対)：第 1〜4 腰椎体の高さで腹大動脈の後側面より外側に出て、腹壁に分布する。

観察　腹大動脈のその他の枝

　総腸骨動脈：腹大動脈は第 4 腰椎体の高さで、左右の総腸骨動脈に分かれて終わる。
　正中仙骨動脈：腹大動脈下端の左右総腸骨動脈への分枝部から出て、下方の骨盤後壁に向かう無対の枝。

観察　下大静脈とその枝

1　下大静脈は第 4 腰椎体前面で、左右の**総腸骨静脈**が合流してできる。
2　下大静脈は脊柱の前面で正中線よりやや右側を上行し、横隔膜の大静脈孔を貫いて胸腔に入る。
3　横隔膜直下で肝臓に抱き込まれている部分は、既に肝臓とともに切り出した (p.146 の図)。
4　以下の臓側枝が下大静脈に注ぐことを確認する。

　精巣静脈 (女性では**卵巣静脈**)：精巣静脈 (卵巣動脈) と伴行している。右精巣静脈 (右卵巣静脈) は直接下大静脈に注ぐが、
　　　　　　　　　　　　　　　　　左精巣静脈 (左卵巣静脈) は左腎静脈に注ぐ。
　腎静脈：左右の腎臓の腎門から下大静脈に向かって、ほぼ直角に合流する。
　副腎静脈：左副腎静脈は左腎静脈に注ぎ、右副腎静脈は直接、下大静脈に注ぐ。
　肝静脈：右、中、左の 3 本の肝静脈が肝臓内で下大静脈に注ぐ。肝臓の解剖の際に観察した。

5　以下の壁側枝を確認する。

　腰静脈：通常 4 対で、下大静脈に注ぐものと上行腰静脈に注ぐものがある。
　上行腰静脈：総腸骨静脈から起こり 2、3 本の腰静脈を縦に連絡して上行する。

観察　下大静脈と奇静脈系の接続

1　右**上行腰静脈**は横隔膜と後腹壁の間のすきまを通って胸腔に入り、椎体の右前面にへばりついて上行する**奇静脈**に接続する。
2　左**上行腰静脈**は横隔膜と後腹壁の間のすきまを通って胸腔に入り、椎体の左前面にへばりついて上行する**半奇静脈**に注ぐ。

§69 胸管起始部・腹大動脈近辺の神経叢・横隔膜

観察　胸管起始部

1. 縦隔で剖出した**胸管**を下方(逆行性)にたどる。
2. 胸管は下行大動脈とともに大動脈裂孔を通る。
3. 第2腰椎椎体前面で胸管はふくらんで**乳糜槽**となる。
4. 乳糜槽には**腸リンパ本幹**と**腰リンパ本幹**が流入する。
5. 腹腔内および縦隔内を上行する胸管には、多数のじゅず状のふくらみがある。胸管を縦に切開して、このふくらみが弁の存在によることを確認する。

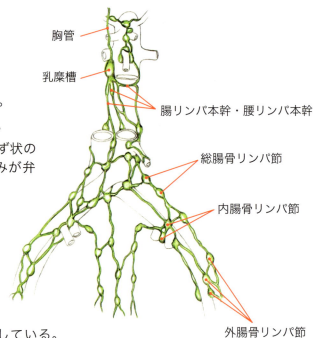

胸管
乳糜槽
腸リンパ本幹・腰リンパ本幹
総腸骨リンパ節
内腸骨リンパ節
外腸骨リンパ節

観察　腹大動脈近辺の自律神経の神経叢

1. 腹大動脈近辺には自律神経の神経叢、神経節が密集している。これらを厳密に区別する必要はない(区別は不可能)。
2. **迷走神経、大内臓神経**および**小内臓神経**からの枝が、これらの神経叢(神経節)に入り込んでいることを確認する。
3. 後腹壁の椎体前側面上を、胸壁から続く**交感神経幹**が走っている。腹部の交感神経幹に含まれる4つの幹神経節からの枝が、上記の神経叢(神経節)に入り込んでいることを確認する。

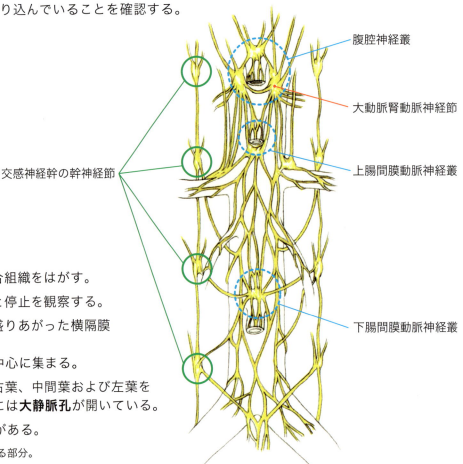

腹腔神経叢
大動脈腎動脈神経節
交感神経幹の幹神経節
上腸間膜動脈神経叢
下腸間膜動脈神経叢

観察　横隔膜の下面

1. 横隔膜下面の壁側腹膜と結合組織をはがす。
2. 骨格筋である**横隔膜**の起始と停止を観察する。
3. 横隔膜の停止はドーム状に盛りあがった横隔膜中央部にある**腱中心**である。横隔膜のすべての筋束は腱中心に集まる。
4. 腱中心はクローバー形で、右葉、中間葉および左葉を区別する。中間葉の右後方には**大静脈孔**が開いている。
5. 横隔膜の起始は以下の3部がある。

　　胸骨部：胸骨剣状突起から起こる部分。
　　肋骨部：第7以下の肋軟骨から起こる部分。
　　腰椎部：第1〜4腰椎の椎体前面から起こる部分で、**左脚**と**右脚**がある。

6 左脚と右脚は大動脈を取り囲み、大動脈の前で交差する。
つまり、左脚、右脚および第1腰椎体の間に**大動脈裂孔**をつくる。

7 大動脈裂孔の前で右脚の筋束はさらに2分して、**食道裂孔**を形成する。

8 右脚と左脚の起始の外側方で、肋骨部の筋束の起始となっている**内側弓状靱帯**と**外側弓状靱帯**を見つける。内側弓状靱帯は大腰筋と小腰筋をまたぎ、外側弓状靱帯は腰方形筋をまたいでいる。

注意!! 胸骨部と肋骨部の起始は、既に前胸壁を外す際に切り離している。

観察　横隔膜の周辺

内側弓状靱帯の後方で、大腰筋と小腰筋の前には**交感神経幹**、右では**奇静脈**、左では**半奇静脈**が通る。

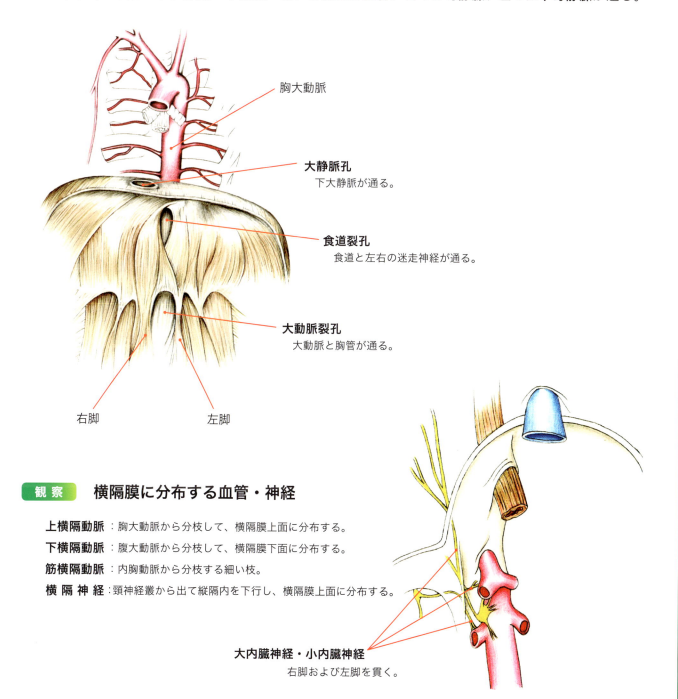

- 胸大動脈
- **大静脈孔** 下大静脈が通る。
- **食道裂孔** 食道と左右の迷走神経が通る。
- **大動脈裂孔** 大動脈と胸管が通る。
- 右脚　左脚

観察　横隔膜に分布する血管・神経

上横隔動脈：胸大動脈から分枝して、横隔膜上面に分布する。
下横隔動脈：腹大動脈から分枝して、横隔膜下面に分布する。
筋横隔動脈：内胸動脈から分枝する細い枝。
横　隔　神　経：頸神経叢から出て縦隔内を下行し、横隔膜上面に分布する。

大内臓神経・小内臓神経 右脚および左脚を貫く。

§70 後腹壁の筋と腰神経叢

観察　後腹壁の筋

後腹壁の壁側腹膜と脂肪を除去し、後腹壁の筋を剖出する。
大腰筋の側方および前面から、多数の腰神経叢由来の神経が出てくるので、切らないように注意しよう。

大 腰 筋：最も内側、脊柱近くにある筋である。起始はここでは見えないが 腰椎椎体、椎間円板、肋骨突起から起こり、
　　　　　横隔膜の内側弓状靭帯の後ろを通過して寛骨の前面を下行する。
　　　　　その後、**腸骨筋**と一緒になって**腸腰筋**となり、鼠径靭帯の下をくぐって大腿骨小転子に停止する。

小 腰 筋：第12胸椎と第1腰椎の椎体前面から起こり、大腰筋の前を下行して、寛骨前面(腸骨体から恥骨)に停止する。
　　　　　約50％の遺体で欠如する。

腰方形筋：第12肋骨から起こり、横隔膜の外側弓状靭帯の後ろを下行し、腸骨稜に停止する。

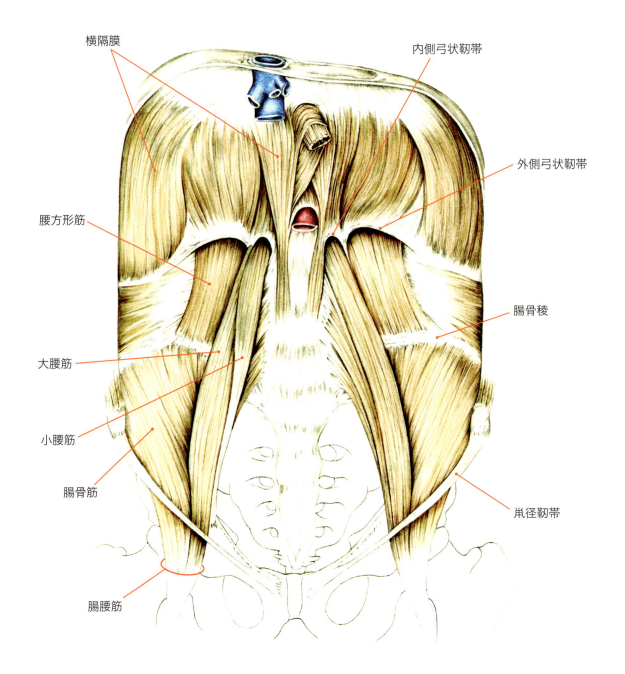

観察　腰神経叢

腰神経叢は第1〜4腰神経前枝で構成され、神経叢そのものは大腰筋の中にある。
大腰筋の側面または前面から出てくる腰神経叢由来の神経を、上から順に同定する。
大腰筋をむしり取りながら、これらの腰神経叢の枝を根元の方にたどり、腰神経叢の全体を剖出しよう。

肋下神経　：第12胸神経由来。第12肋骨のすぐ下で腰方形筋の前を斜め外下方に走り、腹横筋を貫く。
　　　　　　　肋下神経は腰神経叢には含まれない。
腸骨下腹神経、腸骨鼠径神経：第1腰神経由来。大腰筋の外側縁から現れて、腰方形筋の前面を斜め外側下方に走る。
陰部大腿神経：第1、2腰神経由来。大腰筋の前面から現れ下行する。
外側大腿皮神経：第2、3腰神経由来。腸骨稜の高さで大腰筋の外側縁から現れ、腸骨筋の前面を斜め下方に走る。
大腿神経　：第1〜4腰神経由来。腰神経叢は由来の神経の中で最も太い。
　　　　　　　大腰筋と腸骨筋の間の溝から現れ深部に入り込む。
閉鎖神経　：第2〜4腰神経由来。大腰筋の内側縁の奥を下行する。
腰仙骨神経幹：第4、5腰神経由来。閉鎖神経の内側のさらに奥を下行し、骨盤内に入る。

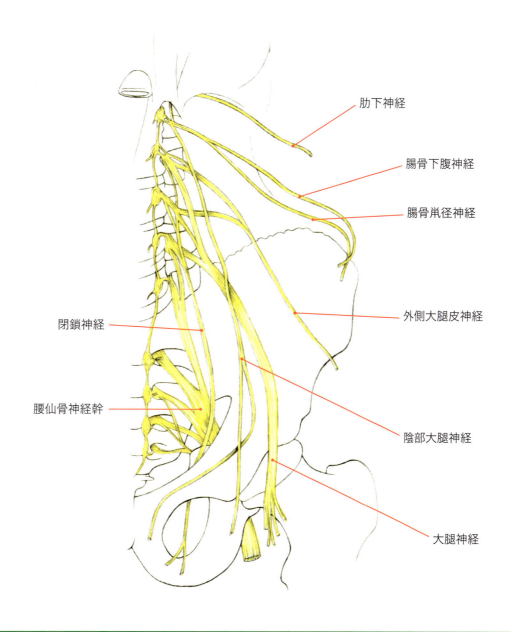

第7章　骨盤内臓と外陰部

§71　骨盤内の臓器

観察　骨盤内臓と腹膜

1. 骨盤腔内の前方にある**膀胱**と後方にある**直腸**、および女性ではその中間に位置する**子宮**を確認する。
2. 骨盤内臓と**腹膜**との関係を観察する。次の点を確認しよう。
   - 膀胱は、その上面だけが腹膜に被われている。
   - 男性では、膀胱とその後方にある直腸との間に、**直腸膀胱窩**という深いくぼみがある。
   - 女性では、子宮の前面、後面および上面を被う**子宮広間膜**がさらに外側にのびて、骨盤内側壁の**壁側腹膜**に移行する。また、膀胱と子宮の間のくぼみを**膀胱子宮窩**、直腸と子宮の間のくぼみを**直腸子宮窩(ダグラス窩)**と呼ぶ。

観察　骨盤内臓の剖出

後腹壁を走る**尿管**、**精巣動・静脈**(女性では**卵巣動・静脈**)を剖出する。

1. 腎臓の取り出しの際に尿管を上部で切断した。その断端から下方に向かって、尿管を後腹壁に固定している壁側腹膜をはいでいく。
2. 骨盤腔内を走行する尿管を男性では膀胱まで、女性では子宮広間膜の手前まで、腹膜をはいで尿管を露出させながらたどる。
3. 途中で、精巣動・静脈(卵巣動・静脈)が尿管の前を交差する。
4. さらに下方では、左右の尿管は**総腸骨動・静脈**を乗り越えて前方に向かう。
5. 尿管の上端の断面から数cmほど、尿管壁をメスで縦に切開する。
6. 内腔の径に比べて尿管壁が厚いことと、縦方向の粘膜ヒダを確認する。
7. **深鼡径輪**に出入りする次の構造の骨盤腔内の走行をたどる。

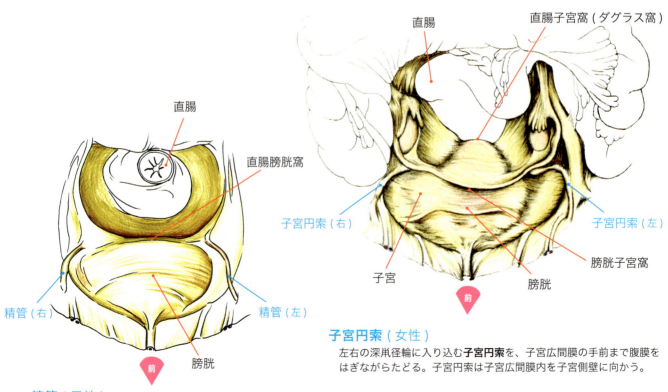

精管(男性)
左右の深鼡径輪から出てくる**精管**を腹膜をはぎながらたどり、膀胱後方に向かうことを確認する。

子宮円索(女性)
左右の深鼡径輪に入り込む**子宮円索**を、子宮広間膜の手前まで腹膜をはぎながらたどる。子宮円索は子宮広間膜内を子宮側壁に向かう。

§72 M-1（男性） 陰嚢と精索

観察　陰嚢を観る

1. **陰嚢**の皮膚は他の皮膚よりも浅黒く、多数のしわがあり、**陰毛**が多少生えている。
2. 陰嚢の皮膚の正中線に一致した隆起線を**陰嚢縫線**と呼ぶ。
   前方は陰茎下面の縫線に続き、後方は会陰縫線に続く。

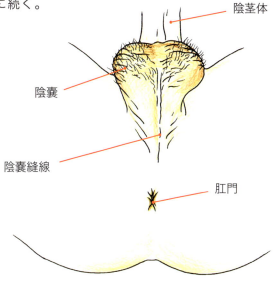

作業　陰嚢の解剖

1. 陰嚢の皮膚の一部を薄くはぐと、**肉様膜**と呼ばれる、平滑筋を含む薄い結合組織の層が現れる。
   肉様膜の平滑筋の収縮によって、陰嚢の皮膚にしわができる。
2. 肉様膜をはいで、その下層に**精巣挙筋**を探す。精巣挙筋は薄いすだれのような筋束からなる。
   精巣挙筋は内腹斜筋の一部の筋束が浅鼠径輪を通って出てきたものなので、精索の方からたどるとわかりやすい。
3. 精巣挙筋の外面と内面を被う筋膜はそれぞれ、**外精筋膜**および**内精筋膜**と呼ばれる。
   外精筋膜、精巣挙筋および内精筋膜は一体化しているので、1枚の膜として剖出すればよい。
4. 内精筋膜の下層に、白くて硬い膜が現れる。これが**精巣鞘膜**の壁側板である。
   精巣鞘膜の壁側板を精巣前面全体で剖出する。
5. 精巣鞘膜の壁側板をピンセットでつまみ上げながらメスで縦に切開すると、**精巣鞘膜**の臓側板に被われた精巣と精巣上体が現れる。
6. 精巣鞘膜の壁側板と臓側板は連続した1枚の膜であり、精巣上体の上方と精巣の後面で折れ返っている。ゾンデを差し込んで確認しよう。
7. 精巣鞘膜は精巣上体と精巣を包む扁平な袋であり、その内腔には少量の漿液がある。

作業　精索の解剖

1. 陰嚢の左右側壁の皮膚と肉様膜を上方に切開する。
2. 外精筋膜、精巣挙筋、内精筋膜に包まれた**精索**が浅鼠径輪に入っていくことを確認する。
3. 外精筋膜、精巣挙筋、内精筋膜をはがし、精索内部の脂肪を少しずつ取り除いていくと、**精管**、**精巣動脈**、**蔓状静脈叢**が現れる。

観察　陰嚢内の臓器

1. 陰嚢縫線に一致して、陰嚢の内部は**陰嚢中隔**によって左右の区画に分かれている。
2. 外精筋膜、精巣挙筋、内精筋膜を十分にはがして精巣鞘膜壁側板を大きく切開し、精巣鞘膜臓側板に被われた**精巣**と**精巣上体**および**精管**を一望できるようにしよう。
3. 精巣、精巣上体および精管は一連の管系統であり、左右それぞれが独立して陰嚢内の左右の区画に収まっている。
4. 精巣上体は上から、頭、体、尾からなり、下に行くほど細くなる。全体としてコンマ形をしている。
5. 通常、精巣上体頭は精巣の上に結合し、精巣上体体と精巣上体尾は、精巣の後面に接しながら下行し陰嚢後方下部で精管に移行する。
6. 精巣上体尾から移行した精管は上方に方向を変え精巣の後面を上行し、精索に含まれながら浅鼠径輪に入る。

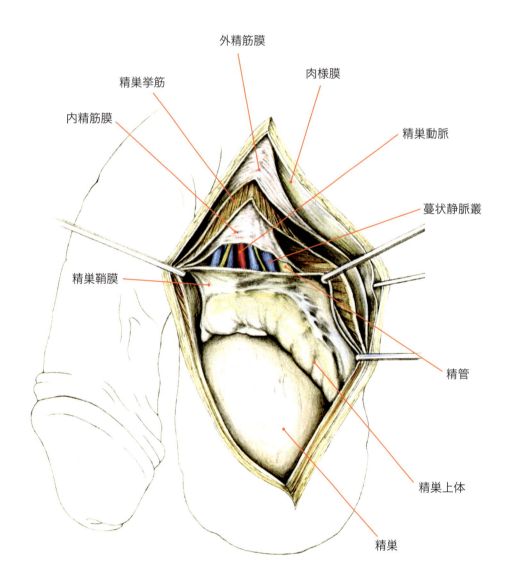

精管：1本の管。筋層が厚いので、つまむとコリコリした硬さを感じる。

精巣動脈：精管に伴行する1本の動脈。精巣上体と精巣に分布する。

蔓状静脈叢：精巣と精巣上体からくる小静脈が精索内で"静脈叢"として集まり、精管と精巣動脈にからまりながら上行する。腹腔に入ってから1本の精巣静脈となる。

§72 M-2（男性） 精巣と精巣上体

観察　精巣と精巣上体

1. **精巣**は、ほぼ球形で**精巣鞘膜**臓側板越しに、厚手の結合組織膜である**白膜**に包まれているのがわかる。
2. **精巣上体**の頭は精巣の上面と密着していて、すきまがないが、体および尾と精巣後面との間には、すきまがある。
3. 精巣鞘膜臓側板越しに、蛇行する**精巣上体管**が透けて見える。

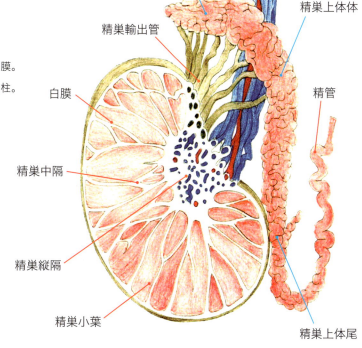

白膜：精巣鞘膜臓側板の下層にある厚手の結合組織性の膜。

精巣中隔：白膜から精巣内部に入り込む結合組織性の支柱。精巣内部を十数個の精巣小葉に分けている。

精巣縦隔：精巣中隔が精巣後部で集まっている部分。精巣動・静脈がここから出入りする。精細管と精巣輸出管を連絡する精巣網という管系が存在する。

精巣小葉：精巣中隔によって区画される精巣実質部。精巣小葉内には著しく蛇行する**精細管**がぎっしりと詰まっている。

作業　精巣上体の解剖

右と左では、異なる手順で解剖する。

（右）
1. 表面を被う精巣鞘膜臓側板をはいで、迂曲蛇行する精巣上体管とその下方に続く精管を剖出する。
2. 精巣上体頭をそっとつまみ上げると、頭と精巣の間に介在する十数本の**精巣輸出管**の存在がわかる。
3. 迂曲する精巣上体管を引きのばしながら精管までたどり、精巣上体管が枝分かれのない１本の管であることを確認する。

（左）
1. 精巣鞘膜の臓側板を被ったままの状態で、精巣上体頭、精巣上体体および精巣上体尾をメスで横断する。この際、精巣を一緒に切らないように注意しよう。
2. 精巣上体各部の断面を観察する。迂曲蛇行する精巣上体管の断面が、蜂の巣状に見えるだろう。

作業　精巣の解剖

精巣表面を被う精巣鞘膜の臓側板を被ったままで、右は精巣のみ、左は精巣と精巣上体を一緒に縦方向（ほぼ矢状断）に切断する。

観察　精巣を観る

1. 精巣の断面で**白膜**、**精巣中隔**、**精巣小葉**、**精巣縦隔**を観察する。
2. 細いピンセットを使用して、精巣小葉内に詰まっている**精細管**を静かに引き出してみよう。うまく引き出せたら、黒い紙の上に張りつけて、ルーペもしくは実体顕微鏡で観察する。

§72 M-3（男性） 会陰の浅層

観察　会陰浅層

1. 陰茎と陰嚢をできるだけ前方に押しやって会陰を広く露出する。解剖学の定義による**会陰**（**会陰部**ともいう）は男女共通で、恥骨結合下縁、尾骨先端、および左右の坐骨結節を頂点とする菱形の領域とする。
2. 左右の坐骨結節を結ぶ線で会陰を前後の2つの三角形の領域に分ける。

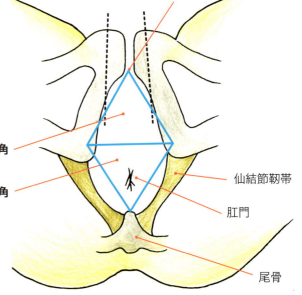

尿生殖三角：会陰前方の三角形の領域。男性では陰嚢と陰茎を含む。
肛門三角：会陰後方の三角形の領域。肛門を含む。

> **注意!!** 会陰の観察解剖の際、股間が閉じている（左右の大腿が内転位にある）と作業を進めにくい。可能であれば、遺体の体位を次のようにするとよい。
> ・膝関節を屈曲させ、大腿を立てる（股関節を屈曲させる）。
> ・左右の大腿を外転させる。
> ・殿部の下に枕を置いて、会陰の位置を高くする。

作業　会陰浅層の解剖

1. 剖出、観察が終了した精巣、精巣上体、精管をつながったまま陰嚢から取り出し、上方に反転させておく。
2. 会陰部の皮膚を、前方は陰嚢基部まで、側方は坐骨結節まで、後方は肛門を越えて尾骨先端まではぐ。
3. 会陰部の皮下を埋めている脂肪組織とその下層の膜様結合組織（**浅会陰筋膜**）を取り除く。
4. 前方に残っている空の陰嚢を、その皮下組織ごと取り除く。
5. 尿生殖三角にある3対の筋（**球海綿体筋**、**坐骨海綿体筋**、**浅会陰横筋**）を剖出する。
6. 肛門周囲を取り巻く**外肛門括約筋**を剖出する。
7. **会陰腱中心**（会陰の筋が集中する結節状の腱）は尿生殖三角の後縁正中線上にある。
8. 球海綿体筋、坐骨海綿体筋および浅会陰横筋で囲まれる領域の脂肪を、ていねいに取っていくと**会陰動脈と会陰神経が出てくる。**
9. 会陰動脈と会陰神経を取り去ってさらに深層に進むと、強靱な結合組織からなる**会陰膜**にいきあたる。会陰膜は後述する深会陰横筋とともに**尿生殖隔膜**を構成する。

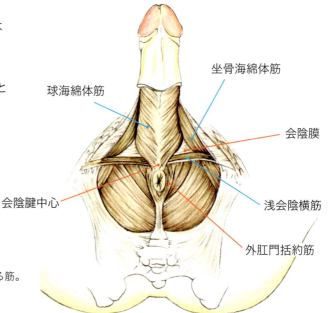

球海綿体筋：尿道海綿体基部の尿道球を包む筋。
坐骨海綿体筋：陰茎海綿体基部の陰茎脚を被う筋。
浅会陰横筋：尿生殖三角と肛門三角の境界を横走する筋。存在がわかりにくい。

§72 M-4 (男性) 陰 茎

> **観 察**　陰茎外形を観る

1. 陰茎は下腹部の恥骨結合の下 (恥骨下弓) から下垂する。
2. 体幹側から**陰茎根**、**陰茎体**、およびその名の通り"亀の頭"のような**陰茎亀頭**からなる。
3. 下垂した状態で、陰茎の前面を陰茎背、後面を尿道面と呼ぶ。
4. 陰茎亀頭の先端に**外尿道口**が開口する。
5. 陰茎の皮膚は陰嚢と同様に浅黒い。亀頭基部を被う皮膚をとくに**包皮**と呼ぶ。
6. 尿道面正中線上で、包皮のヒダである**包皮小帯**が外尿道口下縁に結合する。

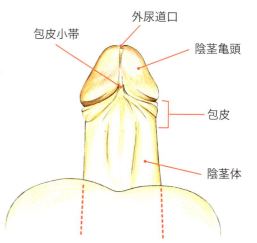

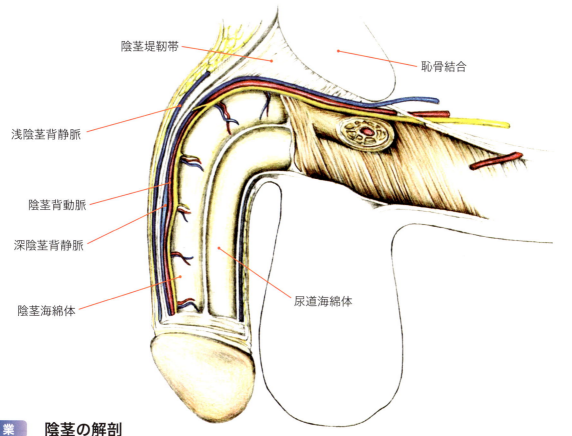

> **作 業**　陰茎の解剖

1. 陰茎背の皮膚をはぐと、輪状に走る平滑筋層からなる**肉様膜**と薄い疎性結合組織からなる**浅陰茎筋膜**が現れる。陰茎の皮膚には皮下脂肪がない。
2. 陰茎背の正中線に沿って、**浅陰茎背静脈**およびその下層の**深陰茎筋膜 (バック筋膜)** を隔てて、**深陰茎背静脈**を剖出する。深陰茎背静脈の両側には**陰茎背動脈**が走る。
3. 陰茎基部の深陰茎筋膜と上方の恥骨結合前面との間を、**陰茎堤靱帯**と呼ばれる索状の結合組織がつないでいる。
4. 陰茎全周で皮膚から深陰茎筋膜までの層をはぐと、陰茎背にある**陰茎海綿体**と尿道面にある**尿道海綿体**が、白膜に包まれた状態で剖出できる。
5. 陰茎海綿体は陰茎の基部では左右に分離して**陰茎脚**となる。
6. 尿道海綿体の先端は陰茎亀頭となり、陰茎根では肥厚して**尿道球**となる。尿道海綿体を**尿道**が縦に貫いている。

| 作 業 | **2種類の海綿体を切り離す**

1 **陰茎海綿体**基部の陰茎脚を被う坐骨海綿体筋を完全にはがす。
2 **尿道海綿体**基部の尿道球を包む球海綿体筋を完全にはがす。
3 尿道球と会陰膜の間を広げ、そこに見える尿道をメスで切断する。
4 陰茎海綿体基部から陰茎堤靭帯を切り離す。
5 陰茎海綿体と尿道海綿体の間を、基部の方から先端に向かってピンセットで分離していく。
6 最後に、陰茎亀頭と陰茎海綿体をつなぐ結合組織を切ると、陰茎海綿体と尿道海綿体は完全に分離される。

| 観 察 | **陰茎海綿体の断面**

陰茎海綿体を中央部で横切断し、断面を観察する。

1 海綿体はまさにスポンジ(海綿)状に見える。
2 結合組織からなる**陰茎中隔**が、陰茎海綿体を不完全に左右に分ける。
3 **陰茎深動脈**の断面が見える。

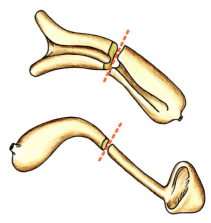

| 観 察 | **尿道海綿体の断面**

尿道海綿体を中央部で横切断し、断面を観察する。

1 尿道海綿体の**白膜**は陰茎海綿体の**白膜**よりも薄い。
2 海綿体を構成する無数の小腔(海綿体洞)は陰茎海綿体よりも小さい。
3 中央に**尿道**の断面が見える。

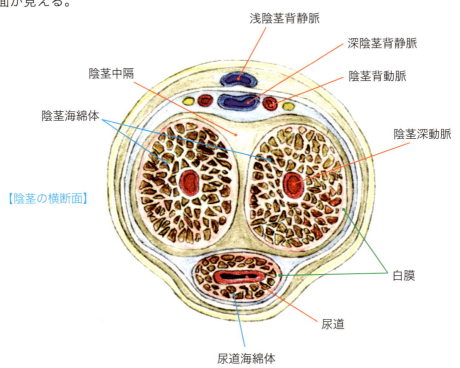

【陰茎の横断面】

§72 F-1（女性）外陰部

観察　外陰部を観る

1. 左右の**大陰唇**は前方で合して**恥丘**（恥骨結合を被う皮膚の高まり）に移行する。
後方は肛門の手前で合する。
2. 大陰唇は豊富な皮下脂肪を有する皮膚の高まりで、**陰毛**が生えている。
3. 左右の大陰唇の間の裂け目を**陰裂**と呼ぶ。
4. 左右の大陰唇の内側に**小陰唇**という有対性の皮膚のヒダがある。
小陰唇の皮膚は色素が豊富で褐色を呈する。
小陰唇には毛は生えていない。
5. 左右の小陰唇が前方で合するところに**陰核**という突出物がある。
陰核は、本体の突出部分である**陰核亀頭**と陰核の前面を被う小陰唇の皮膚（**陰核包皮**）からなる。
6. 陰核亀頭以外の陰核の本体部分は皮下に埋まっており、p.161で剖出する。
7. 左右の小陰唇で囲まれた領域を**腟前庭**と呼ぶ。
8. 腟前庭には、前方の**外尿道口**と後方の**腟口**が開口する。

　　外尿道口：小さな裂け目である。もしわかりにくければ既に開放した膀胱の内尿道口からゾンデを差し込んで、腟前庭のどこに出てくるかで確認しよう。

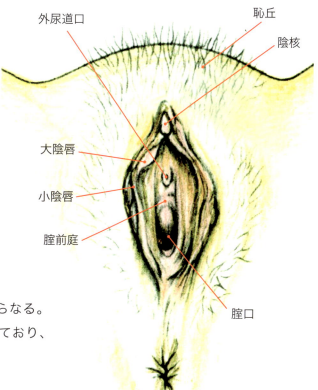

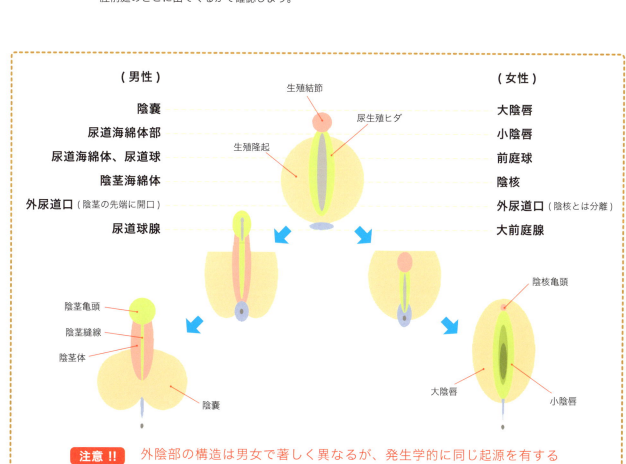

注意!!　外陰部の構造は男女で著しく異なるが、発生学的に同じ起源を有する構造を対比しながら解剖、観察を進めるとよい。

§72 F-2（女性）会陰の浅層

観察　会陰浅層を観る

左右の坐骨結節を結ぶ線で、**会陰**を前後の2つの三角形の領域に分ける。

> **注意1** 解剖学の定義による会陰（会陰部ともいう）は男女共通で、恥骨結合下縁、尾骨先端、および左右の坐骨結節を頂点とする菱形の領域とする。

> **注意2** 会陰の観察解剖の際、股間が閉じている（左右の大腿が内転位にある）と作業を進めにくい。可能であれば、遺体の体位を次のようにするとよい。
> ・膝関節を屈曲させ、大腿を立てる（股関節を屈曲させる）。
> ・左右の大腿を外転させる。
> ・殿部の下に枕を置いて、会陰の位置を高くする。

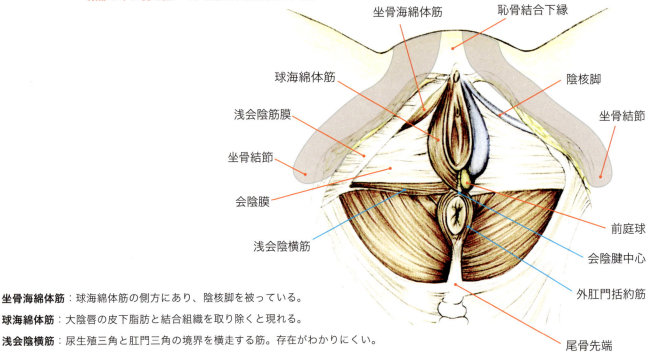

坐骨海綿体筋：球海綿体筋の側方にあり、陰核脚を被っている。
球海綿体筋：大陰唇の皮下脂肪と結合組織を取り除くと現れる。
浅会陰横筋：尿生殖三角と肛門三角の境界を横走する筋。存在がわかりにくい。

作業　会陰浅層の解剖

1. **陰核**の包皮をはぎ**陰核体**を剖出する。
2. 陰核体側方の皮膚をはぎながら陰核体が左右の**陰核脚**に分かれるのを確認する。
3. 小陰唇と腟前庭の皮膚を残して小陰唇の外側から尾骨までの会陰部の皮膚をはぐ。
   ただし、肛門周囲の皮膚は輪状に残すこと。
4. 大陰唇の皮下には豊富な皮下脂肪がある。
5. 浅鼠径輪で**子宮円索**が剖出できている場合は子宮円索を下方に追求して大陰唇皮下に向かうことを確認する。
6. 尿生殖三角の皮膚をはぎながら、その下にある3種類の筋（**球海綿体筋**、**坐骨海綿体筋**、**浅会陰横筋**）を剖出する。
7. 肛門周囲を取り巻く**外肛門括約筋**を剖出する。
8. **会陰腱中心**（会陰の筋が集中する結節状の腱）は尿生殖三角の後縁正中線上にある。
9. 球海綿体筋、坐骨海綿体筋および浅会陰横筋で囲まれる領域の脂肪をていねいに取っていくと、会陰動脈と会陰神経が出てくる。
10. 会陰動脈と会陰神経を取り去ってさらに深層に進むと、強靭な結合組織からなる**会陰膜**にいきあたる。会陰膜は後述する深会陰横筋とともに**尿生殖隔膜**を構成する。

§72 F-3（女性） 前庭球・大前庭腺・陰核

> **作業** 前庭球と大前庭腺の剖出

1. **球海綿体筋**を慎重にはぎ、その下層にある**前庭球**を剖出する。
   前庭球は長さ3cm程度の卵円形の器官で、海綿体組織からなる。
2. 両側の前庭球は腟壁を左右からはさむように位置するのを確認する。
3. 左右の前庭球の後端に接して、褐色の**大前庭腺（バルトリン腺）**が区別できるので、これを剖出する。
4. 大前庭腺は粘液腺で、その導管は腟口の両側の腟前庭に開口するが、肉眼ではわからないだろう。

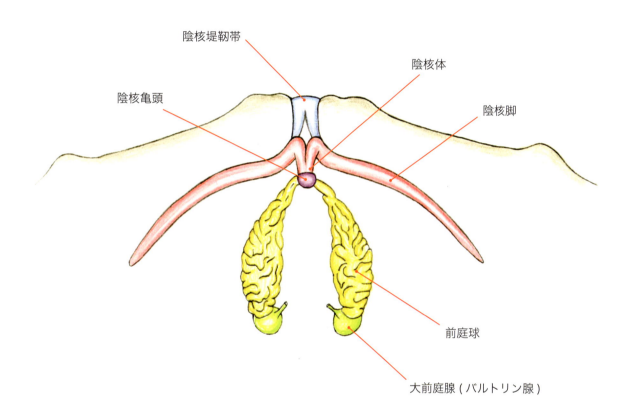

> **作業** 陰核の剖出

1. すでに**坐骨海綿体筋**をはがして**陰核脚**の一部を剖出しているが、さらに後方まで剖出を進めて、陰核脚が恥骨下枝についていることを確認する。
2. 正中線上で、**陰核体**と恥骨結合の間を**陰核堤靱帯**がつないでいる。
3. 陰核堤靱帯を切り、陰核脚を恥骨からはがして、**陰核**全体を取り出す。
4. 取り出した陰核の全体を観察し、正中部の**陰核亀頭**と陰核体、および左右後方に伸びる陰核脚を区別する。
5. よく見ると、陰核体は1対の陰核海綿体があわさっていることがわかる。
6. 陰核体を縦に切り、その断面で海綿体構造を観察する。

§73 骨盤底の筋

作業　坐骨肛門窩の解剖

1. **肛門**の両側にある多量の脂肪と結合組織を取り除く。これらは肛門の両側にある**坐骨肛門窩**を埋めている。
2. 坐骨肛門窩は、**肛門管**を取り巻く**肛門挙筋**と小骨盤内側壁との間の空間である。
3. 脂肪と結合組織を取り除く作業中に遭遇する動脈は内陰部動脈の枝（会陰動脈、下直腸動脈）、神経は陰部神経の枝（下直腸神経、会陰神経）である。これらの動脈、神経を意図的に剖出しなくてよい。
4. 肛門挙筋は坐骨肛門窩の内側壁を構成する。
5. 肛門挙筋の起始は小骨盤内面の腱または骨から起こり、下方の肛門に向かって円錐状に集束し、肛門周囲に停止する。

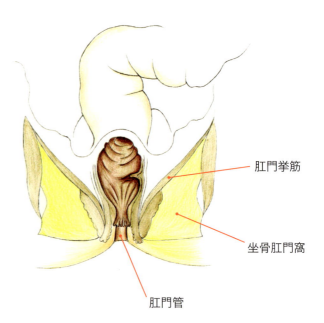

作業　深会陰横筋（尿生殖隔膜）の剖出

1. 尿生殖三角にある**会陰膜**は下尿生殖隔膜筋膜ともいい、その深層の**深会陰横筋**の下面を被う筋膜である。
2. 女性の場合は、前庭球と大前庭腺を取り去る。
3. 会陰膜をはぎ取って、深会陰横筋を剖出する。
4. 深会陰横筋の起始は坐骨結節、坐骨恥骨枝および恥骨下枝で、正中線上の会陰腱中心などに停止する。
5. 深会陰横筋は恥骨弓をふさぐように位置し、上から下に向かって男性では**尿道**が、女性では**尿道**と**腟**が貫く。

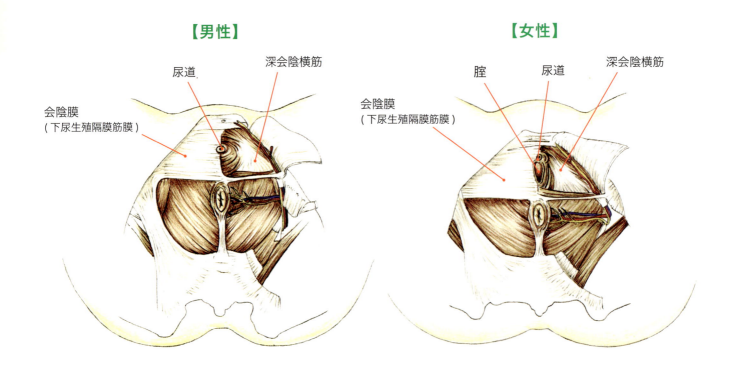

6 尿道が貫く部分では、筋線維が尿道を取り囲むように走っている。
　この筋束は尿道を随意的に締める筋で、**外尿道括約筋**と呼ばれる。
7 男性では、尿道の後方の深会陰横筋筋束内に、小豆大の一対の**尿道球腺（カウパー腺）**が埋まっている。
8 深会陰横筋の後縁は肛門管の前で自由縁をなす。
9 下尿生殖隔膜筋膜は深会陰横筋後縁で反転して、深会陰横筋の上面に移行し、上尿生殖隔膜筋膜となる。
10 深会陰横筋とその上下面の筋膜である上、および下尿生殖隔膜筋膜をあわせて、**尿生殖隔膜**と呼ぶ。

観察　骨盤隔膜を観る

1 すでに剖出した**肛門挙筋**の下面を後方にたどると、左右の坐骨棘と仙骨下面および尾骨の間に張る**尾骨筋**に移行することに気づく。
2 尾骨筋は**仙棘靱帯**と一体化している。
3 肛門挙筋と尾骨筋および、その前方に張る腸骨尾骨筋、恥骨尾骨筋、恥骨直腸筋は全体として、肛門三角領域での骨盤腔の底をなしているので、**骨盤隔膜**と呼ばれる。
4 骨盤隔膜の形は肛門を一番下にしたすり鉢状である。

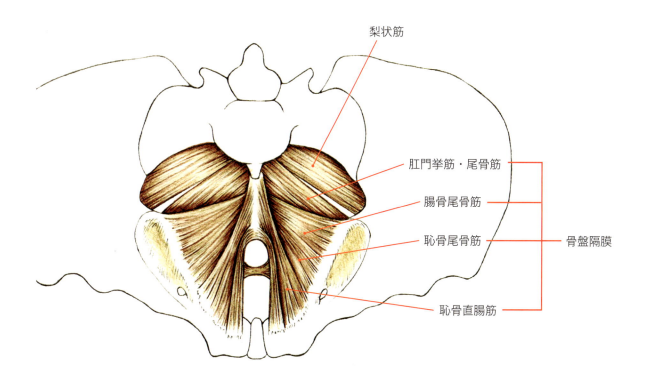

§74 骨盤前壁の開放

骨盤腔内の臓器を解剖、観察するために、以下の手順で小骨盤の前壁を切り取って骨盤腔を開放する。
切り取られる骨は、恥骨結合で一体になった状態の左右の恥骨全体(恥骨体、恥骨上枝、恥骨下枝)である。

作業　恥骨外側面に停止する筋の取り外し

1. 恥骨結合近辺から起こる股関節の内転筋群(**恥骨筋、短内転筋、長内転筋、薄筋、大内転筋**)を、それぞれできるだけ起始に近いところで恥骨から外す。
2. 恥骨筋を取り除くと、その深層に**外閉鎖筋**が見える。
3. 外閉鎖筋をその起始である閉鎖孔下縁の骨から切り取る
4. **閉鎖孔**の大部分は結合組織性の**閉鎖膜**で閉ざされている。
5. 閉鎖膜の上部に**閉鎖管**が開いていて、そこを**閉鎖動・静脈**と**閉鎖神経**が貫いていることを確認しよう。
6. 恥骨結合から恥骨結節にいたる恥骨の上面につく**腹直筋**と**白線**を恥骨からはがす。

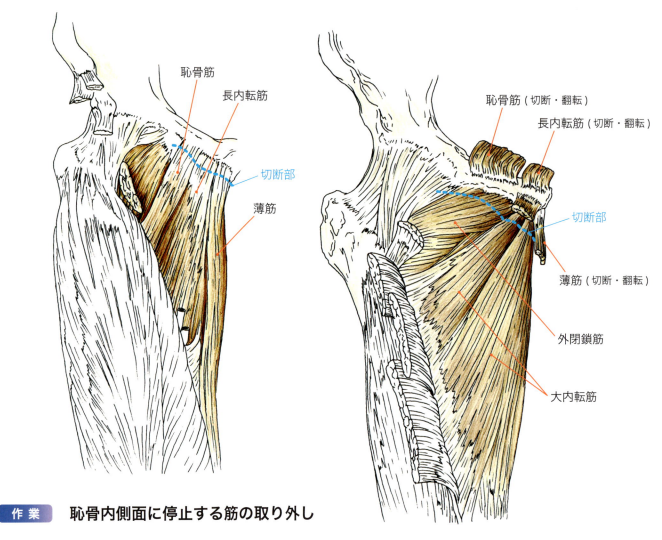

作業　恥骨内側面に停止する筋の取り外し

1. 恥骨下枝に停止する**坐骨海綿体筋**を取り去る。
2. 恥骨結合下部と恥骨下枝から起こる**深会陰横筋**を恥骨から切り取る。
3. 深会陰横筋は骨盤内臓についたままにしておく。
4. 恥骨体後面に停止する一部の**肛門挙筋**の筋束を恥骨後面から切り取る。
5. 肛門挙筋は、小骨盤内壁の他の部分から起こる多数の筋束が残っているので、骨盤腔から取り除くことはできない。

> 作業　骨盤内臓器と恥骨の分離

1. 恥骨結合とそのすぐ後ろに位置する骨盤内臓器（男性では膀胱と前立腺、女性では膀胱）の間には、脂肪と結合組織が埋まった**恥骨後隙**（**レチウス隙**）が存在する。
2. 恥骨弓から恥骨後隙にピンセットまたは指を差し込み、骨盤内臓器を徐々に後方に押しやる。
3. その作業を恥骨下枝と恥骨上枝の後面でも進める。
4. 閉鎖孔をふさぐ**閉鎖膜**を可能な限り取り除く。
5. 恥骨の外側面と内側面につく筋、腱、靱帯、骨膜などをできるだけはがす。

> 作業　恥骨の切り取り

1. 左右の**閉鎖孔**が前後に切半される位置で小骨盤前壁を鋸で矢状断する。
2. **恥骨結合**でつながったままの状態で、左右の恥骨を取り外す。

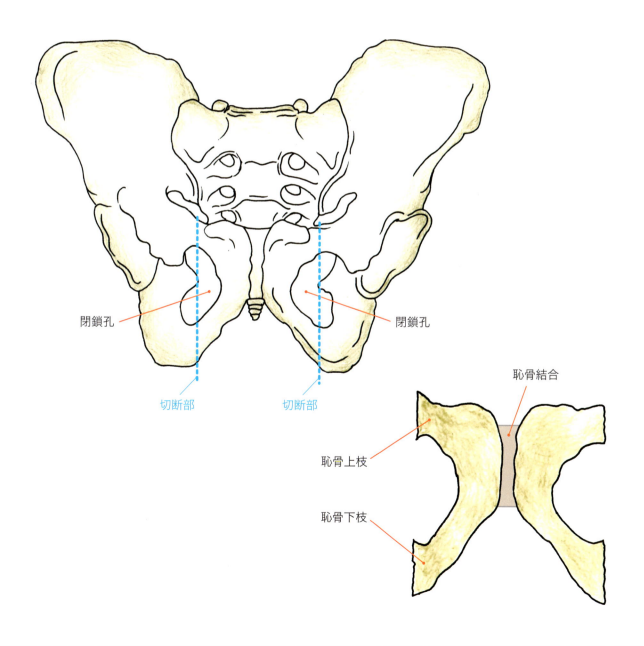

§75 骨盤の血管

観察　外腸骨動脈を観る

1. 左右の**総腸骨動脈**は、仙腸関節の前で**外腸骨動脈**と**内腸骨動脈**に分かれる。
2. **外腸骨動脈**はほぼ骨盤上口に沿って斜め下方に走る。
3. **尿管**と**精巣動脈**(女性では**卵巣動脈**)が外腸骨動脈の上を交差する。
4. 鼠径靱帯の下の**血管裂孔**を通過して大腿に入り、**大腿動脈**と名称を変える。
5. 鼠径靱帯の直前で、外腸骨動脈から**下腹壁動脈**が分枝する。

観察　内腸骨動脈の壁側枝

内腸骨動脈から出る枝は、体壁に分布する壁側枝と骨盤内臓に分布する臓側枝に大別される。
まず壁側枝を観察しよう。

腸腰動脈：内腸骨動脈から分枝して外後方に向かい、大腰筋の裏側にもぐり込む。
外側仙骨動脈：仙骨前面を下行する。
上殿動脈：最大の壁側枝。
　　　　　　第5腰神経と第1仙骨神経の間を後方に向かい、梨状筋上孔を通って骨盤外(殿部)に出て殿筋に分布する。
閉鎖動脈：骨盤壁に沿って斜め前下方に走り、閉鎖管を通って骨盤外に出て大腿内転筋に分布する。
下殿動脈：第2～3仙骨神経の間を後方に向かい、梨状筋下孔を通って骨盤外(殿部)に出て殿筋に分布する。
内陰部動脈：下殿動脈から分かれて、梨状筋下孔を通っていったん骨盤外(仙棘靱帯後面)に出るが、すぐに小坐骨孔を
　　　　　　　通って骨盤内に戻ってくる。その後、内陰部神経とともに閉鎖筋膜内(**陰部神経管**)を前方に向かい、
　　　　　　　会陰と外陰部に分布する。

観察　内腸骨動脈の臓側枝

続いて臓側枝を観察する。

臍動脈：内腸骨動脈から前方に向かう最初の枝。**上膀胱動脈**を分枝した後は**臍動脈索**(胎生期の**臍動脈**の名残り)となる。
子宮動脈：女性では、内腸骨動脈から前方に向かって子宮動脈が出る。子宮動脈は尿管の前を交差して、子宮頸部に向かう。
　　　　　　子宮側壁で卵巣動脈の枝(卵管動脈)と吻合し、下方は腟動脈と吻合する。
　　　　　　子宮広間膜をはいで、子宮側壁の子宮傍組織に子宮動脈が入り込むのを確認しよう。
中直腸動脈：内腸骨動脈から出て骨盤後壁に沿って直腸膨大部に向かう。
下膀胱動脈：起始が様々(内腸骨動脈、臍動脈、内陰部動脈、閉鎖動脈、下殿動脈)なので、膀胱に到達することが
　　　　　　　確認できなければ同定は困難である。
　　　　　　　なお、下膀胱動脈は男性では前立腺と精嚢、女性では腟にも枝を出すので、これも同定の参考になる。
精管動脈：男性では子宮動脈がない代わりに精管動脈がある。内腸骨動脈から分枝した枝が、精管動脈と下膀胱動脈に
　　　　　　2分することが多いが、両動脈とも細いので、同定は困難であろう。

注意!!　内腸骨動脈の枝の分枝は遺体による差異が著しい。
　　　　　したがって、分枝パターンではなく、分布先で動脈名を決めるべきである。

> **観察**　内腸骨静脈の枝

1. 内腸骨動脈の枝には同じ名称の静脈が伴行していることが多い。
2. これらの伴行静脈は**内腸骨静脈**に注ぐ。

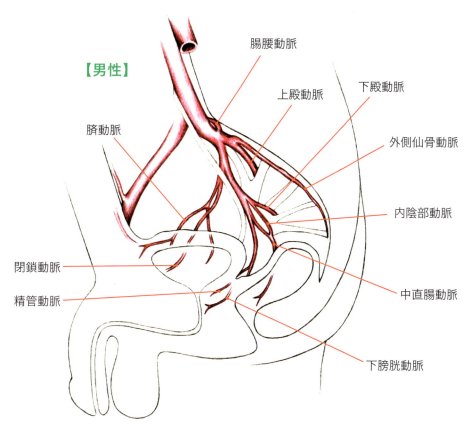

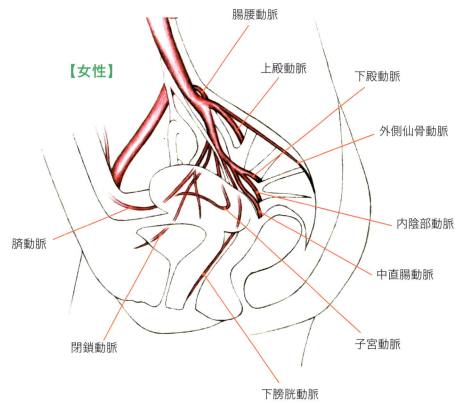

§76 骨盤の神経

> **観察** 仙骨神経叢

第4腰神経から第4仙骨神経の前枝は**仙骨神経叢**をつくる。仙骨神経叢から以下の枝が出る。

上殿神経：仙骨神経叢から出て梨状筋上孔から骨盤の後方(殿部)に出る。
下殿神経：仙骨神経叢から出て梨状筋下孔から骨盤の後方(殿部)に出る。
坐骨神経：仙骨神経叢から出る最大の枝。梨状筋下孔から骨盤の後方(殿部)に出る。
陰部神経：仙骨神経叢から出て梨状筋下孔からいったん骨盤外に出るが、小坐骨孔を
　　　　　　通って再び骨盤内に入る。その後は内陰部動脈とともに陰部神経管を通って
　　　　　　会陰、外陰部に向かう。

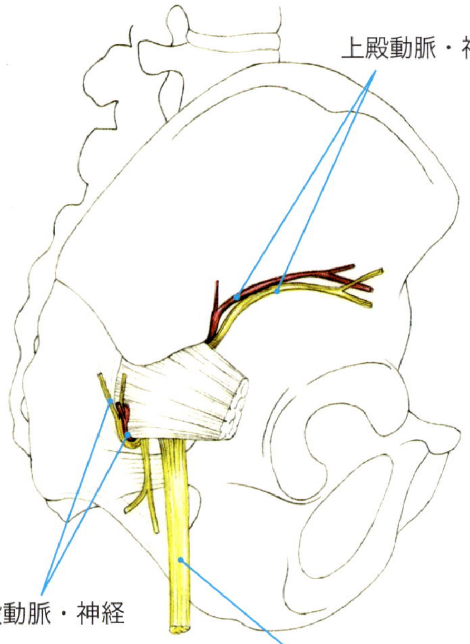

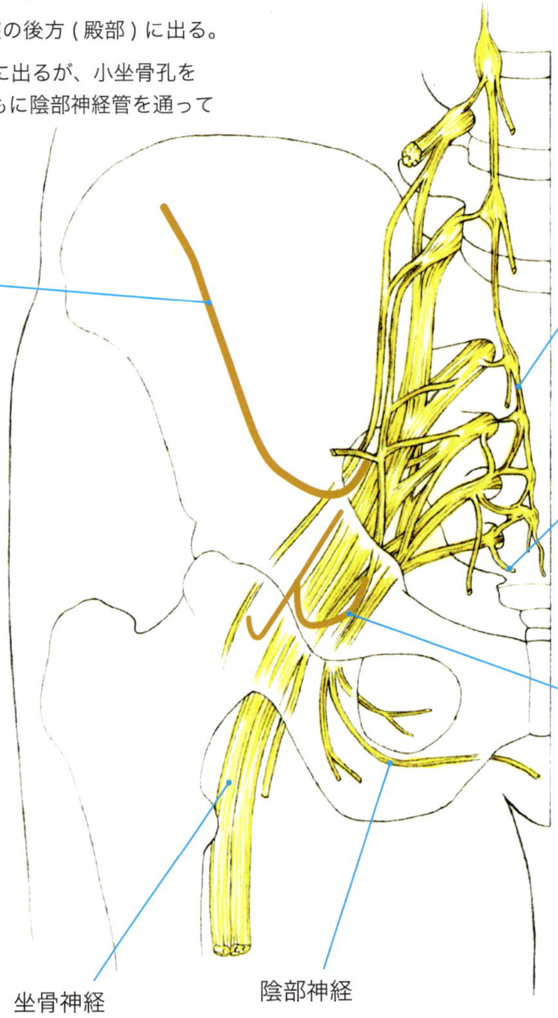

【骨盤外側面】

上殿神経
仙骨内臓神経
骨盤内臓神経
上殿動脈・神経
下殿神経
下殿動脈・神経
坐骨神経
坐骨神経
陰部神経

> **観察** 骨盤内の自律神経叢

1　腹膜を適当に破りながら、直腸と膀胱の外側に分布する複雑な**骨盤神経叢(下下腹神経叢)**を確認する。
2　骨盤神経叢(下下腹神経叢)には以下の2種類の神経が入り込む。
　　仙骨内臓神経：交感神経幹の仙骨神経節からくる交感神経線維。
　　骨盤内臓神経：第2～4仙骨神経からくる副交感神経線維。
3　骨盤神経叢は上方に連続して、仙骨前面の**上下腹神経叢**につながる。

> **注意!!** 骨盤内臓に分布する自律神経はほとんどすべて骨盤神経叢からくるが、その走行を追うことは
不可能である。実習では、上記の骨盤神経叢の存在がなんとなくわかればよい。

§77 M-1（男性） 骨盤内臓の取り出し

観察　尿管と精管

1　腹膜を適当にはぎながら、**尿管**の走行をたどる。

- 後腹壁を下行し、外腸骨動脈の前を乗り越えて、骨盤腔に入る。
- 直腸の両側を前方に進む。
- 精管の下を通過して、膀胱の後外側壁に進入する。

2　腹膜を適当にはぎながら、**精管**の走行をたどる。

- **深鼠径輪**から骨盤腔に入る。
- 精巣動・静脈と別れて内側に曲がり、外腸骨動・静脈を乗り越える。
- 膀胱の両側を後方に進む。
- 尿管の上を乗り越えると下方に曲がって前立腺に向かう。

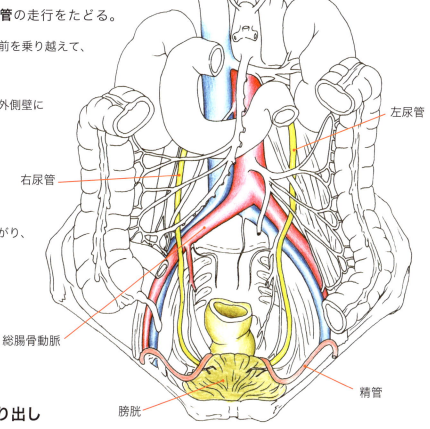

作業　膀胱と前立腺の取り出し

1　**前立腺**と**肛門挙筋**の間の結合組織を取り除く。
2　**膀胱**に分布する血管と神経をすべて切る。
3　尿管を後腹壁からはがし、膀胱だけにつながった状態にする。
4　精管を深鼠径輪付近で切断し骨盤腔内から分離して、前立腺だけにつながった状態にする。
5　**深会陰横筋**（**尿生殖隔膜**）は前立腺の下についたままでよい。
6　以上の処理で、尿管と精管がつながったままの状態で膀胱と前立腺を骨盤腔から取り出せる。

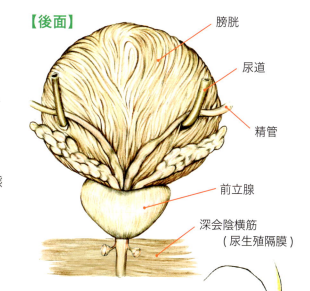

作業　直腸の取り出し

1　**肛門管**の周囲に停止する**肛門挙筋**を、肛門管からやや離れた位置で切る。
2　**直腸**は腹膜と結合組織によって後腹壁と骨盤腔に固定されている。この腹膜と結合組織を適当に取り去る。
3　直腸に分布する血管、リンパ管、神経をすべて切る。
4　**肛門**をつけたままの状態で、直腸を骨盤腔から取り出す。

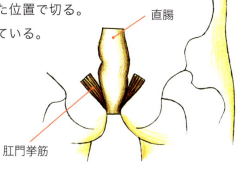

§77 M-2（男性） 膀胱・前立腺・尿道

観察　膀胱の外形 (§77 F-2(女性)の図を参照)

1. **膀胱**の上面を被う腹膜をはぐ。膀胱の下面、側面および後面は腹膜に被われておらず、脂肪と結合組織(筋膜)になんとなく包まれている。
2. 膀胱の外形は前方に尖った三角錐型である。
3. 膀胱の前端を膀胱尖、後下面を膀胱底と呼ぶ。
4. 膀胱底の両側端に尿管が後方から進入する。

右尿管　膀胱底　左尿管
膀胱三角
尿管口
内尿道口
射精管（前立腺内）
前立腺
尿道前立腺部

作業　膀胱上壁の切開

1. 膀胱の上壁をメスで正中切断する。
2. それと直交するように、上壁を前頭断する。
3. これによって、膀胱上壁が十字状に切り開かれる。

尿管口：有対で、後壁の両外側端に開口する。
内尿道口：壁の前方正中線上に1つ開口する。

観察　膀胱内腔を観る

1. 膀胱の内腔に開口する3つの口(左**尿管口**、右**尿管口**、**内尿道口**)を確認する。
2. これら3つの口を頂点とする三角形の領域を**膀胱三角**と呼ぶ。
   膀胱三角は外形で見た膀胱底にほぼ一致する。
3. 膀胱三角の粘膜は、他の部分の粘膜よりもしわ(粘膜ヒダ)が少なく、平滑に見える。

作業　精管膨大部、精嚢および射精管の剖出

1. 膀胱後面の結合組織に埋まっている左右の**精管膨大部**と**精嚢**を剖出する。
   精管膨大部と精嚢は下方の前立腺後面に向かいつつ合流する。
2. 前立腺後部の組織をピンセットで少しずつ崩しながら、前立腺内を貫く**射精管**を部分的に剖出しよう。
3. 精管膨大部と精嚢を縦方向にメスで切り開く。
4. 精管膨大部と精嚢の内腔はいずれも小さな腔(憩室)が密集している。
   ただし、精嚢は精子をためる袋ではなく、外分泌腺であることに注意。

作業　前立腺の内部と尿道前立腺部の剖出

1. 膀胱腔の内尿道口から**尿道**にゾンデを差し込み、尿道の位置の目印とする。
2. ゾンデの位置が楔形の頂点になるように、前立腺の前壁をメスで切り取る。
   つまり、前立腺内を上下に貫通する尿道を前方から開放する。

注意!!　ゾンデを無理に押し込むと、尿道の壁を突き破るので注意しよう。

観察　前立腺内部と尿道前立腺部

1. **前立腺**はクルミ大の大きさで、しっかりした被膜に包まれている。
2. 内部の実質は色調の違いによって周辺部(**外腺**)と中心部(**内腺**)が区別できる。
3. 尿道に向かって導管が集まっていくのが、なんとなくわかるだろう。
4. 尿道前立腺部の後壁には内尿道口から続く縦方向のすじ(**尿道稜**)がある。
5. 尿道稜の一部がふくらんだ部分を**精丘**という。
6. 精丘の中央に小さなくぼみ(**前立腺小室**)があり、その両側に針の先ほどの射精管の開口が見られる。
7. 精丘の周囲の粘膜に20本前後の前立腺の導管が開口するが、肉眼ではわからない。
8. 尿道壁の筋層を上から連続して観察し、以下の2か所の括約筋を確認する。
   内尿道括約筋：内尿道口を取り巻く輪状筋で平滑筋からなる。
   外尿道括約筋：深会陰横筋(尿生殖隔膜)を尿道が通過する際、深会陰横筋の一部の横紋筋線維が尿道を取り囲む。

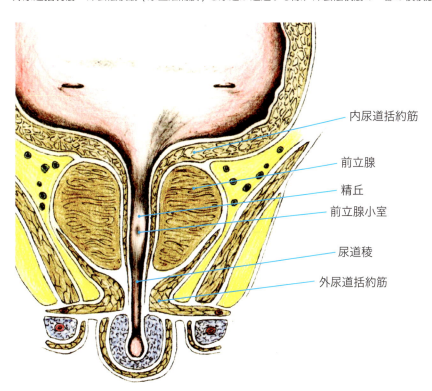

注意1　大部分の遺体は60歳以上だろうから、男性遺体の多くで**前立腺肥大症**が認められるはずである。正常の前立腺はくるみ大であるが、前立腺肥大症では卵大からみかん大に肥大する。

注意2　深会陰横筋(尿生殖隔膜)の剖出(§73)の際に尿道球腺(カウパー腺)をうまく剖出できなかった場合は、ここで再度剖出を試みよう。

§77 F-1（女性） 骨盤内臓の取り出し

観察　骨盤内臓と腹膜

1. **子宮間膜**、**卵管間膜**，**卵巣間膜**は互いに移行している（**子宮広間膜**）。
つまり、骨盤腔に被さる同一の腹膜が、子宮、卵管および卵巣を包んでいることになる。
2. 子宮の前面を被う腹膜は前方に進んで膀胱に達し、膀胱上面を被って、前腹壁内面を被う壁側腹膜に移行する。
3. 膀胱と子宮の間にある、腹膜に被われたくぼみを**膀胱子宮窩**と呼ぶ。
4. 子宮の後面を被う腹膜は後方に進んで直腸に達し直腸の前面と側面を被い、骨盤後壁内面を被う壁側腹膜に移行する。
5. 直腸と子宮の間にある腹膜に被われたくぼみを**直腸子宮窩（ダグラス窩）**と呼ぶ。

注意 !!　直腸子宮窩（ダグラス窩）は腹膜腔内で最も低いところにある。おそらく子宮と直腸の間をこじ開けないとその底は見えないだろう。直腸子宮窩の腹膜は腟円蓋の後部を被っている。

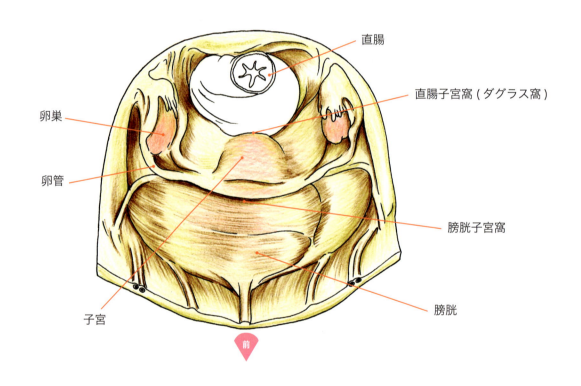

作業　子宮と卵巣を支える靭帯の剖出

子宮広間膜および近傍の腹膜をはいで以下の靭帯を剖出しよう。

子宮円索：子宮側壁の上部から出て子宮広間膜内を外側方に走り、深鼡径輪に向かう。
鼡径管を出て大陰唇皮下に達することは既に観察した。

固有卵巣索：子宮側壁から出て子宮広間膜内を卵巣に向かう。

仙骨子宮靭帯：骨盤後壁の腹膜から起こり直腸の外側を進んで子宮頸に達する直腸子宮ヒダの中を走る。

恥骨子宮靭帯：膀胱の両側の腹膜をはぐと子宮頸から膀胱外側をへて恥骨に向かう結合線維束が見つかるが、明瞭ではない。

子宮頸横靭帯（基靭帯）：子宮の両側から小骨盤側壁にいたる子宮広間膜の基部をはぐと幅広い結合線維束が見える。

卵巣提索：卵巣に到達する卵巣動・静脈を上方にたどると後腹壁で腹膜に被われた索状構造に見える。これを卵巣提索と呼ぶ。

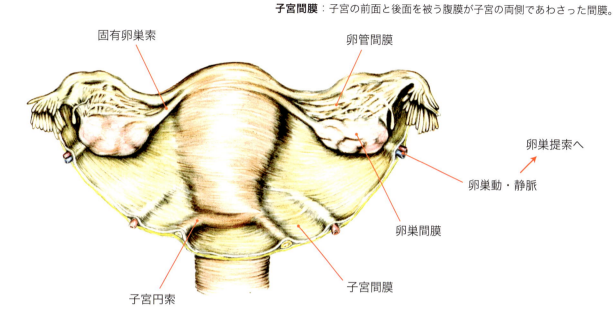

卵管間膜：卵管を被う腹膜が卵管の下方で2枚にあわさった間膜。
卵巣間膜：卵巣を被う腹膜が卵巣の前方で2枚にあわさった間膜。
子宮間膜：子宮の前面と後面を被う腹膜が子宮の両側であわさった間膜。

注意!! 子宮傍組織

1. 子宮の両側で子宮頸に近い子宮間膜内にある結合組織、血管、リンパ管を**子宮傍組織**と呼ぶ。
2. 子宮傍組織には子宮の炎症やがんが波及または転移しやすいので臨床的に重要である。

作業 骨盤内臓の取り出し

1. 膀胱、子宮、腟、卵巣、直腸の周囲の腹膜をすべてをはぎ、その下に埋まっている結合組織をできるだけ取り除く。
2. 腹膜下の索状構造は、膀胱、子宮、直腸に結合している直前で切断する。
3. この際、結合組織とともに臓器に分布する血管や神経も切り取ってよい。
骨盤隔膜(肛門挙筋)の上面が露出するまで結合組織を取り除くこと。
4. 肛門挙筋を骨盤壁と直腸の間で切断する。
5. 尿生殖隔膜は既に恥骨から外れて、膀胱下面と腟につながった状態で残っているはずである。
6. 上記の臓器に入り込む残りの血管、神経を1つ1つ切断していけば、膀胱、子宮、腟、卵巣、直腸が一体として取り出せる。

作業 泌尿器・生殖器・直腸の分離

1. 腟と直腸の間をつないでいる結合組織をできるだけ取り除く。
2. 前方に向かう肛門挙筋と尿生殖隔膜との結合部を切断すると、直腸を子宮、腟から分離できる。
3. 膀胱、尿道と腟前面の間の結合組織を取り除き、膀胱、尿道と腟をつないでいる深会陰横筋線維を切ると膀胱、尿道と子宮、腟が分離する。

§77 F-2（女性） 膀胱・尿道

観察　膀胱の外形

1. **膀胱**の上面を被う腹膜をはぐ。
   膀胱の下面、側面および後面は腹膜に被われておらず、脂肪と結合組織（筋膜）になんとなく包まれている。
2. 膀胱の外形は前方に尖った三角錐形である。
3. 膀胱の前端を膀胱尖、後下面を膀胱底と呼ぶ。
4. 膀胱底の両側端に尿管が後方から進入する。

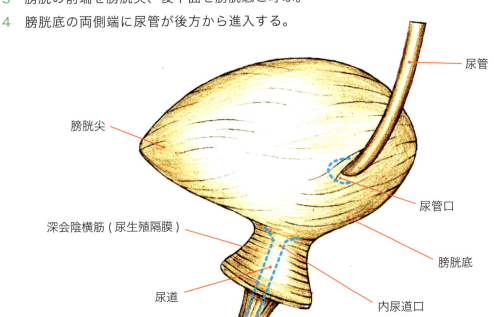

※膀胱の外観は前立腺がないだけで男性の膀胱と同じ。

尿管口：有対で、後壁の両外側端に開口する。
内尿道口：壁の前方正中線上に1つ開口する。

作業　膀胱上壁の切開（§77 M-2（男性）の図を参照）

1. 膀胱の上壁をメスで正中切断する。
2. それと直交するように、上壁を前頭断する。
3. これによって、膀胱上壁が十字状に切り開かれる。

観察　膀胱内腔を観る

1. 膀胱の内腔に開口する3つの口（左**尿管口**、右**尿管口**、**内尿道口**）を確認する。
2. これら3つの口を頂点とする三角形の領域を**膀胱三角**と呼ぶ。
   膀胱三角は外形で見た膀胱底に、ほぼ一致する。
3. 膀胱三角の粘膜は、他の部分の粘膜よりもしわ（粘膜ヒダ）が少なく平滑に見える。

作業　尿道の開放

1. 膀胱腔の内尿道口から**尿道**にゾンデを差し込み、膣前庭の外尿道口からゾンデが出てくるのを確認する。
2. ゾンデを尿道の目印として、尿道の前壁の全長をメスで縦断し、尿道腔を開放する。

注意!!　無理にゾンデを押し込むと壁を突き破るので慎重に差し込もう。

観察　尿道を観る

1. 女性の尿道の長さは3〜4cmで、深会陰横筋(尿生殖隔膜)を貫く。
2. 尿道の後壁には、内尿道口から続く縦方向のすじ(**尿道稜**)がある。
3. 尿道壁の筋層を上から連続して観察し、以下の2か所の括約筋を確認する。
   内尿道括約筋：内尿道口を取り巻く輪状筋で平滑筋からなる。
   外尿道括約筋：深会陰横筋(尿生殖隔膜)を尿道が通過する際、深会陰横筋の一部の横紋筋線維が尿道を取り囲む。

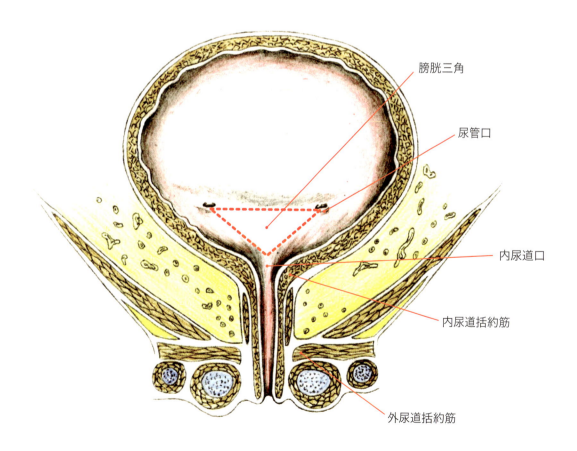

§77 F-3（女性） 卵巣・卵管・子宮

観察　卵巣の外形

1. **卵巣**は楕円形で小指の頭ほどの大きさである。
   高齢者の卵巣は萎縮して、さらに小さくなっていることが多い。
2. 卵巣を被う臓側腹膜は**卵巣門**で合して**卵巣間膜**となる。
   卵巣門は1点ではなく、卵巣の片側の長縁全長（長さ数mm）である。
3. 卵巣間膜が子宮広間膜あるいは卵管間膜と連続することを確認しよう。
4. 卵巣の2つの端のうち、子宮に向かう子宮端には**固有卵巣索**が結合する。
5. もう一方の卵管腹腔口に向かう端（卵管端）には、**卵巣提索**が付着する。
   つまり、卵巣提索に含まれる**卵巣動・静脈**は卵管端から卵巣に出入りする。

作業　卵巣の解剖

1. 卵巣を被う腹膜をできるだけはがし、卵巣を卵巣間膜から遊離させる。
2. メスを用いて、卵巣の両端を含む長軸面で卵巣を切半する。
3. 解剖体の大部分が高齢者なので、卵巣の萎縮が進行して諸構造の識別は困難である。
   かつて、ここに卵胞や黄体が存在していたと想像しよう。

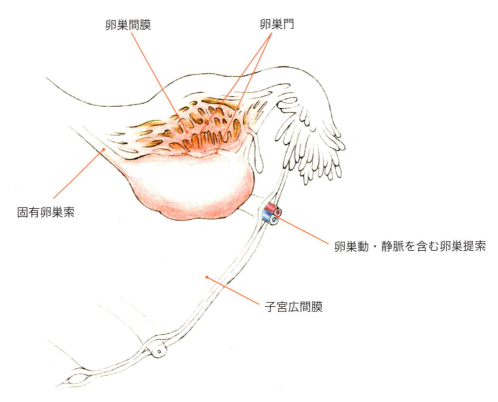

観察　卵管の外形

1. **卵管**は子宮底の両外側角につながる、長さ10cmほどの管である。
2. 卵管を被う臓側腹膜は卵管の内側下方で合して**卵管間膜**となり、子宮広間膜と卵巣間膜につながる。
3. 卵管は卵巣に向かうにつれて徐々に太くなり（**卵管漏斗**）外側端は菊の花弁のように広がって（**卵管采**）内腔が腹腔に開口する（**卵管腹腔口**）。
4. 卵管漏斗の内側に続く部分はややふくらみ（**卵管膨大部**）子宮につながる直前で最も細くなる（**卵管峡部**）。

作業　卵管の解剖

1. 卵管を被っている腹膜と卵管間膜をはぎ取る。
2. 左右の卵管のどちらかを縦断し、もう一方の卵管を膨大部で横断する。
3. 卵管の内面には細かいヒダが無数に生えていて内腔がヒダで埋まっている。

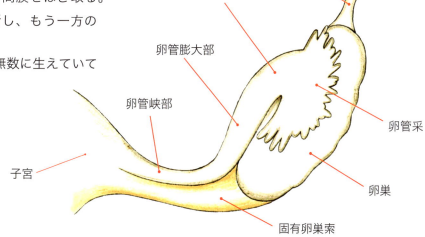

観察　子宮と腟の外形

1. **子宮**はなすびを上下反対にしたような形で、子宮の下方に筒形の**腟**が続く。
2. 子宮の上方のふくらんだ部分を**子宮体**、下方の細くなっていく部分を**子宮頸**、左右の卵管が出るところより上の天井部分を**子宮底**と呼ぶ。
3. 子宮の前後壁と子宮底を被う臓側腹膜は子宮の両側で合して**子宮間膜**となる。
子宮間膜は子宮広間膜に続く。
4. **子宮円索**が子宮外側上部から起こって子宮広間膜内を走る。
5. 子宮と腟は上下にまっすぐつながるのではない。
指を差し入れるとよくわかるが、腟腔の長軸は後方に傾いている。
一方、その上に続く子宮頸は前に傾いている(子宮前傾)。
さらに子宮体は子宮頸より前方に屈して、膀胱の上にもたれかかる(子宮前屈)。
6. 結局、腟腔と**子宮腔**のなす角度は、ほぼ直角に近くなり子宮と腟は"く"の字形につながる。

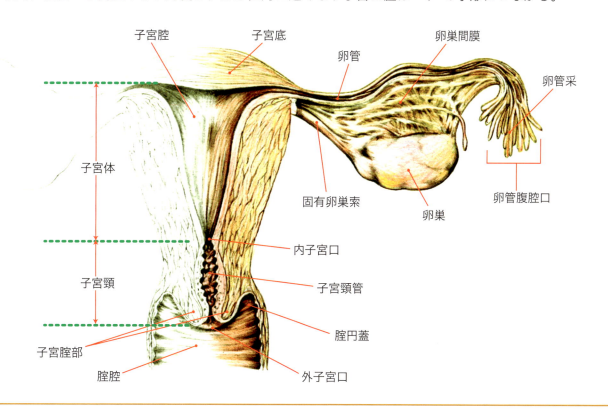

作業　腟の解剖

1. 腟の側壁 (左右いずれでもよい) をメスで縦に切り、腟の内腔を観察する。
2. **腟腔**の上部に子宮頸が入り込んでいる (**子宮腟部**)。
3. 子宮腟部の下端に**外子宮口**が開口する。
4. 子宮腟部を取り囲む腟の天井部分を**腟円蓋**と呼ぶ。
5. 腟腔が後方に傾き、子宮が前方に傾いているため腟円蓋の後部は前部よりも上位に位置する。
6. 腟円蓋後部は**直腸子宮窩** (**ダグラス窩**) の直下に位置する。つまり腟の周囲で唯一、腟円蓋後部だけが腹膜に被われる。
7. 通常、腟の前壁と後壁が接しているために内腔は閉鎖している。
8. 腟の内壁には、しわが多い。

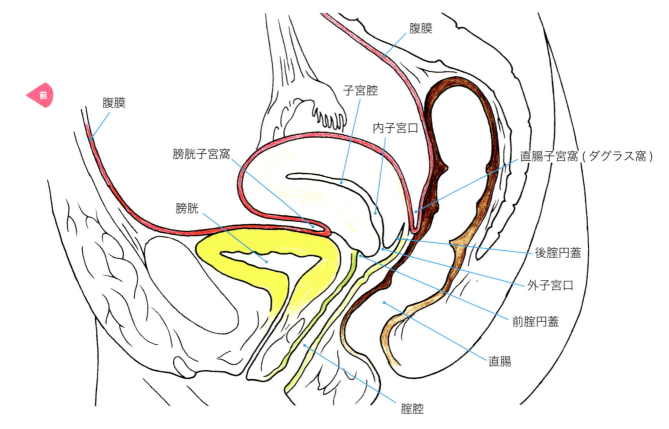

作業　子宮の解剖

1. 外子宮口から子宮腔にゾンデを差し込み次の切開作業のガイドとする。
2. 子宮の上壁と両側壁をメスで切り (前頭断) 子宮腔と**子宮頸管**を開放する。
3. 子宮腔はせまく、かつ前後壁に圧迫されている。
4. 卵管腔が子宮腔に開口する部分が切れていなければ、位置を調整して再切開を試みる。
5. 子宮腔から子宮頸管に入る口を**内子宮口**、子宮頸管の下端で腟腔への出口を**外子宮口**と呼ぶ。
6. 子宮壁を観察し最内層の**子宮内膜**、厚い**子宮筋層**、最外層の**子宮外膜** (子宮外面を被う臓側腹膜) を区別しよう。

注意!!　子宮筋層の中に、周囲とは感触 (硬さ、色調) の異なる部分が埋まっていることがよくある。これは"**子宮筋腫**"である。子宮の外形を変えるほど大きな子宮筋腫にも時々遭遇する。

§78 直腸・肛門

観察　直腸の外形

1. 取り出した**直腸**を上 (S状結腸からの移行部) から下 (肛門) まで眺める。
2. S状結腸には結腸膨起と結腸ヒモがあるが、直腸に移行すると結腸膨起も結腸ヒモも消失する。
3. 直腸の全長は 20 cm 程度である。
4. S状結腸から直腸に移行して 5 ～ 6 cm 進むと、直腸は急にふくらんで**直腸膨大部**となる。
5. 肛門挙筋が直腸周囲に停止するあたりで直腸膨大部は急に細くなって**肛門管**となる。

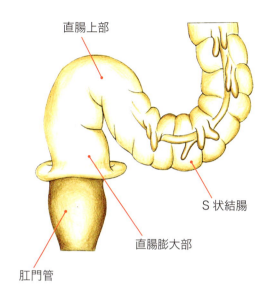

作業　直腸の縦断

1. 直腸の上部、**膨大部**から**肛門管**をへて**肛門**にいたるまで、その前壁をメスで正中断する。
2. 肛門管内につめられている脱脂綿を取り去る。
3. 直腸上部から膨大部にかけて、横に走る不完全だがはっきりした3本の**直腸横ヒダ**を確認する。
4. **中直腸横ヒダ**はとくに大きく、後壁のやや右側に偏位している。
5. **肛門柱**の下縁は横に広がって隣の肛門柱下縁とつながり、肛門管全周を取り巻く輪状のヒダとなる (肛門弁)。
6. **肛門弁**より下方の肛門管は、粘膜から皮膚への移行部である。
粘膜 (**痔帯**) と皮膚 (重層扁平上皮) の違いが肉眼でもなんとなくわかるだろう。
7. 肛門柱付近の粘膜をはいで、**直腸静脈叢**を剖出しよう。
8. 肛門管の壁の断面を観察する。
内肛門括約筋、その外側に薄い縦走筋層 (平滑筋) さらに**外肛門括約筋**がある。

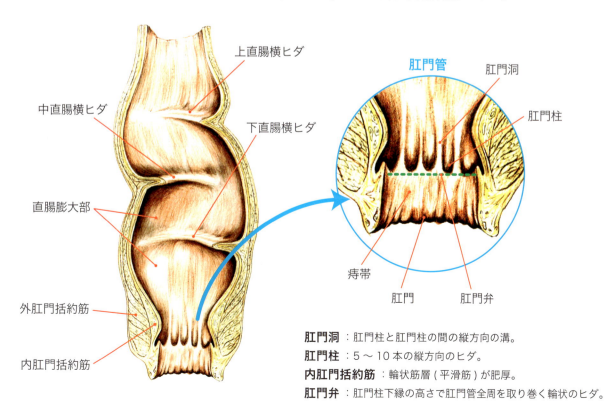

肛門洞：肛門柱と肛門柱の間の縦方向の溝。
肛門柱：5～10本の縦方向のヒダ。
内肛門括約筋：輪状筋層 (平滑筋) が肥厚。
肛門弁：肛門柱下縁の高さで肛門管全周を取り巻く輪状のヒダ。

第8章　頭頸部

§79　脳の取り出し

遺体の固定液全身還流直後、既に脳を取り出している場合は、このセクションの作業は不要である。

> **注意1**　この作業では、メスには新しい刃を装着する。

> **注意2**　脳の取り出し作業の際、頭蓋冠の切断縁で手を切る危険があるので厚手のゴム手袋を着用すること。

> **注意3**　グループ内で役割分担しよう。脳の取り出し作業は、2人1組で行うのがよい。
> 1人が皮膚、帽状腱膜および頭蓋冠を切る。
> もう1人は脳を片手で持ち上げながら、メスを持って硬膜、大脳鎌、小脳テント、嗅球、脳神経根、下垂体　漏斗、脊髄などを切る。
> この作業を1人で行う自信がなければ、さらにもう1人がメスを持って切る役目をしてもよい。

作業　皮膚と帽状腱膜の切開と頭蓋冠の切断

1. 頭部の皮膚とその下の**帽状腱膜**を左右方向に(冠状縫合に沿って)メスで切る。
   これまでの皮切りのように十字に切るのではない。
2. 皮膚と帽状腱膜の切断縁にT字ノミをひっかけて強く引っ張り、皮膚と帽状腱膜を**頭蓋冠**からはがして翻転する。
3. 鋸で切る線(円周)を頭蓋冠上に色チョークで描く。
   切断線は眉弓の直上、外後頭隆起の直上を通る高さがよい。この位置が高すぎると脳を取り出しにくく、低すぎると頭蓋底や側頭骨内の構造を破壊するおそれがある。
4. チョークで描いた切断線に沿って鋸で頭蓋冠を切り進める。
5. この際、頭蓋骨の内面に密着している**硬膜**まで切らないようにする。
   頭蓋骨の全層を鋸で切ろうとせずに頭蓋骨の内板を残しておくのがよい。
6. 鋸で切らなかった頭蓋骨の内板はノミをあててコツコツと砕いていく。
7. 時々T字ノミを切断部に差し込んで頭蓋冠をこじ開けてみて切断の状態を確認しながら作業を進める。
8. 骨が切れても頭蓋冠の内面に硬膜が密着しているので、頭蓋冠は容易には取り外せない。
   切断部からT字ノミを差し込んで頭蓋冠内面と硬膜の間をはがしていくと、やがて頭蓋冠が外れる。

作業　硬膜の切開

1. **上矢状静脈洞**の両側で硬膜を矢状方向に切る。つまり、上矢状静脈洞が残るように切開する。
2. 左右大脳半球を被う硬膜を頭頂部から側方に向かって切る。
3. 十字に切られた硬膜を充分にめくり返す。
4. 左右大脳半球の間を仕切っている**大脳鎌**の前端は鶏冠に付着しているので、メスで切り離す。
5. **上矢状静脈洞**を含んだまま、大脳鎌を後方にできるだけめくり返す。
6. 大脳の後頭葉を持ち上げ、大脳と小脳との間を仕切る**小脳テント**が見えるようにする。
7. 小脳テントは脳幹をタートルネックのように取り巻いている。
   小脳テントの自由縁からメスを入れて小脳テントの側頭骨錐体上縁への付着部を切る。

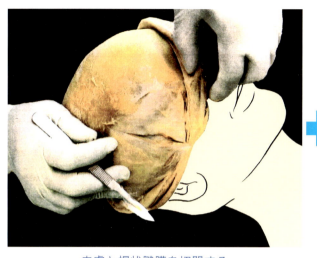
皮膚と帽状腱膜を切開する

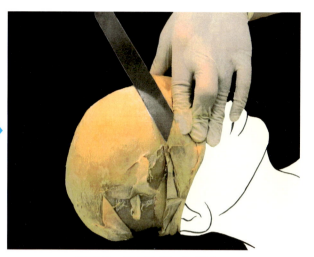
頭蓋冠の周囲を鋸で切断する

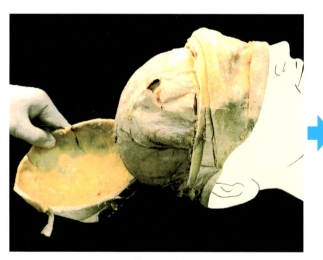
頭蓋冠を外す

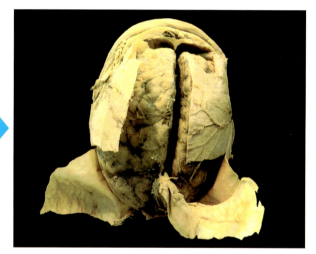
硬膜を切開する

観察　脳の取り出し

1. 前頭葉を片手で持ち上げながら、反対の手の指またはピンセットで**嗅球**を頭蓋底からはがす。
2. **大脳**を前方から徐々に起こしながら、**視神経、内頸動脈、下垂体漏斗、動眼神経、滑車神経、外転神経**をメスで切断していく。
3. 大脳と**脳幹**を少しずつ起こしながら、以下の構造を左右とも、メスで切断していく。
   この時に、小脳テントが側頭骨錐体から完全に外れていないと作業に支障をきたす。
   - **三叉神経第1枝**(眼神経)、**第2枝**(上顎神経)、**第3枝**(下顎神経)
   - **顔面神経、内耳神経**(内耳孔に入る直前で)
   - **舌咽神経、迷走神経、副神経**(頸静脈孔に入る直前で)
   - **舌下神経**(舌下神経管に入る直前で)
4. **脊髄**と**椎骨動脈**を大後頭孔の高さで横切断する。
5. **小脳**の下に指を差し込み、脳全体(大脳、小脳、脳幹)をすくい上げるように持ち上げる。
   この時、左右小脳半球間に介在する**小脳鎌**が小脳に引っかかることがあるが、少し力を入れて脳を持ち上げれば、小脳鎌は小脳からはがれる。

§80　脳硬膜と硬膜静脈洞

作業　頭蓋冠を外す

1. 頭皮を縫合している糸を切断する。
2. 既に脳を取り出す際に、頭皮とその下の**帽状腱膜**は頭蓋冠からはがされているので頭蓋冠は、容易に前後にずらせるだろう。
3. 既に鋸で切ってある頭蓋冠を外す。

観察　脳硬膜

1. 上矢状静脈洞の上面付近に集中している多数の**クモ膜顆粒**を観察する。
   クモ膜顆粒に接していた頭蓋冠内面には、小さなくぼみが多数見られる。
2. 上矢状静脈洞から下方に**大脳鎌**が下垂し、その下縁は自由縁となる。
   大脳鎌は左右の大脳半球の間を仕切る。
3. 大脳鎌を後方にたどると左右両側に分かれて水平になり**小脳テント**に移行する。
4. 小脳テントは後頭蓋窩上方を蓋している状態であるが、前方中央部はぽっかりと口を開けている。
   ここを脳幹が通る。
5. この開口部を除くと、小脳テントの辺縁はすべて頭蓋骨に結合している。
   前方は**トルコ鞍**の後床突起に、前側方は**錐体**上縁に、側方から後方は側頭骨もしくは頭頂骨に結合する。
6. 大脳鎌の前方は、左右の篩板の上に突出する**鶏冠**に付着する。

作業　硬膜静脈洞の開放

凝血塊の存在のために、硬膜静脈洞が存在するところは青黒く見える。
硬膜静脈洞を取り巻く脳硬膜をはいで、あるいはメスで切開して以下の硬膜静脈洞を開放し、そのつながりを確認しよう。その際、脳神経の同定も同時に進めるとよい。

1. **上矢状静脈洞**は大脳鎌の上縁に一致した走行で後方の内後頭隆起付近で**直静脈洞**と合流し、左右の**横静脈洞**に分かれる。上矢状静脈洞に注ぐ十数本の**上大脳静脈**の断片が残っているだろう。
2. **下矢状静脈洞**は大脳鎌の下縁に沿って後方に走り、直静脈洞に流入する。
   同時に脳内から出てくる**大大脳静脈**が合流するが、脳の取り出しの際に大大脳静脈は切断されて、その断面が見える。
3. 下矢状静脈洞と大大脳静脈が合流して直静脈洞となる。
   直静脈洞は大脳鎌と左右小脳テントの接続部に沿って後方に走り、上方からきた上矢状静脈洞と合流したところで左右の横静脈洞に分かれる。この3種類の静脈洞の合流点を**静脈洞交会**と呼ぶ。
4. 横静脈洞は直静脈洞から側方に分かれ小脳テントの基部に沿ってほぼ水平に走り、錐体後端で**S状静脈洞**に移行する。
5. S状静脈洞は錐体の後下面をその名のごとくS字状に弯曲し、頸静脈孔に向かう。
   頸静脈孔を通過すると内頸静脈となる。
6. **上錐体静脈洞**は錐体の上縁に付着する小脳テントの基部を走る。海綿静脈洞と横静脈洞を連絡する。
7. **下錐体静脈洞**は錐体の後下縁に沿って走る。海綿静脈洞の後方に続く脳底静脈叢とS状静脈洞もしくは内頸静脈を連絡する。
8. **海綿静脈洞**は下垂体の左右にある。
   左右の海綿静脈洞は下垂体の前後を横切る前**海綿間静脈洞**と後**海綿間静脈洞**によってつながっている。
9. 海綿静脈洞の内部はその名の通り海綿状で、内頸動脈と脳神経(動眼神経、滑車神経、眼神経、上顎神経、外転神経)が海綿静脈洞を前後に貫いている。

作業　中硬膜動脈の剖出

1. 中頭蓋窩の硬膜越しに**中硬膜動脈**の走行が見える。
2. 中硬膜動脈を傷つけないように、中頭蓋窩の硬膜をはがす。
3. 中硬膜動脈が頭蓋骨と硬膜の間を走っていることを確認する。
4. 中硬膜動脈が棘孔から中頭蓋窩に出てくるのを確認する。

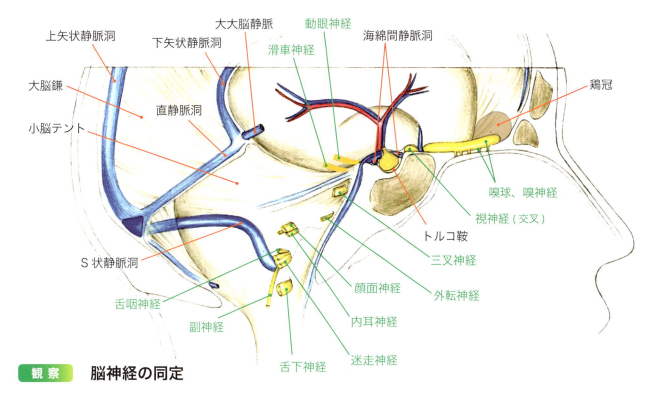

観察　脳神経の同定

脳の取り出しの際に、以下の脳神経を切断した。
硬膜から飛び出ている脳神経の断端を可能な範囲で同定しよう。

- **視神経 (Ⅱ)**：視神経管を通る。
- **動眼神経 (Ⅲ)、滑車神経 (Ⅳ)、
  三叉神経第1枝 (眼神経)(Ⅴ1)／第2枝 (上顎神経)(Ⅴ2)、外転神経 (Ⅵ)**：後方から海綿静脈洞に入り込む。
- **三叉神経第3枝 (下顎神経)(Ⅴ3)**：卵円孔を通る。
- **顔面神経 (Ⅶ)、内耳神経 (Ⅷ)**：内耳孔に入る。
- **舌咽神経 (Ⅸ)、迷走神経 (Ⅹ)、副神経 (Ⅺ)**：頸静脈孔に入る。
- **舌下神経 (Ⅻ)**：舌下神経管に入る。

作業　下垂体の取り出し

1. **トルコ鞍**の上に、切断された**下垂体漏斗**が見えている。
   漏斗が貫いている硬膜 (**鞍隔膜**) の下に**下垂体**の本体がある。
2. 鞍隔膜をメスで輪状に切る。
3. 硬膜の穴の中に収まっている下垂体の周囲を細いピンセットで剥離し、下垂体をそっとつまみ出す。
4. 外観では**前葉**と**後葉**が、かろうじて区別できる。
5. 下垂体をメスで正中断し、断面をルーペか実体顕微鏡で観察する。
   前葉、**隆起部**、**中間部**および後葉が区別できるだろう。

§81 頭部の切り離しの準備

作業　頭部と体幹をつなぐ血管と神経の切断

1. **食道**と左右の**迷走神経**を気管分枝部の高さで切断する。
2. **上行大動脈**を心膜からはがす。
3. **胸大動脈**から出る枝をすべて切断し胸大動脈を大動脈裂孔の直上で切断する。
4. **鎖骨下動脈**から出る枝をすべて切断し鎖骨下動脈を腋窩動脈への移行部付近で切断する。
5. **内頸静脈**と**鎖骨下静脈**に流入する静脈をすべて切断する。
6. 鎖骨下静脈を4で鎖骨下動脈を切断したのと同じ位置で切断する。
7. **上大静脈**を心膜からはがす。
8. **副神経**を僧帽筋に入り込む手前で切断する。
9. **横隔神経**と**交感神経幹**を鎖骨下動・静脈の高さで切断する。
10. 頸部内臓と大動脈などの血管を片手で束ねながら前方に引き上げ、もう一方の手の指を咽頭、食道と脊柱（前面に椎前筋が密着している）の間に差し込む。
    その指を上方にねじ込むようにして、咽頭、食道を脊柱から分離する。

注意!!　作業10が充分にできていないと、頭部離断の際に誤って咽頭、食道を切り落としてしまうことになる。

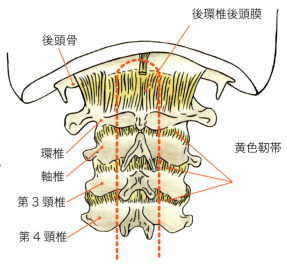

作業　脊髄上部の露出

1. 環椎（第1頸椎）と軸椎（第2頸椎）につく筋群をメスで丹念に除去し、環椎と軸椎の後面を露出させる。
2. ノミを用いて、第1～4頸椎の椎弓を切断する（図の破線）。棘突起とともに椎弓を取り去ると、硬膜に被われた脊髄上部が見える。
3. 骨鉗子で**大後頭孔**の後縁の骨を1cmほど砕いて、大後頭孔を後方に拡大する。

注意!!　作業3では骨鉗子を使用する。ノミで砕くと予想外の方向に後頭骨が割れたり、後頭骨内面を被っている硬膜を破ってしまうおそれがある。

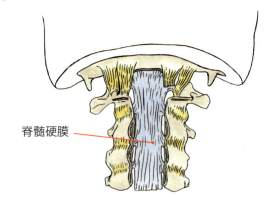

作業　残存する脊髄の取り出し

1. **脊髄硬膜**を後面で正中断し**脊髄**を露出させる。
2. 脊髄から両側に出る上位頸神経の根をすべて切断する。
3. 残存する脊髄を取り出す。

§82 頭部の切り離し

作業　環椎と軸椎(環軸関節)の離断

1. 脊柱管の中に残っている脊髄硬膜を完全にはがし取る。
2. 脊柱管前壁(つまり椎体後面)を被う**後縦靱帯**を確認する。
   後縦靱帯は上位頸椎付近から上方にだんだん広がって蓋膜となり、その上端は後頭骨に付着する。
3. 後縦靱帯を下方からはがしていき、完全に取り除く。
4. 軸椎の**歯突起**が**環椎十字靱帯**(環椎横靱帯と縦束)によって、環椎の前弓にしっかり固定されていることを確認する。
5. 歯突起の上端はさらに、**翼状靱帯と歯尖靱帯**によって後頭骨に固定されているが、両者は環椎十字靱帯と一体化しているので、識別することは困難であろう。
6. 歯突起を固定する上記の諸靱帯をメスで切断し、歯突起を環椎から遊離させる(正中環軸関節を外す)。
   ただし、実際には強固な外側環軸関節が残っているので、歯突起はほとんど動かないだろう。
7. 軸椎の上関節突起と環椎の外側塊との連結である外側環軸関節の関節包をメスで切開し、外側環軸関節を外す。
8. 頸椎の横突孔を貫いて上行する**椎骨動脈**を環椎と軸椎の間で切断する。
9. 環椎と軸椎につく筋群(斜角筋、肩甲挙筋、頸長筋、頭長筋)を環椎の下で切断する。
10. 6・7を何度も繰り返すうちに、環椎と軸椎の連結は徐々に外れていく。
11. 最終的に、頭蓋が環椎と頸部内臓をつけたまま、軸椎以下の脊柱から(図の破線で)外れる。

【外れた環軸関節を上方から見る】

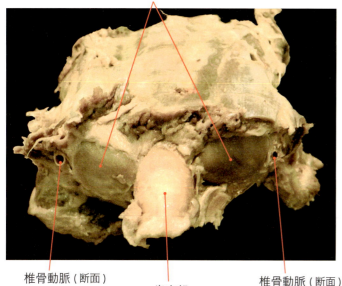

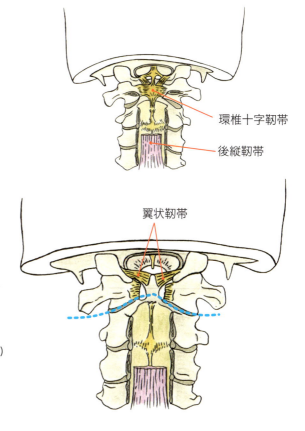

作業　環椎と後頭骨の離断

1. 環椎と後頭骨をつなぐ筋群(前頭直筋、外側頭直筋)をメスで丹念に除去する。
2. 環椎と後頭骨の連結、つまり**環椎後頭関節**を被う関節包をメスで切り開き、環椎後頭関節をゆるめる。
3. 2を行っても環椎は、なかなか後頭骨から外れないだろう。
   その場合はノミで環椎後頭関節を破壊する、あるいは骨鉗子で環椎をつかんで、ねじりながら外すなどのラフな作業によって環椎を後頭骨から外す。

§83 顔面の表情筋・血管・神経の剖出

観察　顔面の骨に触れる

1. 目の周囲で**眼窩**の縁を触れる。
2. **鼻軟骨**を鼻尖で、**鼻骨**を鼻根で触れる。軟骨と骨の違いがよくわかるだろう。
3. 眼窩下縁の下方で膨隆した**頬骨**に触れ、そこから外側後方に指を移動させて**頬骨弓**を触れる。
4. 下顎の先端で**オトガイ隆起**を触れ、下顎下縁を外側後方にたどって**下顎角**に達する。
   下顎角から上方に**下顎枝**がのびる。

作業　口の周囲の表情筋の剖出

1. 口唇の縁に切開を入れ、周囲に向かって皮膚をはぐ。
2. **口輪筋**が口の周りを輪状に取り巻くことを意識しながら、口輪筋の筋線維を断裂させないように剖出する。
3. 頸部で剖出した**広頸筋**を下顎骨を越えて上方にたどり、顔面に起始があることを確認する。
4. 口唇から頬に向かって皮をはぎ、頬に存在する表情筋を全体として剖出する。

注意!! 頬部の表情筋を1つ1つ同定するのは困難である。

作業　目の周囲と前頭部の表情筋の剖出

1. 広頸筋の下層で下顎角の約1cm前方の下顎下縁を越えて、**顔面動・静脈**が顔面に入るのを確認する。
2. 顔面動・静脈の走行を追跡する。顔面動・静脈は口角の外側を上行し、頬部に入る。
3. 可能であれば、顔面動・静脈をさらに上方にたどり、内眼角で**眼角動・静脈**に移行するのを見届ける。

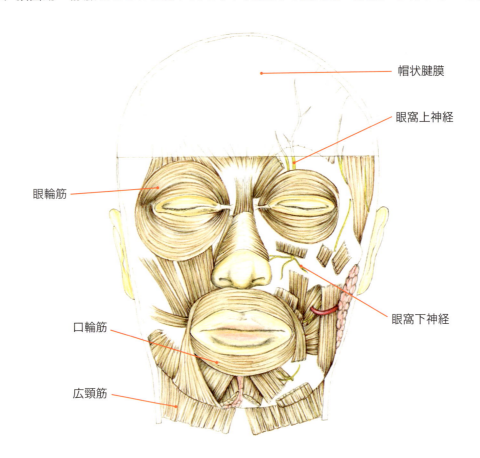

作業　浅側頭動・静脈の剖出

1. 外耳孔の前の皮膚をはいで、**浅側頭動・静脈**を剖出する。
   この作業で、ほぼ平行する**耳介側頭神経**(下顎神経の枝)も同時に探索しよう。
2. 浅側頭動脈の剖出を上方および下方に進める。
3. 外頸動脈の浅側頭動脈と顎動脈への分枝は、側頭筋と下顎骨下顎枝が邪魔をして見えないだろう。
   §91、§92の作業で両者を取り去ってから観察しよう。

作業　耳下腺の剖出

1. 耳介の前下方の皮膚をはぎ、厚い被膜に被われた**耳下腺**を剖出する。
2. 耳下腺の前縁より耳下腺管(ステンセン管)が出て、頬筋を貫いて頬粘膜に開口する。

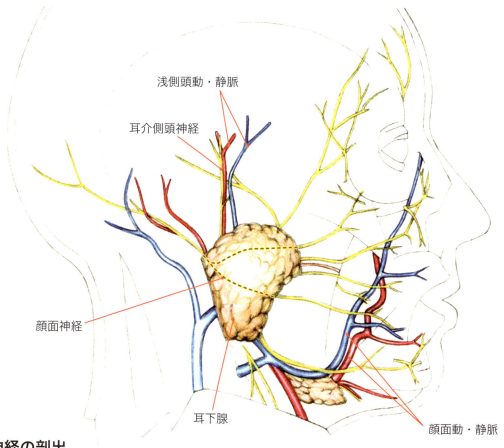

作業　顔面神経の剖出

1. 耳下腺をほぐしていくと、耳下腺を貫通する**顔面神経**に遭遇する。
2. 顔面神経は前方に向かい、複数の枝に分かれて顔面の表情筋に向かう。

作業　三叉神経の剖出

1. **眼窩上神経**(眼神経の枝)は眼窩上縁で眼輪筋を貫いて皮下に現れ上行する。
2. **眼窩下神経**(上顎神経の枝)は眼窩下孔から上唇挙筋を貫いて皮下に現れ下行する。
3. **耳介側頭神経**(下顎神経の枝)は、既に剖出した。

§84 舌骨上筋群の剖出

観察　顎下三角

1. **顎下三角**は顎二腹筋前腹、顎二腹筋後腹および下顎骨体で囲まれる三角形の領域である。
2. 顎下三角には**顎下腺**が埋まっている。
3. 被膜に包まれた顎下腺は容易に取り出せるが後に顎下神経節を探す際に顎下腺がないとわかりにくくなるので、そのままにしておく。

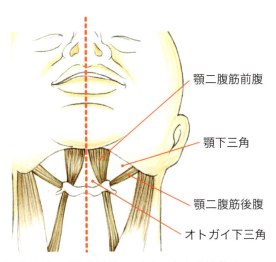

作業　顎二腹筋、茎突舌骨筋の剖出

舌骨より上方にあり、舌骨に停止する4つの筋(顎二腹筋、茎突舌骨筋、顎舌骨筋、オトガイ舌骨筋)を**舌骨上筋群**と総称する。舌骨上筋群を剖出しよう。

1. **顎二腹筋後腹**は乳様突起から起こり、中間腱に移行する。
2. **顎二腹筋前腹**は中間腱から起こり、下顎骨の内面に停止する。
3. 顎二腹筋の中間腱は舌骨に強固に固定されている。
4. **茎突舌骨筋**は茎状突起から起こり、顎二腹筋と並行し舌骨に停止する。
5. 顎二腹筋の前腹と後腹および茎突舌骨筋の周囲の結合組織を除去し、両筋を分離する。

観察　オトガイ下三角

1. **オトガイ下三角**は舌骨と両側の顎二腹筋の前腹とで囲まれる三角形の領域である。
2. オトガイ下三角にはリンパ節を含む結合組織が埋まっている。
3. この結合組織を取り除くと、オトガイ下三角の深層には**顎舌骨筋**が見える。

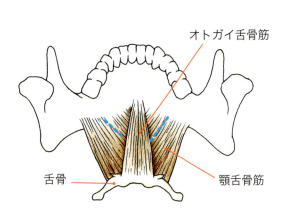

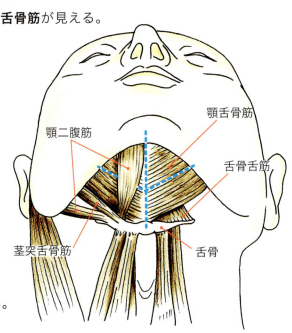

作業　顎舌骨筋とオトガイ舌骨筋の剖出

1. 顎二腹筋の前腹と後腹を中間腱から切り離し、めくり上げる。
2. 深層に**顎舌骨筋**が見える。
3. 顎二腹筋前腹と顎舌骨筋に**顎舌骨筋神経**が分布するのを確認する。
4. 顎舌骨筋を十字形に切断する(図の破線のように切断する)。
5. 顎舌骨筋をめくり上げ、その深層に、正中線上に**オトガイ舌骨筋**、その外側深層に**舌骨舌筋**が見える。
6. 舌骨舌筋と茎突舌骨筋の間を**舌下神経**が走り、オトガイ舌骨筋と舌骨舌筋に枝を送っている。

§85 咽頭後壁と側頸部を走る脳神経の剖出

作業　咽頭後壁の解剖

1　咽頭後壁の結合組織を取り去る。
2　咽頭後壁の正中線上に、すべての咽頭筋が停止する**咽頭縫線**が見える。
3　咽頭の筋層を構成する3種類の咽頭収縮筋(いずれも横紋筋)を剖出する。
　　上咽頭収縮筋：外頭蓋底の翼状突起近辺、もしくは翼状突起と下顎枝の間に張る靱帯から起こり、咽頭縫線に停止する。
　　中咽頭収縮筋：舌骨から起こり、咽頭縫線に停止する。中咽頭収縮筋の上部は上咽頭収縮筋を被う。
　　下咽頭収縮筋：甲状軟骨と輪状軟骨から起こり、咽頭縫線に停止する。下咽頭収縮筋の上部は中咽頭収縮筋を被う。
4　咽頭の上端外側方から上咽頭収縮筋と中咽頭収縮筋の間に入り込む**茎突咽頭筋**を同定する。茎突咽頭筋の外側を**茎突舌骨筋**が並走する。
5　茎突咽頭筋と茎突舌骨筋の奥で、**茎突舌骨靱帯**を剖出する。

作業　側頸部を走る脳神経の剖出

【舌咽神経】
1　茎突咽頭筋の周囲の結合組織をていねいに取っていくと、茎突咽頭筋の後ろを下行しつつ外側にそれていく神経が見つかる。これが舌咽神経である。
2　舌咽神経の分布先は多いが、いずれの枝も細くて同定が難しい。ぜひ、茎突咽頭筋の後ろで見つけておこう。
3　舌咽神経から咽頭後外側壁に向かって細い枝(咽頭枝)が出る。
4　内頸動脈と外頸動脈の分枝部の内側の結合組織をていねいに除去すると、径1mm弱の**頸動脈小体**が見つかる。舌咽神経の枝が上方から頸動脈小体に入り込む。
5　舌咽神経を上方にたどって下神経節付近まで剖出する。

【迷走神経】
1　頸部で剖出した迷走神経をさらに上方に剖出する。
2　迷走神経から**上咽頭神経**が出る。
3　迷走神経から咽頭壁に向かって細い枝(咽頭枝)が出る。
4　迷走神経の咽頭枝は、舌咽神経の咽頭枝と咽頭側壁で吻合して**咽頭神経叢**をつくる。

【副神経】
1　僧帽筋と胸鎖乳突筋に分布する末梢部分から、副神経を上方にたどる。
2　副神経は内頸静脈と内頸動脈の間を迷走神経とともに走っている。
3　舌咽神経、迷走神経および副神経は、いずれも頸静脈孔から出てくる。この3本の脳神経をできるだけ頸静脈孔の近くまで剖出する。

【舌下神経】
1　頸神経ワナの上根を上方にたどると舌下神経に到達する。
2　舌下神経の本幹は舌筋に向かう。
3　内頸静脈と内頸動脈の間を走る舌下神経を上方にたどる。

作業　交感神経幹の剖出

1　内頸動脈の後内側を走る**交感神経幹**の一部を、既に中頸部で剖出した。
2　交感神経幹をさらに上方にたどる。
3　交感神経幹が紡錘形に広がったところ(長さ2cm・幅0.5cm)が**上頸神経節**である。
4　上頸神経節から上方は細い内頸動脈神経となって、内頸動脈に沿って上行する。

§86 咽頭腔の観察

作業　咽頭後壁の切開

1. **咽頭**の下に続いている**食道**の後壁を下から、はさみで正中切開する。
2. 食道に続いて咽頭後壁を正中線(咽頭縫線)に沿って、はさみで切り進める。
3. 咽頭の天井(**咽頭円蓋**)を確認する。
   このあたりの粘膜は凹凸不正を呈するが、これは多数の**咽頭扁桃**が存在するためである。

観察　咽頭腔

1. 後方から見ると、咽頭の前方には上から鼻腔、口腔および喉頭が見える。それらに対応させて、**咽頭腔**は上から**咽頭鼻部(上咽頭)**、**咽頭口部(中咽頭)**および**咽頭喉頭部(下咽頭)**に分けられる。
2. 咽頭鼻部(上咽頭)と鼻腔との境界を**後鼻孔**と呼ぶ。後鼻孔の中央に**鼻中隔**の後端が見える。
3. 上咽頭の側壁には**耳管咽頭口**が開口するが、耳管軟骨による粘膜の膨隆のためにわかりにくい。
4. 咽頭口部(中咽頭)と口腔との境界を**口峡**と呼ぶ。
   後鼻孔と口峡の境界は**軟口蓋**であり、その正中部は**口蓋垂**として下垂する。
5. 口峡をへて**舌根**が見える。その表面には**分界溝**の直上に有郭乳頭が並び、分界溝より後下方には多数の**舌乳頭**が見える。
6. 口峡の側縁を構成するのは前後2枚の粘膜ヒダで、前方のヒダを**口蓋舌弓**、後方のヒダを**口蓋咽頭弓**と呼ぶ。
   口蓋舌弓と口蓋咽頭弓の間のくぼみに**口蓋扁桃**がある。
7. 喉頭への入り口を構成する上方に突出した前壁を**喉頭蓋**と呼ぶ。
   喉頭蓋は側方の**被裂喉頭蓋ヒダ**に移行し、このヒダは喉頭入口部の側壁から後壁を構成する。
8. 被裂喉頭蓋ヒダの外側で咽頭側壁との間は深いくぼみ(**梨状陥凹**)となっている。

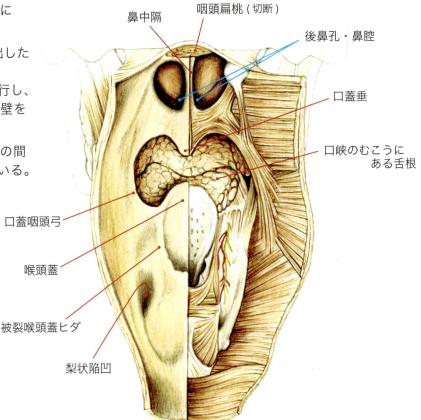

鼻中隔／咽頭扁桃(切断)／後鼻孔・鼻腔／口蓋垂／口峡のむこうにある舌根／口蓋咽頭弓／喉頭蓋／被裂喉頭蓋ヒダ／梨状陥凹

観察　咽頭食道移行部の観察

1. 生体では、下咽頭から食道への移行部で内腔がせまくなる(食道の生理的狭窄部の1つ)というが、固定遺体では必ずしも明瞭ではない。
2. 食道に移行すると縦方向の粘膜ヒダが出現する。

§87 喉頭・甲状腺・気管の切り出し

観察 上・下喉頭神経

1. 迷走神経の枝である**上喉頭神経**は下行しながら外枝と内枝に分かれる。
2. 上喉頭神経の外枝は**上甲状腺動脈**と並行しながら、**輪状甲状筋**に分布する。
3. 上喉頭神経の内枝は**上喉頭動脈**と並行しながら、甲状舌骨膜を貫いて喉頭内部に入る。
4. **下喉頭神経**は**反回神経**の上方への続きで輪状軟骨後方下縁から喉頭内に入り込む。

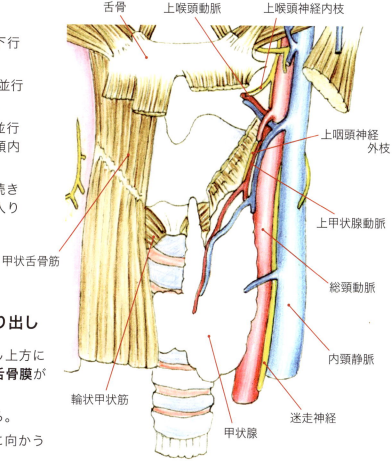

作業 喉頭、気管、甲状腺、咽頭下部、食道の切り出し

1. **甲状舌骨筋**を甲状軟骨から切り離し上方にめくり上げると、その下層に**甲状舌骨膜**が現れる。
2. **上喉頭神経**と**下喉頭神経**を切断する。
3. 喉頭に向かう**上喉頭動脈**と甲状腺に向かう**上甲状腺動脈**を切断する。
4. 甲状腺の下縁の高さで、**総頸動脈**、**内頸静脈**、**迷走神経**および**交感神経幹**を切断する。
5. **喉頭蓋**を指で押し下げながら、舌根、舌骨と甲状軟骨の間に側方からメスを入れ、甲状舌骨膜と咽頭壁を水平に切る(下図破線)。
6. 上記作業によって、喉頭とともに気管、甲状腺、咽頭下部、食道、周囲の血管が、一体として頭部から切り離される。

観察 甲状腺

1. **甲状腺**は**右葉**と**左葉**、およびそれらをつなぐ**峡**、さらに峡から上方に伸びる**錐体葉**(欠如することもある)から構成される。
2. 峡は第1〜3気管軟骨の高さにある。右葉と左葉は喉頭(甲状軟骨、輪状軟骨)と気管にまたがる。
3. 既に切断したが、甲状腺には上甲状腺動脈と下甲状腺動脈が分布する。
4. 甲状腺を気管と喉頭からはがしとる。
5. 甲状腺を被う被膜をはがしながら、後面で**上皮小体**を同定する。上皮小体は径5mm程度で、甲状腺よりやや色が濃い。
6. 甲状腺をメスで切り、断面を肉眼およびルーペ(または実体顕微鏡)で観察する。小葉構造と小葉内に**濾胞**が詰まっているのがわかる。

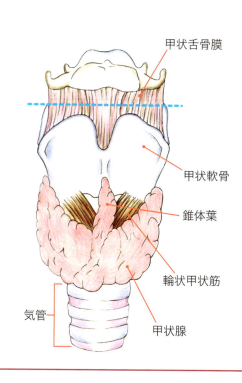

> 観察　気管

1. **気管**は、輪状軟骨の下縁から気管分枝部までの１本の管である。
2. 気管には 15 ～ 20 個の**気管軟骨**がほぼ等間隔で存在する。
3. 気管を両手の指でつかんで前後左右に曲げてみよう。
   気管軟骨の存在のために、気管は真空掃除機のホースのように、外力に対して柔軟に曲がりながらも
   常に内腔が保持されていることがわかるだろう。
   気管と気管のすぐ後ろの食道は、同じ管でも異なる特性を有する。
4. 気管軟骨を１、２個剖出しよう。気管軟骨は C 字形で、気管の後壁には気管軟骨がない (**膜性壁**)。
5. 気管は**気管分枝部**で左右の気管支に分かれる。
6. 左右の気管支の分かれ方は左右対称ではない。左気管支は右気管支よりも細くて長い。
   そして、気管との分枝角度が大きい。
7. 気管後壁を正中切開し、気管の内面を観察しよう。
   気管軟骨の存在のために前壁と側壁は多少凹凸があるが、食道の内面のような顕著な粘膜ヒダは
   見られない。空気を通すためには内腔の凹凸は無用なのである。
8. 気管内腔で気管分枝部を上から見ると、左右の気管支の境界部に鋭い隆起が見える。
   これを**気管竜骨**と呼ぶ。

> 注意 1　気管分枝部が左右非対称であることから、気管内に異物が入った時に、右気管支に異物が入り
> やすいことが予想できるだろう。

> 注意 2　充分に咀嚼されていない食塊が、気管の後ろにある食道を通過する際に、気管が後方から圧迫されて
> 一時的に気管内腔が閉じてしまうことがある。
> 例えば焼き芋をよく噛まずに飲み込んだ時に、胸に詰まって息ができなくなった経験があるだろう。

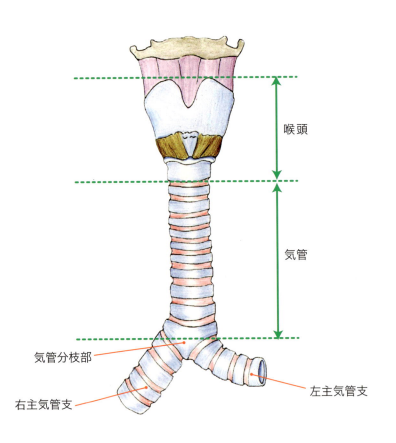

§88 喉　頭

観察　喉頭軟骨

1. **喉頭**は気道の一部であるが、発声器でもあるために、その構造は非常に複雑である。
2. 喉頭は空気が通る**喉頭腔**の周囲をよろいで囲ったような構造をしている。そのよろいをつくるのが喉頭軟骨である。喉頭軟骨は全部で6種類あるが、その中で重要な以下の4種類を同定しよう。
    - **喉頭蓋軟骨**：喉頭蓋の芯となる「しゃもじ」のような形をした軟骨で、喉頭の入り口を前面上方から被う。食物や液体の嚥下時には、喉頭の後壁と協調して喉頭入口部をふさぎ食物や液体の気道への誤嚥を防ぐ。
    - **甲状軟骨**：喉頭の外形をつくるよろいの主体をなす軟骨である。形状は剣道で使用する防具の胴にそっくりで、後面は開放されている。甲状軟骨の正中線上上縁は前方に突出し、**喉頭隆起**(いわゆる"のどぼとけ")となる。
    - **披裂軟骨**：輪状軟骨板の上に乗る、1対の三角錐形の小さな軟骨。下部には前方に突出した**声帯突起**と外側方に突出した**筋突起**がある。多くの喉頭筋が停止し、かつ下咽頭収縮筋に埋まっているので、外からは見えない。咽頭粘膜の方から指で披裂軟骨に触れてみよう。
    - **輪状軟骨**：甲状軟骨の下に位置する指輪のような形の軟骨。輪の前方は細く(弓)、後方にいくほど丈が高くなる(板)。輪状軟骨の下縁をもって喉頭と気管の境界線、さらに後方で下咽頭と食道の境界線とする。

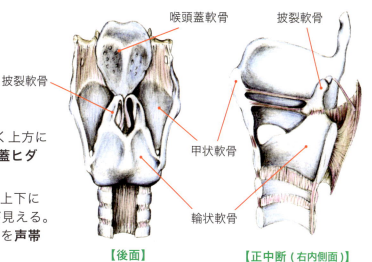

【後面】　【正中断(右内側面)】

観察　喉頭入口部

1. 喉頭腔の上方(喉頭入口部)は著しく上方に突出した**喉頭蓋**(前方)と**披裂喉頭蓋ヒダ**(側方～後方)で囲まれる。
2. **喉頭前庭**と呼ばれる空間の下方に、上下に重なった2枚の有対性の粘膜ヒダが見える。上方のヒダを**前庭ヒダ**、下方のヒダを**声帯ヒダ**と呼ぶ。
3. 左右の前庭ヒダと声帯ヒダの間には、正中線上のすきまがある。下層の声帯ヒダの方が、より正中線近くまで張り出しているので、左右の声帯ヒダの間のすきま(**声門裂**)が、喉頭腔で最もせまい部分である。
4. 声帯ヒダの内側縁の粘膜内を前後に走る**声帯靱帯**が、呼気時に振動して声が出る。声帯ヒダと声門裂をあわせて**声門**と呼ぶ。

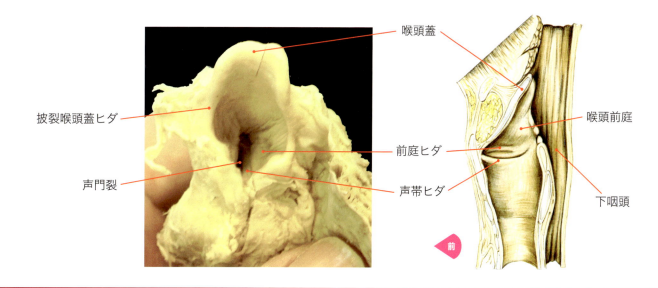

作業　喉頭筋の剖出

1. **輪状甲状筋**は甲状軟骨の前面と輪状軟骨の前面、および両軟骨の側面をつなぐ筋である。輪状軟骨の上で甲状軟骨が上下に首を振るような運動を起こし、声帯靱帯の緊張度を変化させる。

2. 輪状甲状筋には**上喉頭神経**の外枝が分布する。上喉頭神経が分布する喉頭筋は輪状甲状筋だけである。

3. **披裂軟骨**の位置を咽頭腔から指で確認し、その部の粘膜をはいでいくと披裂軟骨に停止する喉頭筋群（**後輪状披裂筋、横披裂筋、斜披裂筋**）が見えてくるが、個々の筋を剖出しなくてもよい。

4. 甲状軟骨の左側半分を以下の手順で切り取る。
   甲状舌骨膜を甲状軟骨から切り取る。⇒ 左の輪状甲状関節の関節包を切る。⇒ 甲状軟骨の正中線より1cm左寄りで矢状方向にはさみで切る。⇒ 甲状軟骨の左側半分を下方に反転させる。

5. **外側輪状披裂筋**は輪状軟骨弓から起こり、披裂軟骨筋突起に停止する。

6. **甲状披裂筋**は外側輪状披裂筋の上にあり、甲状軟骨内面前部と披裂軟骨前面をつなぐ。

7. 甲状喉頭蓋筋、披裂喉頭蓋筋は喉頭蓋に向う細い筋束である。

8. 輪状甲状筋以外の喉頭筋はすべて**下喉頭神経（反回神経の最終枝）**に支配される。下喉頭神経は咽頭粘膜と喉頭筋群の間を上行する。

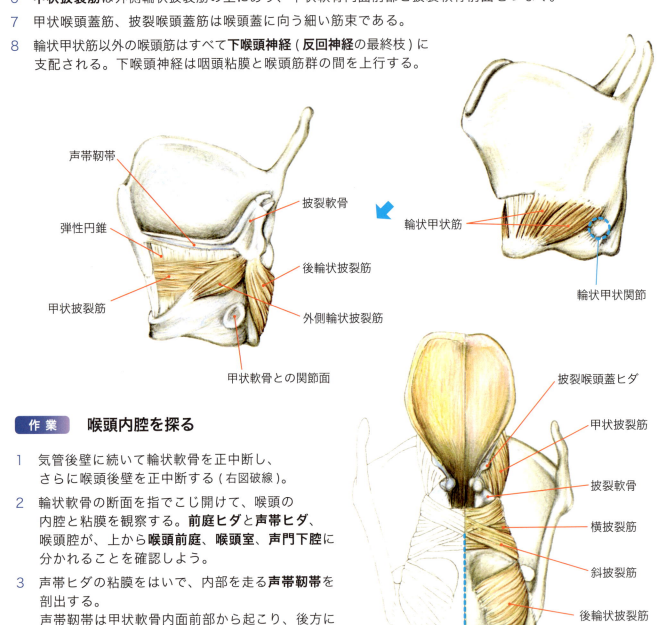

作業　喉頭内腔を探る

1. 気管後壁に続いて輪状軟骨を正中断し、さらに喉頭後壁を正中断する（右図破線）。

2. 輪状軟骨の断面を指でこじ開けて、喉頭の内腔と粘膜を観察する。**前庭ヒダ**と**声帯ヒダ**、喉頭腔が、上から**喉頭前庭、喉頭室、声門下腔**に分かれることを確認しよう。

3. 声帯ヒダの粘膜をはいで、内部を走る**声帯靱帯**を剖出する。
   声帯靱帯は甲状軟骨内面前部から起こり、後方に走って披裂軟骨**声帯突起**につく。

4. 声帯ヒダより下方の粘膜をはいで、**弾性円錐**を剖出する。弾性円錐は、声帯靱帯と輪状軟骨の間に張っている。

§89 頭部の正中断

作業　頭部の正中断

軟部組織（皮膚、軟骨、筋、粘膜）をメスで切り、骨（下図の青色部分）を鋸で切る。
軟部組織を鋸で切ると、切断面が粗くなって観察が困難になるのでメスを使おう。

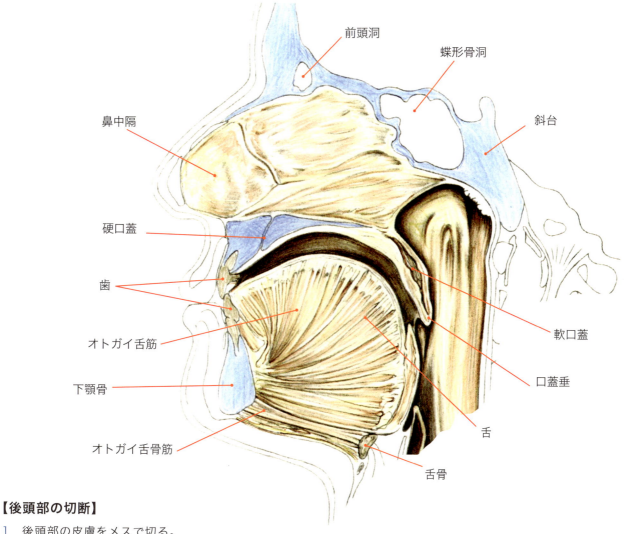

【後頭部の切断】

1. 後頭部の皮膚をメスで切る。
2. **後頭骨**を鋸で切る。
3. 後頭蓋窩の内面を被う硬膜の残存部分は、骨と一緒に鋸で切ってよい。

【舌骨と下顎骨の正中断】

1. 下唇からオトガイまでの軟部組織をメスで切る。
2. 舌骨上筋群と舌骨下筋群を正中線上で左右分離する。
3. 入れ歯をしていれば外す。
4. **下顎骨**と**舌骨**を鋸で正中断する。舌骨は骨鉗子で正中割断してもよい。
5. **舌**と口腔内軟部組織をメスで正中断する。

【顔面の正中断】

1. 上唇、鼻、前額の皮膚と筋をメスで正中切開する。
2. 軟口蓋、口蓋垂、咽頭をメスで正中断する。
3. 顔面と頭蓋底の骨（**前頭骨、鼻骨、上顎骨、口蓋骨、篩骨、蝶形骨**）を鋸で正中断する。
4. 鼻腔は粘膜がついたまま鋸で正中断する。
鼻中隔が切半した鼻腔の左右どちらかに入るか、分断されるかは、なりゆきに任せる。

§90 鼻腔と口腔

観察　鼻腔の広がり

1. 鼻中隔が残っていない方で、鼻腔の広がりと境界を観察する。
    - 前方は**外鼻孔**をへて体外へ。
    - 後方は**後鼻孔**をへて咽頭鼻部(上咽頭)へ。
    - 上方(天井)は前方が篩骨篩板、後方が蝶形骨体(中は蝶形骨洞)。
    - 下方(床)は口蓋(硬口蓋、軟口蓋)。
    - 外側壁は上鼻甲介、中鼻甲介、下鼻甲介。
    - 内側壁は鼻中隔。

2. 外鼻腔から入って1cmほどの部分は皮膚(鼻毛があるのでわかる)に被われ(**鼻前庭**)それより後方は鼻粘膜に被われる(**固有鼻腔**)。

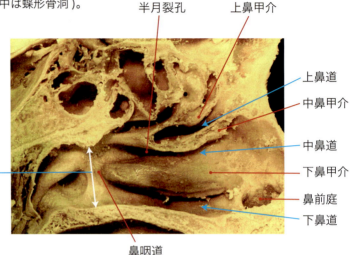

作業　鼻中隔の解剖

1. 鼻中隔の粘膜をはいで以下の構造の剖出を試みる。いずれも細いので肉眼での識別は困難だが照明のあて方で走行がわかることがある。

    嗅神経(I)：鼻粘膜上方の嗅粘膜から篩骨篩板に向かう。
    前・後篩骨動脈：篩骨篩板から下方に走る。
    蝶口蓋動脈：鼻中隔後方から前方に向かう。

2. 鼻中隔前下部の粘膜下には豊富な毛細血管網があり(**キーセルバッハ部位**)、鼻出血の好発部位として有名。
    ただし、肉眼での識別は不可能。

3. 鼻中隔の芯は前1/3が軟骨性(**鼻中隔軟骨**)、後2/3が骨性(**篩骨垂直板と鋤骨**)である。

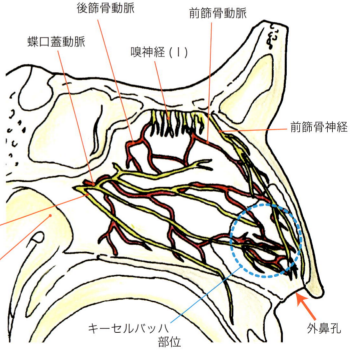

観察　鼻腔の側壁

1. 鼻中隔が残っていない方で、鼻腔の広がりと境界を観察する。
2. 側壁は起伏が激しいが、これは3枚の板状の鼻甲介(**上鼻甲介、中鼻甲介、下鼻甲介**)とその間の空間である3つの鼻道(**上鼻道、中鼻道、下鼻道**)が互い違いに配列するからである。
3. **上鼻甲介**は一番小さく、鼻腔天井から下垂する。鼻中隔に密着してわかりにくいことがある。
4. **中鼻甲介**と**下鼻甲介**は鼻腔側壁から内腔に突出するが、下向きに大きくカールする。
    3枚の甲介の中では下鼻甲介が最大である。
5. 中鼻甲介をピンセットかメスで取り除くと、その奥(つまり鼻腔側壁)に細長い隙間(**半月裂孔**)が見える。半月裂孔は上顎洞の鼻腔への開口部である。
6. 3つの鼻甲介が後鼻孔まで到達しないため、3本の鼻道は後鼻孔の手前で合流して**鼻咽道**となる。

観察　口腔と口腔底

1. 歯列弓を境に、次の 2 つの空間からなる。
   口腔前庭：口唇と歯列弓の間の空間。
   固有口腔：歯列弓の後方の空間。**口峡**をへて咽頭につながる。

2. **口唇**には上唇と下唇がある。
   外表面は皮膚、口腔面は粘膜に被われ、内部には骨格筋 (口輪筋など) がある。

3. 口蓋とは口腔と鼻腔の境界をなす板状構造である。
   硬口蓋：前 2/3 で芯は骨 (上顎骨、口蓋骨)。
   軟口蓋：後 1/3 で芯は骨格筋。正中部は口蓋垂、両側は口蓋舌弓と口蓋咽頭弓に移行。

4. **舌**で以下のものを観察しよう。
   舌の区分：**舌尖、舌体、舌根**。
   分界溝：舌体と舌根の境界。
   【舌乳頭】舌背がザラザラしているのは 4 種類の**舌乳頭**が存在するため。
   　有郭乳頭：分界溝の前に並ぶ。肉眼でも識別可。味蕾を有する。
   　葉状乳頭：舌の外側縁に並ぶ縦ヒダ状の乳頭。味蕾を有する。
   　茸状乳頭：径 1 mm 弱。舌背に散在。
   　糸状乳頭：舌背全体を被う。全体として苔のよう (舌苔)。
   【舌の下面と口腔底】
   　舌小帯：舌下面を口腔底につなぐ靱帯。
   　舌下ヒダ：下顎の歯列と並行する口腔底のヒダ。
   　舌下小丘：舌下ヒダの前端のふくらみ。ここに顎下腺管と大舌下腺管が開口する。

5. 舌の断面で舌筋を観察する。
   外舌筋：**オトガイ舌筋、舌骨舌筋、茎突舌筋、口蓋舌筋**を識別しよう。
   内舌筋：起始停止とも舌内にある様々な方向に走る小筋束群。

注意!! 舌下ヒダと舌下小丘は生体では明瞭にわかるが、固定遺体では不明瞭。

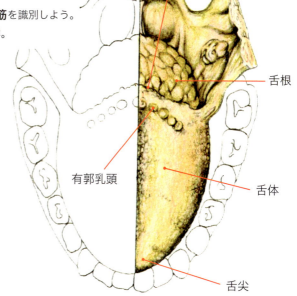

作業　舌下腺と顎下腺の剖出

1. 舌を上方に持ち上げて口腔底の粘膜をはがし、その下に埋まっている**舌下腺**、およびその導管である**大舌下腺管**を剖出する。
2. 舌下腺よりも後方深層で**顎下腺**を剖出する。顎下腺の腺体の一部 (深部) は顎舌骨筋の上にあるが、大部分 (浅部) は顎舌骨筋より下方にある。
3. 顎下腺の導管である**顎下腺管**を、大舌下腺管と合流するところまで求める。
4. 顎下腺管の内側下方を走る**舌神経**を確認する。
   後に舌神経の全長を剖出するので、ここでは一部を垣間見る程度でよい。

§91　咀嚼筋と顎関節

作業　咬筋と側頭筋の剖出

1. 咬筋筋膜をていねいにはがし、**咬筋**の前縁と後縁を明瞭に剖出する。
   咬筋は**頰骨弓**下縁から起こり、下顎枝外側面に停止する。
2. 頰骨弓より上方で**側頭筋**の筋膜をはがし、側頭筋と頰骨弓の間を埋める結合組織を取り除く。
3. 咬筋を起始の頰骨弓から外し、できるだけ下方に反転する。

作業　頰骨弓の切断と側頭筋の剖出

1. 頰骨弓の前端と後端を鋸またはノミで切断し、頰骨弓の全長を取り外す。
2. 下に現れる側頭筋膜をはがし、側頭筋が下顎骨の**筋突起**に停止することを確かめる。
3. 側頭筋の前縁と後縁の結合組織を取り除いて、側頭筋の全貌を観察する。

注意!!　側頭筋は脳出しの際の頭蓋冠の切断で、水平断されている。

作業　顎関節の剖出

1. 下顎骨を動かして、**顎関節**の位置を確認する。
2. 顎関節の関節包の表面をきれいに剖出する。
3. 関節包をメスで切開し、関節内部を露出する。
4. 下顎骨**関節突起**上端の**下顎頭**が**関節円板**を介して、側頭骨の**下顎窩**にはまり込んでいることを確認する。
5. 下顎角よりやや上で、鋸またはノミで下顎枝を水平断し、筋突起および関節突起とともに下顎枝を取り外す。その際、関節突起の内面に外側翼突筋が停止することに気づく。**外側翼突筋**を停止から外す。
6. 下顎頭を下顎窩から外し、その形状を観察する。

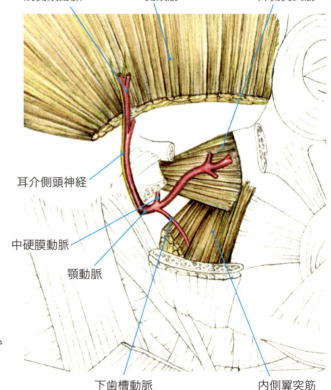

観察　側頭筋の深層

1. 切断した下顎枝の筋突起には側頭筋がついている。
2. 下顎枝ごと側頭筋を上方にめくり返し、その深層で以下の構造を同定する。

   浅側頭動脈、顎動脈：外頸動脈の終枝として2分する。
   中硬膜動脈：顎動脈から深部に向かう枝。
   下歯槽動脈：顎動脈から下方に向かい下顎管に入る。
   翼突筋静脈叢：顎動脈と交錯しながら網目状に走る細い静脈群。

3. これらの血管の奥に、**外側翼突筋**、さらに奥に**内側翼突筋**を同定する。
4. 外側翼突筋と内側翼突筋は蝶形骨翼状突起から起こるが、蝶形骨翼状突起は奥深くにあるので見えない。
5. 外側翼突筋はほぼ水平に後方に走り、顎関節の関節包と下顎頸に停止する。
   外側翼突筋は、既に停止から外した。
6. 内側翼突筋は外側翼突筋の下方を斜め下後方に走り、下顎枝内側面に停止する。

§92 側頭下窩と口腔底

作業　外側翼突筋の切り取り

1. 既に**外側翼突筋**は停止である下顎頸から外れている。
   外側翼突筋の浅層を**顎動脈**が走り、外側翼突筋の深層(内側翼突筋との間)を**舌神経**が走る。
2. 顎動脈と舌神経を切らないように注意しながら、外側翼突筋の筋束を少しずつ切り取っていく。
3. 外側翼突筋の起始(側頭骨下面および翼状突起外側板)は深部にあるので、外側翼突筋を起始から外すことは困難である。"筋束を少しずつ切り取る"という方法で進める。

作業　下顎骨の取り外し

1. 下顎孔に入る直上で**下歯槽動・静脈**と**下歯槽神経**を切断する。
2. 下顎角に停止する**内側翼突筋**を、停止から切り離す。**顎舌骨筋**を舌骨から切り離す。
3. 下顎骨につくその他の筋、靭帯および結合組織を適当に切る。
4. 下顎骨の内側面に沿って走る舌神経を傷つけないように、下顎骨を取り外す。

観察　下顎神経の枝

1. 下顎骨を外すと、**舌神経**の走行が明瞭にわかる。舌神経を上方にたどり、**下顎神経**を見つける。
   下顎神経は頭蓋底の**卵円孔**から出てくるが、卵円孔まで追ってみよう。
2. 下顎神経から**舌神経**、**下歯槽神経**および**耳介側頭神経**が分枝することを確認する。
3. 耳介側頭神経は下顎神経から後方に向かう2本の枝で、その2本が中硬膜動脈をはさむように走る。
4. 下歯槽神経から後ろ下方に**顎舌骨筋神経**が分かれる。
5. 舌神経には、後ろ上方から(＝顎関節の方から)**鼓索神経**が合流する。
   舌神経を下方にたどり、顎下腺のすぐ上を走って舌筋に分布することを確認する。
6. 顎下腺の上面で、**顎下神経節**を掘り出す。顎下神経節はやや褐色がかった径2〜3 mmの塊で、2〜3本の細い枝で舌神経と連絡している。

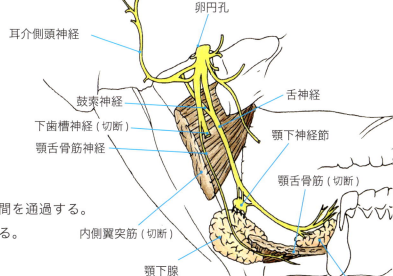

観察　舌下神経

1. 口腔底では、**舌下神経**は舌神経の7〜8 mm下方を走る。
2. 舌下神経は顎舌骨筋と舌骨舌筋の間を通過する。
3. 舌下神経はすべての舌筋に分布する。

観察　舌の取り出し

1. 外舌筋(**オトガイ舌筋、口蓋舌筋、舌骨舌筋、茎突舌筋**)を舌に入る手前で切断する。
2. **舌神経、舌下神経、舌咽神経**を舌に入る手前で切断する。
3. **舌動・静脈**を舌に入る手前で切断し、舌を取り出す。

§93 耳管咽頭口・副鼻腔・翼口蓋神経節の剖出

作業　耳管咽頭口周囲の解剖

1. **耳管咽頭口**を確認する。
2. **耳管隆起**は耳管咽頭口の後方にあり、耳管軟骨の隆起による。
3. **挙筋隆起**は耳管咽頭口の下方にあり、**口蓋帆挙筋**の隆起による。
4. 耳管隆起の粘膜をはいで、**耳管軟骨**を剖出する。
5. 挙筋隆起の粘膜をはいで、口蓋帆挙筋を剖出する。
6. 口蓋帆挙筋の直前の粘膜をはいで**口蓋帆張筋**を剖出する。

観察　副鼻腔

1. 鼻腔の外側壁で、**上鼻甲介**、**中鼻甲介**および**下鼻甲介**を確認する。
2. 上鼻甲介をはさみで切り取り、**上鼻道**を開放する。
3. 上鼻道には**後篩骨洞**が開口する。上鼻道の後方を**蝶篩陥凹**と呼び、**蝶形骨洞**が開口する。可能なら蝶形骨洞からゾンデを差し込んで、蝶篩陥凹に通じることを確かめよう。
4. 中鼻甲介は既に切り取られ、**中鼻道**が開放されている。
5. 中鼻道には、細長い**半月裂孔**が開いている。
6. 半月裂孔には**前頭洞**、**上顎洞**および**前篩骨洞**が、開口する。前頭洞からゾンデを通して半月裂孔に通じることを確認しよう (右の写真)。
7. 半月裂孔のすぐ上に**篩骨胞**というふくらみがある。
8. 篩骨胞をピンセットでつついて内部を開放しよう。篩骨胞の内部は**篩骨蜂巣**と呼ばれる蜂の巣状の空洞である。
9. 下鼻甲介をはさみで切断して**下鼻道**を開放する。下鼻道の前方に**鼻涙管**が開口する。

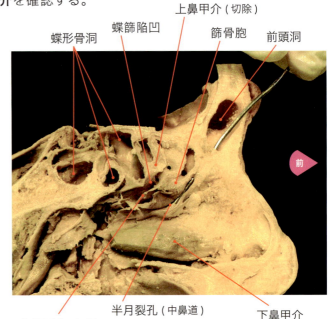

作業　翼口蓋神経節の剖出

1. 硬口蓋と軟口蓋の境界付近の粘膜をはがし、骨鉗子で骨を慎重に砕いて大・小口蓋孔を開放する。
2. 大・小口蓋孔から鼻腔側壁に向かって**大口蓋管**を下方から開放する。大・小口蓋管の中を走る**大・小口蓋神経**を上方に追跡する。
3. 大・小口蓋管の上端、中鼻甲介の真後ろあたりで**翼口蓋神経節**を同定する。
4. 翼口蓋神経節はとくにふくらんでいるわけではないので、その位置で同定するしかない。

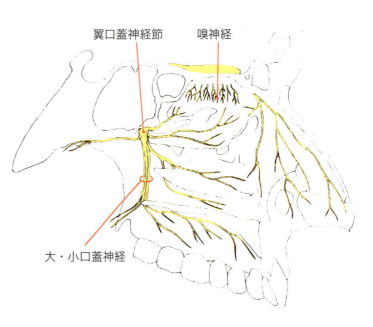

§94 眼瞼・涙腺・涙嚢

観察　眼瞼と眼球の関係

1. 上**眼瞼**と下**眼瞼**をピンセットでつかんで上下に動かしてみよう。
   両眼瞼のすぐ後方に眼球の前面が接している。
2. 上眼瞼と下眼瞼をめくり返して、その裏面を被う**眼瞼結膜**を観察する。
3. 眼球の前面で白く見える部分、いわゆる白眼(しろめ)は**眼球結膜**に被われている。
4. 眼瞼結膜と眼球結膜は上・下結膜円蓋で移行する。
   ピンセットを上眼瞼と眼球の間に差し入れ、結膜円蓋でいき止まることを確認しよう。

作業　眼瞼の剖出

1. 既に剖出されている**眼輪筋**を再度、確認する。
2. 眼輪筋を取り除いていくと眼輪筋が内眼角で**内側眼瞼靭帯**に、外眼角で**外側眼瞼靭帯**に付着していることがわかる。
3. 上眼瞼内を走る眼輪筋を取り除き、その深層にある**瞼板**を剖出する。瞼板は硬い結合組織性の板で、眼瞼の芯をなしている。
4. 瞼板は**眼窩隔膜**、内側眼瞼靭帯、外側眼瞼靭帯によって、眼窩縁の骨膜に固定されている。
5. 瞼板を眼窩隔膜、内側眼瞼靭帯、外側眼瞼靭帯、および**上眼瞼挙筋**の腱膜から切り離し、独立した1枚の瞼板として取り出す。

作業　涙腺の剖出

1. 眼窩の上外側壁に残存する眼窩隔膜をはがす。
2. 眼窩の上外側縁の骨を骨鉗子で削り取ると**涙腺**が現れる。
3. 涙腺は上眼瞼挙筋の腱膜によって、上部(眼窩部)と下部(眼瞼部)に不完全に分けられる。
4. 涙腺からは10本前後の導管が出て上結膜円蓋に開口するが肉眼では視認できないだろう。

作業　涙嚢の剖出

1. 内眼角付近に2つの小さな孔(**涙点**)が開いている。
2. 涙点は涙小管という細い管の開口部である。
3. 2本の涙小管は**涙嚢**に通じる。
4. 涙嚢は内側眼瞼靭帯の深層に埋まっている。
   内側眼瞼靭帯を切り開いて、涙嚢を開放しよう。
5. 涙嚢から下方に**鼻涙管**がのび、下鼻道に開口する。
6. 涙嚢を開放したら、涙嚢から鼻涙管にゾンデを差し込み、ゾンデが下鼻道から出ることを確認しよう。

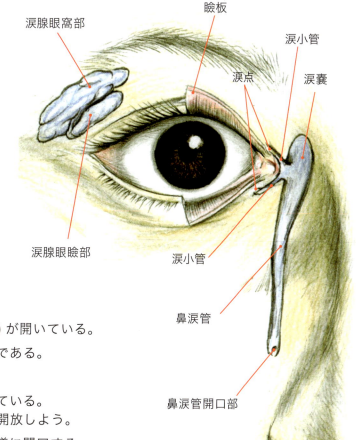

§95 眼窩の解剖

作業 前頭蓋底の取り去り

1. **前頭蓋窩**の底をノミで軽く壊し骨片をピンセットで取り除く。
2. 前頭蓋窩の底を破ると、そこに空洞が現れることがある。これは眼窩上壁に張り出した、**前頭洞**または**篩骨洞**である。単なる骨内の空洞と異なり副鼻腔の内面は粘膜で被われている。
3. 眼窩上壁をなす骨壁を取り除くと、そこに白い厚手の膜（**眼窩骨膜**）が現れる。
4. 眼窩骨膜をはさみで切り開き、できるだけ大きく眼窩内を開放する。
5. 眼窩内には黄色い脂肪組織（**眼窩脂肪体**）が埋まっている。

注意!! 眼窩内の複雑で繊細な諸構造を破壊してしまうので、ノミで骨壁を打ち抜いてしまわないように注意すること。
ノミを打つ強さは、骨壁にヒビを入れる程度でよい。

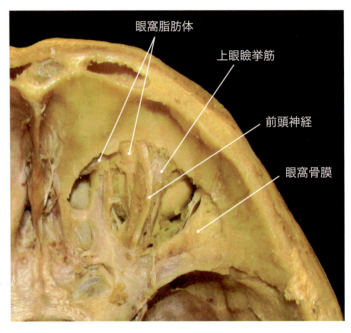

作業 眼窩上部の解剖

眼窩脂肪体をピンセットで少しずつ取り除きながら、眼窩上部（眼球の上）にある以下の神経と外眼筋を剖出しよう。

注意!! 上眼瞼挙筋をめくり上げる際にその下面に入り込む動眼神経上枝に注意しよう。

上斜筋：上眼瞼挙筋の内側を走る。
上直筋：上眼瞼挙筋を前方で切断し上方にめくり上げると、その下に上直筋が現れる。
　　　　眼球上面に停止する。
滑車神経：眼窩内側縁を前方に向かって走り、上斜筋に分布する。上斜筋を剖出してからそこに入り込んでいく滑車神経を探すとよい。
上眼瞼挙筋：前頭神経の下にある薄い筋。
　　　　　　広がりながら前方に走り、上眼瞼に入る。
涙腺神経：眼窩外側縁を前方に向かって走り涙腺に分布する。
　　　　　前頭神経よりはるかに細く剖出はやや困難。
前頭神経：眼窩内のほぼ中央を前方に向かって走り外側の眼窩上神経と内側の滑車上神経に分かれる。

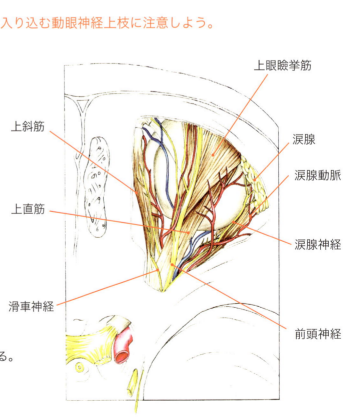

作業　視神経管と上眼窩裂の開放

1. 眼窩内で同定した**前頭神経**が、眼窩の上壁の後端にある骨(蝶形骨の小翼)の下(**上眼窩裂**)から眼窩内に出てくることを確認する。
2. 前頭神経(眼神経)を後方にたどって上眼窩裂の位置を定める。
3. 眼球後壁から太い**視神経**が出て、眼窩後壁の骨を通過して頭蓋腔(トルコ鞍上面)に出てくることを確認する。
4. 視神経を後方にたどって**視神経管**の位置を定める。
5. 上眼窩裂と視神経管の上壁の骨を骨鉗子またはノミで取り除き、視神経管と上眼窩裂を開放する。

観察　眼窩の外側部と内側部

1. 眼窩の外側で、**外側直筋**を探す。
2. 外側直筋の内側面に入る**外転神経**を同定する。
3. 眼窩内側部で、**上斜筋**を筋腹で切断してめくり上げると、**鼻毛様体神経**が見える。
4. 鼻毛様体神経の下で**内側直筋**を同定する。

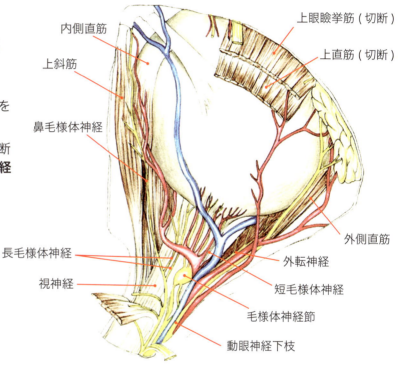

観察　眼球の後方にある構造

1. 眼窩後端部で、視神経は厚い結合組織の鞘(**総腱輪**)に囲まれる。
2. 上直筋、外側直筋および内側直筋が、総腱輪から起こることを確認する。
3. **動眼神経**は上眼窩裂から眼窩に入ると、上枝と下枝に分かれる。
4. 上直筋を停止近くで切断し、動眼神経の上枝が上直筋の裏側に入り込むことを確認する。
5. 動眼神経の下枝は視神経の下にもぐり込む。
6. 視神経の外側で**毛様体神経節**を探索する。
7. 毛様体神経節には後方から、鼻毛様体神経と動眼神経下枝からの枝が入る。
8. 毛様体神経節から前方に、数本の**短毛様体神経**が出て、眼球後極から眼球に入る。
9. **眼動脈**は視神経とともに視神経管を通って、眼窩に入る。
10. 眼球の後方約1cmのところで眼動脈から**網膜中心動脈**が出て、視神経内に進入する。

作業　眼球下方にある構造を探る

1. 眼窩の縁に沿って上眼瞼と下眼瞼に輪状に切開を入れ、両眼瞼を取り去る。
2. さらに眼窩の縁に沿って眼球結膜に輪状の切開を入れ、眼窩を前方に開放する。
3. 眼球の下面に**下直筋**と**下斜筋**がついていることを確認する。

§96　眼球の解剖

作業　眼球の取り出し

1. 眼窩の上方から、**内側直筋**と**外側直筋**を切断する。
2. 既に開放した視神経管から、**視神経**を眼球につながったまま取り出す。
3. 眼球の後面に入る血管と細い神経を、適当な位置で切断する。
4. 眼球を上に持ち上げ眼球の下面に停止する**下直筋**を切断する。
5. 眼窩の前方から、**下斜筋**を切断する。
6. 眼球に付着するその他の構造を適宜切断して眼球を取り出す。

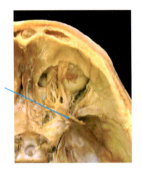
上眼窩裂（開放）

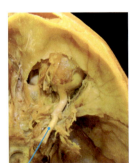
視神経管（開放）から視神経を取り出す

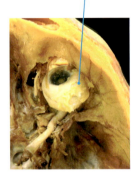
下直筋と下斜筋を切断して上転している眼球

観察　眼球の外景

1. 眼球の最前部（角膜前面中央）を**前極**、最後部を**後極**と呼ぶ。
2. **角膜**の部分（前6/1）は**強膜**が被う部分（後ろ6/5）より曲率が強く、前方に突出している。
3. 眼球をその最大径で前後に分断する前頭断面を赤道面と呼ぶ。赤道面と眼球壁が交差する線が**赤道**である。
4. 視神経は後極のやや内側から眼球に入る。

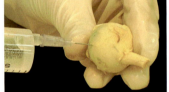
水を注入

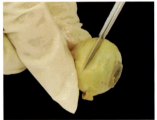
前後に切半

作業　眼球の切半

1. ディスポシリンジに注射針を装着し、水（水道水で可）を眼球内に注入する。注入する水の量は、眼球壁のへこみがなくなり、ピンと張る程度。
2. 眼球の赤道面で眼球を前頭断する。

注意1　この作業には、新しい替刃を装着したメス、または先鋭なはさみを使用すること。

注意2　この作業中に、注入した水とともに眼球内部にあったゼリー状の硝子体が漏れ出てくる。

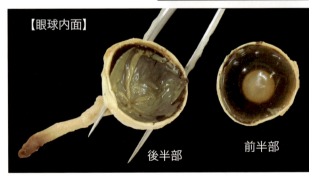
【眼球内面】　後半部　前半部

観察　眼球線維膜

1. 眼球壁の最外層（**線維膜**）は**角膜**と**強膜**からなる（上述）。
2. 角膜は本来、無色透明だが固定によって変色し、濁っているだろう。
3. 強膜は白色。眼球の後内側で**視神経**の外鞘に移行する。強膜に外眼筋が停止する。

観察　眼球内部

1. 眼球内部を見ると、前方に**水晶体**が見える。
2. 水晶体の後方は空洞に見えるが、生体ではこのスペースをゼリー状の**硝子体**が満たしていた。

観察　網膜

1. 眼球壁の内面に目を転じると、黒い膜(**脈絡膜**)の内面に**網膜**が張っていることがわかる。網膜の一部は眼球壁からはがれているだろう。
2. 眼球の後壁で視神経が眼球に入る部位の網膜は、径 2 mm 程度の白色の円板状を呈する(**視神経円板**または**視神経乳頭**)。
3. 視神経円板の外側で、眼球後極の内面の網膜(径 2 mm の円形)は多少黄色っぽく見える(**黄斑**)。
4. 黄斑の中心部(**中心窩**)は、ややくぼんでいる。
5. 視神経円板から眼球内に入った**網膜中心動脈**が網膜内に放散する。
6. 網膜の一部をはがし、白い紙の上に置いて観察しよう。網膜は淡黄色透明である。

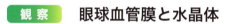

観察　眼球血管膜と水晶体

1. 眼球壁の中間層(**血管膜**または**ブドウ膜**)はすべて黒色または、こげ茶色で、脈絡膜、毛様体および虹彩からなる。
2. **毛様体**の外縁は網膜に移行するが、この移行部は鋸歯状を呈する(**鋸状縁**)。
3. 毛様体は多数の**毛様体小帯**で水晶体と結合する。
4. 毛様体小帯をピンセットで切断し**水晶体**を取り出す。固定遺体では水晶体は黄褐色、半透明である。水晶体の周辺部と中央部は厚みが異なり、まさしく"レンズ"であることがわかる。水晶体を通して印刷物の字をみると、字が拡大されて見える。
5. 水晶体を取り除いたので、その前方に近接する**虹彩**の観察が容易になった。虹彩はドーナツ形の扁平な輪で、中央に孔(**瞳孔**)があいている。虹彩の周囲は毛様体に移行する。
6. 瞳孔から前方にゾンデを挿入し、角膜と虹彩の間のすきま(**前眼房**)の存在を確認する。既に取り外したが、水晶体と虹彩の間にも、わずかだが、すきま(**後眼房**)があった。

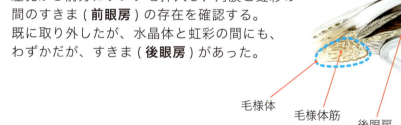

作業　眼窩下壁の剖出

1. 眼窩下壁の結合組織、脂肪および眼窩骨膜を取り除き、眼窩下溝を走る**眼窩下神経**と**眼窩下動脈**を剖出する。
2. 眼窩下方の上顎の皮膚をはいで、**眼窩下孔**から出てくる眼窩下神経と眼窩下動脈を剖出する。
3. 眼窩下壁の骨(上顎骨)をノミで削っていくと、**上顎洞**に達し、その内面を被う白い粘膜が袋状に見えてくる。
4. 粘膜の袋を破って上顎洞を観察する。上顎洞内壁の上の方に中鼻道への開口部(**半月裂孔**)がある。

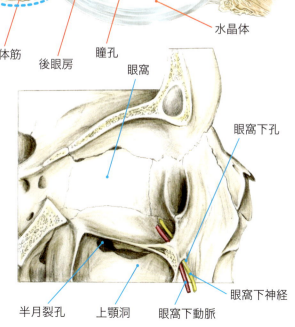

§97 外耳と中耳の解剖

観察　耳介

1. **耳介**の外景を観察し、以下の部分を確認する。
   - **耳輪、対輪、耳甲介、耳珠、対珠**：皮膚の下に耳介軟骨がある。
   - **耳垂**：皮膚の下に耳介軟骨がない。
2. 耳介の皮膚を切って、下層の耳介軟骨を観察しよう。

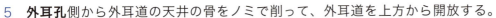

作業　外耳道と鼓室の開放

1. 耳介全体をできるだけ側頭骨に近い位置で切り取る。これによって、外耳道が輪切りされる。
2. **外耳道**周辺の軟部組織（側頭部皮膚、耳下腺、浅側頭動・静脈とその枝、顎関節の関節包など）をできるだけ取り除く。
3. 外耳道の上にある頭蓋冠（側頭骨鱗部）を鋸とノミで除去する。
4. 外耳道の走向を側頭骨の上面（中頭蓋窩後部）で見当をつける。おおよそ、外耳道の走向は外耳孔と内耳孔を結んだ線に一致する。
5. **外耳孔**側から外耳道の天井の骨をノミで削って、外耳道を上方から開放する。
6. 側頭骨錐体のすぐ外側まで骨を削ると、鼓室の天井（**鼓室蓋**）に到達する。
7. **鼓膜**（前外側に傾いている）と鼓膜の内側面（鼓室側の面）につくツチ骨、およびツチ骨に連結するキヌタ骨が明瞭に見えるようになるまで、鼓室蓋の骨を削る。

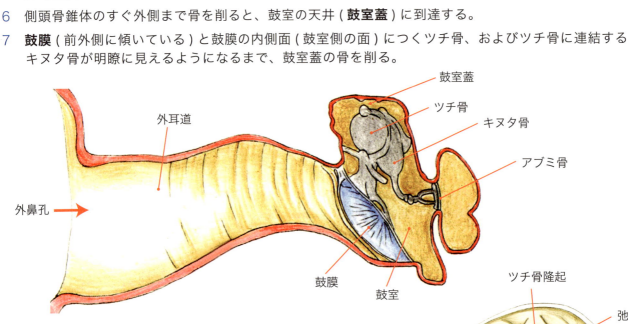

作業　鼓膜の取り出し

1. 鼓膜の上方の頭蓋底の骨を前後に広めに削り、鼓膜を固定している周囲の骨を崩す。
2. **ツチ骨**をピンセットでつかんで軽く前後に動かすと、鼓膜とツチ骨との結合が外れる。
3. 鼓膜を破らないように、1枚の膜として取り出す。
4. 鼓膜が鼓室側にやや突出した円錐状であることを確認する。
5. 鼓膜の外耳道側の面は皮膚に被われ、鼓室側の面は粘膜に被われる。

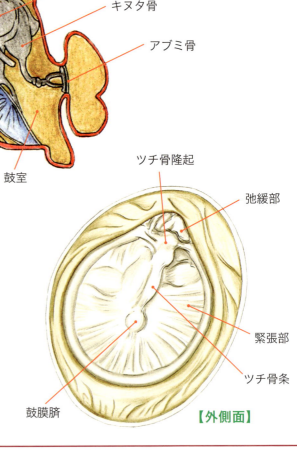

> 作業　耳小骨の取り出し

1. **ツチ骨**には前方からくる**鼓膜張筋**が停止する。鼓膜張筋を切断する。
2. ツチ骨と**キヌタ骨**の間を前後方向に**鼓索神経**が走る。
3. 鼓索神経を切らないようにツチ骨を上に引き上げ、キヌタ骨から外して取り出す。
4. キヌタ骨の内側下方に**アブミ骨**を見つける。
5. キヌタ骨を上に引き上げ、アブミ骨から外して取り出す。
6. アブミ骨は鼓室内側壁(**前庭窓**)に結合し、アブミ骨頭には鼓室の後方からくる**アブミ骨筋**が停止する。
7. アブミ骨筋を切断して、アブミ骨を取り出す。
8. 取り出した鼓膜と3種類の耳小骨を並べ、鼓室内での連結を再現してみよう。

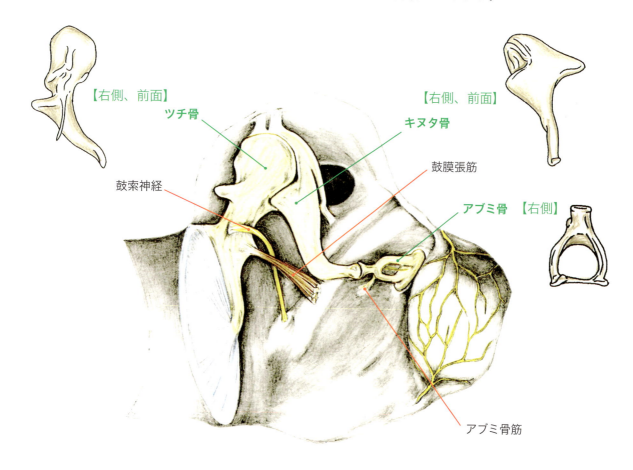

> 作業　鼓室の周囲の解剖

1. 鼓室の内側壁で、上方から外側半規管隆起、顔面神経管隆起、**前庭窓**、**岬角**(蝸牛の骨壁の突出)、**蝸牛窓**を確認する。
2. 鼓室の前壁で、**耳管鼓室口**を確認する。
3. 耳管咽頭口の方向に、耳管の上壁をつくる内頭蓋底の骨を1cmほど削り、**耳管**を開放する。
4. 骨性耳管は上下2段からなり、上段(鼓膜張筋半管)には鼓膜張筋が走る。
5. 鼓室の後壁をノミで削り、**乳突洞**を開放する。
6. 側頭骨の乳様突起の骨を削ると、内部に**乳突蜂巣**が広がる。
7. 時間があれば、乳突蜂巣 ⇒ 乳突洞 ⇒ 鼓室上陥凹(鼓室の最上部)というつながりを剖出するとよい。

§98 内耳の解剖と顔面神経管の開放

観察　錐体前面

1. **錐体**の前面を被う硬膜をはがして、骨質を露出させる。
2. 錐体前面の外側縁に沿って**大錐体神経**が前方内側に向かって走る。
3. **内耳**は錐体前面の下に埋まっている（前から**蝸牛**、**前庭**、**半規管**の順）。
4. **内耳孔**から鼓室に向かって**内耳道**が走る。
5. **弓状隆起**は**前半規管**が錐体前面に膨隆したものである。

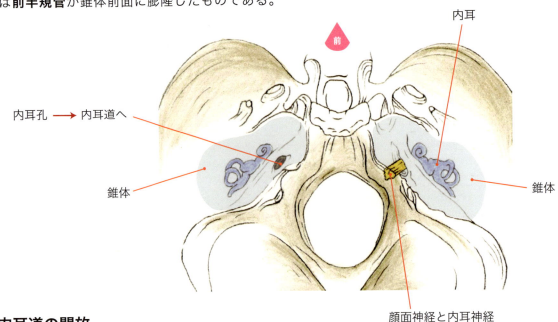

作業　内耳道の開放

1. 内耳孔から鼓室に向かって、内耳道の天井の骨を削る。
2. **顔面神経**と**内耳神経**を剖出する。
3. 顔面神経と内耳神経をガイドとして、内耳に向かって内耳道を開放する。
4. 錐体の上縁を越えたあたりで、内耳道がいき止まる（内耳道底）。
5. 顔面神経はここで膝神経節をつくり、ほぼ直角に後方に曲がる。
6. 内耳神経はいくつかの枝に分かれて、さらに外側方の内耳の各部位に向かうが、これらは追わなくてよい。

注意!! 頭蓋底をノミで削る際は、刃渡りの短いノミで少しずつ削っていくこと。
1回で骨を削ろうと強くノミを打つと、思わぬ方向に骨が割れて剖出すべき構造が破壊されてしまうことがある。

作業　蝸牛の剖出

1. **蝸牛**は錐体前面で内耳道の前に埋まっている。
2. 鼓室内側壁に見える**岬角**は蝸牛によるふくらみである。
3. 蝸牛底は内耳道底に接する。
4. これらをもとに蝸牛の位置を推定し、錐体前面の骨をメスで削っていく。
5. 蝸牛がほぼ水平断にされると、蝸牛頂が前外側を向いていることがわかる。
骨性**蝸牛管**の丸い断面がいくつか見える。

作業　半規管の剖出

1. **半規管**は錐体前面で内耳道の後ろに埋まっている。
2. **前半規管**は**弓状隆起**の真下にあり、円弧面は錐体の軸と直交する。
3. **後半規管**は弓状隆起(前半規管)の後方にあり、円弧面は錐体の軸と平行である。
4. **外側半規管**は鼓室内側壁上方に突き出している。鼓室内側壁を削っていけば断面が見えるだろう。
5. これらの情報をもとに、3種類の半規管をほぼ水平断面で削り出していく。
6. それぞれの骨性半規管の丸い断面がペアで見えたら剖出は成功である。

作業　アブミ骨と前庭窓

1. §97で既にアブミ骨を取り出したので、鼓室の内側壁に**前庭窓**が見えている。
2. 内耳の蝸牛と前半規管の間の骨(**前庭**)を削り、前庭窓まで到達させる。

作業　顔面神経管の開放

1. **茎乳突孔**から**顔面神経管**周囲の骨を削っていく。
2. 顔面神経管の中を走る**顔面神経**から前方に向かって、**鼓索神経**が分枝するのを確認する。
3. 顔面神経管をさらに上方に開放し、膝神経節まで到達させる。

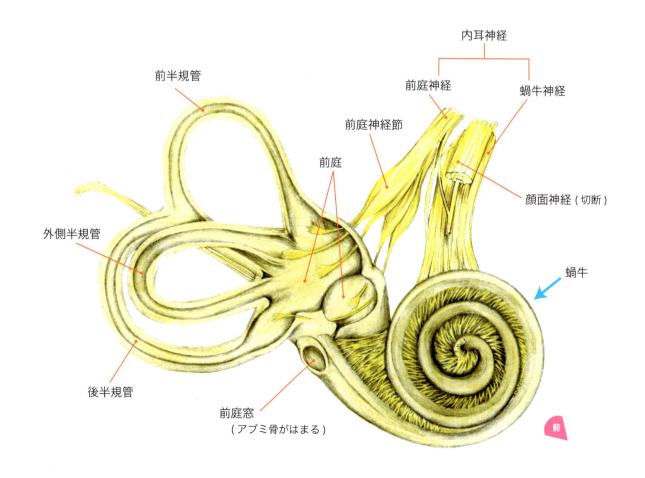

§99　頭蓋底の孔・管の開放

本セクションの作業は、いずれも難易度が高く時間もかかる。
実習時間に余裕がなければ省略し、孔と管は骨標本で確認するとよい。

作業　翼突管の開放

1　**翼口蓋神経節**を再確認する。
2　翼口蓋神経節の後方の骨を削り、**翼突管**を開放する。
3　翼突管の中を走る**翼突管神経**を剖出する。
4　三叉神経節の外側下方で剖出した**大錐体神経**を前方にたどる。
5　蝶形骨洞の外側壁の骨を削りながら大錐体神経をさらに前方にたどり、翼突管の中の翼突管神経に接続することを確認する。

作業　内頸動脈の剖出

1　**内頸動脈**を上にたどり、**頸動脈管**に入っていくことを確認する。
2　頸動脈管は少し上行した後、水平になって前方内側に走る。
　この走行に沿って、頸動脈管をノミで削って開放する。
3　頸動脈管の内壁には厚手の骨膜が張っているが、これを破って中を走る内頸動脈を露出させる。
4　頭蓋底（トルコ鞍両側）に入ると、内頸動脈は**海綿静脈洞**の中を前方内側に進む。
　海綿静脈洞を開放して、中を走る内頸動脈を剖出しよう。
5　内頸動脈は鋭く曲がって上方を向く。ここで内頸動脈から前方に分枝する**眼動脈**を剖出する。

作業　下顎神経と耳神経節の剖出

1　周囲の筋や結合組織を適当に除去しながら、**下顎神経**をできるだけ上方にたどる。
2　**卵円孔**の外側にある側頭骨鱗部の骨を削りながら卵円孔に近づき、最終的に卵円孔を前頭断にする。
3　卵円孔を通過する下顎神経を確認し、周囲に付着する骨膜などを取り除く。
4　卵円孔のすぐ下で、下顎神経の内側に付着する**耳神経節**を探そう。
5　耳神経節は径 2〜3 mm の扁平な神経節で、存在がわかりにくい。

作業　舌下神経管の開放

1　内頭蓋底で、**大後頭孔**の周辺の硬膜を破りながら、大後頭孔の側面にある**舌下神経管**とそこを通る**舌下神経**を同定する。
2　舌下神経管のやや後ろの位置で、頭蓋底を鋸で前頭断する。
3　大後頭孔の外側壁の骨を骨鉗子で少しずつ削りながら、徐々に舌下神経管に近づき、最終的に舌下神経管を開放する。
4　外頭蓋底側で剖出されている舌下神経を上方にたどり、舌下神経管まで追う。

作業 　**頸静脈孔の開放**

1. 外頭蓋底側で剖出されている**迷走神経**、**舌咽神経**および**副神経**を上方にたどり、**頸静脈孔**の位置を推定する。
2. 内頭蓋底で後頭蓋窩の硬膜をはがし、S状静脈洞が向かう頸静脈孔の位置を推定する。
3. 1と2で推定した頸静脈孔の位置の近くで、小さなノミで骨に穴をあけそれを拡大させつつ、頸静脈孔を開放する。
4. 頸静脈孔の内面を被う硬膜を破る。
5. 中を走る内頸静脈と迷走神経、舌咽神経および副神経をきれいに剖出する。

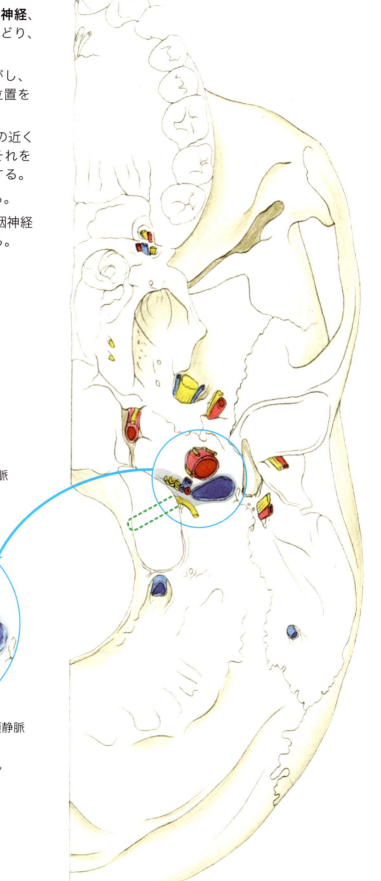

頸動脈管に入っていく内頸動脈
迷走神経
舌咽神経
副神経
舌下神経管
舌下神経
頸静脈孔
内頸静脈

索引

【あ】

アキレス腱	あきれすけん	88・94・95
アブミ骨	あぶみこつ	207
アブミ骨筋	あぶみこつきん	207
アランチウス管	あらんちうすかん	131
鞍隔膜	あんかくまく	183
胃	い	118・129
胃十二指腸動脈	いじゅうにしちょうどうみゃく	124
胃小窩	いしょうか	129
胃小区	いしょうく	129
胃体	いたい	129
胃大網静脈	いだいもうじょうみゃく	124
胃底	いてい	129
胃粘膜ヒダ	いねんまくひだ	129
胃脾間膜	いひかんまく	120・141
陰核	いんかく	159・160・161
陰核亀頭	いんかくきとう	159・161
陰核脚	いんかくきゃく	160・161
陰核体	いんかくたい	160・161
陰核堤靭帯	いんかくていじんたい	161
陰核包皮	いんかくほうひ	159
陰茎	いんけい	157
陰茎海綿体	いんけいかいめんたい	157・158・159
陰茎亀頭	いんけいきとう	157
陰茎脚	いんけいきゃく	157
陰茎根	いんけいこん	157
陰茎深動脈	いんけいしんどうみゃく	158
陰茎体	いんけいたい	157
陰茎中隔	いんけいちゅうかく	158
陰茎堤靭帯	いんけいていじんたい	157
陰茎背動脈	いんけいはいどうみゃく	157
咽頭	いんとう	190
咽頭円蓋	いんとうえんがい	190
咽頭腔	いんとうくう	190
咽頭喉頭部	いんとうこうとうぶ	190
咽頭口部	いんとうこうぶ	190
咽頭神経叢	いんとうしんけいそう	89
咽頭鼻部	いんとうびぶ	190
咽頭扁桃	いんとうへんとう	190
咽頭縫線	いんとうほうせん	189
陰嚢	いんのう	153・159
陰嚢中隔	いんのうちゅうかく	154
陰嚢縫線	いんのうほうせん	153
陰部神経	いんぶしんけい	168
陰部神経管	いんぶしんけいかん	166
陰部大腿神経	いんぶだいたいしんけい	1151
陰毛	いんもう	36・153・159
陰裂	いんれつ	159
ウインスロー孔	ういんすろーこう	123
右脚（横隔膜）	うきゃく（おうかくまく）	148
烏口肩峰靭帯	うこうけんぼうじんたい	74
烏口鎖骨靭帯	うこうさこつじんたい	74
烏口突起	うこうとっき	54
烏口腕筋	うこうわんきん	60・74
右心耳	うしんじ	110
右心室	うしんしつ	110・112
右心房	うしんぼう	110・112
右葉（肝臓）	うよう（かんぞう）	118・131
右葉（甲状腺）	うよう（こうじょうせん）	191
会陰	えいん	156・160
会陰腱中心	えいんけんちゅうしん	156・160
会陰神経	えいんしんけい	156
会陰動脈	えいんどうみゃく	156
会陰部	えいんぶ	156
会陰膜	えいんまく	156・160・162
腋窩	えきか	31
腋窩筋膜	えきかきんまく	31
腋窩静脈	えきかじょうみゃく	61
腋窩神経	えきかしんけい	57・62・74
腋窩動脈	えきかどうみゃく	31・56
腋窩リンパ節	えきかりんぱせつ	26・31
S状結腸	えすじょうけっちょう	119・134
S状結腸間膜	えすじょうけっちょうかんまく	121・134
S状結腸動脈	えすじょうけっちょうどうみゃく	127
S状静脈洞	えすじょうじょうみゃくどう	182
円回内筋	えんかいないきん	64・76
横隔胃間膜	おうかくいかんまく	120
横隔神経	おうかくしんけい	22・33・107・117・149・184
横隔脾ヒダ	おうかくひだ	139・141
横隔膜	おうかくまく	101・117・148
横行結腸	おうこうけっちょう	119・134
横行結腸間膜	おうこうけっちょうかんまく	121・134
横静脈洞	おうじょうみゃくどう	182
黄色靭帯	おうしょくじんたい	50
横足根関節	おうそくこんかんせつ	99
横頭（母指内転筋）	おうとう（ぼしないてんきん）	70
横突棘筋	おうとつきょくきん	47
黄斑	おうはん	205
横披裂筋	おうひれつきん	194
オッディ括約筋	おっでぃかつやくきん	141
オトガイ下三角	おとがいかさんかく	188
オトガイ舌筋	おとがいぜっきん	197・199
オトガイ舌骨筋	おとがいぜっこつきん	188
オトガイ隆起	おとがいりゅうき	12・186

【か】

外果	がいか	85
回外筋	かいがいきん	66・77
外頸静脈	がいけいじょうみゃく	14・21
回結腸動脈	かいけっちょうどうみゃく	126
外後頭隆起	がいこうとうりゅうき	42
外肛門括約筋	がいこうもんかつやくきん	156・160・179
外子宮口	がいしきゅうこう	178
外耳孔	がいじこう	206
外耳道	がいじどう	206
外精筋膜	がいせいきんまく	153
外舌筋	がいぜつきん	197
外腺（前立腺）	がいせん（ぜんりつせん）	171
回旋筋	かいせんきん	47
回旋枝	かいせんし	111
外側腋窩隙	がいそくえきかげき	74
外側眼瞼靭帯	がいそくがんけんじんたい	201
外側脚	がいそくきゃく	38
外側弓状靭帯	がいそくきゅうじょうじんたい	149
外側胸筋神経	がいそくきょうきんしんけい	30・57
外側胸動脈	がいそくきょうどうみゃく	31
外側広筋	がいそくこうきん	82
外側手根側副靭帯	がいそくしゅこんそくふくじんたい	72
外側上窩（上腕骨）	がいそくじょうか（じょうわんこつ）	54

外側神経束（腕神経叢）	がいそくしんけいそく（わんしんけいそう）	56
外側仙骨動脈	がいそくせんこつどうみゃく	166
外側側副靭帯	がいそくそくふくじんたい	77・96
外側大腿回旋動脈	がいそくだいたいかいせんどうみゃく	84
外側大腿皮神経	がいそくだいたいひしんけい	151
外側直筋	がいそくちょっきん	203・204
外側頭（上腕三頭筋）	がいそくとう（じょうわんさんとうきん）	62
外側半規管	がいそくはんきかん	209
外側半月	がいそくはんげつ	97
外側翼突筋	がいそくよくとつきん	198・199
外側輪状披裂筋	がいそくりんじょうひれつきん	194
回腸	かいちょう	119・134・135
外腸骨動脈	がいちょうこつどうみゃく	166
回腸動脈	かいちょうどうみゃく	126
外転神経	がいてんしんけい	181・183・203
外尿道括約筋	がいにょうどうかつやくきん	163・171・175
外尿道口	がいにょうどうこう	157・159
灰白質	かいはくしつ	53
外鼻孔	がいびこう	196
外腹斜筋	がいふくしゃきん	29・38・100
外閉鎖筋	がいへいさきん	164
解剖嗅ぎタバコ入れ（タバチュール）	かいぼうかぎたばこいれ（たばちゅーる）	67
海綿間静脈洞	かいめんかんじょうみゃくどう	182
海綿静脈洞	かいめんじょうみゃくどう	182・210
回盲口	かいもうこう	137
回盲部	かいもうぶ	119・136
回盲弁	かいもうべん	137
下咽頭	かいんとう	190
下咽頭収縮筋	かいんとうしゅうしゅくきん	189
カウパー腺	かうぱーせん	163
下横隔動脈	かおうかくどうみゃく	147・149
下角（肩甲骨）	かかく（けんこうこつ）	54
下顎窩	かがくか	198
下顎角	かがくかく	12・186
下顎骨	かがくこつ	195
下顎枝	かがくし	186
下顎神経	かがくしんけい	181・183・199・210
下顎頭	かがくとう	198
下下腹神経叢	かかふくしんけいそう	168
蝸牛	かぎゅう	208
蝸牛管	かぎゅうかん	208
蝸牛窓	かぎゅうそう	207
顎関節	がくかんせつ	198
顎舌骨筋	がくぜっこつきん	188・199
顎舌骨筋神経	がくぜっこつきんしんけい	188・199
顎動脈	がくどうみゃく	198・199
顎二腹筋後腹	がくにふくきんこうふく	188
顎二腹筋前腹	がくにふくきんぜんふく	188
角膜	かくまく	204
下後鋸筋	かこうきょきん	46
下行結腸	かこうけっちょう	119・134
下甲状腺動脈	かこうじょうせんどうみゃく	33・106
下行大動脈	かこうだいどうみゃく	115
下喉頭神経	かこうとうしんけい	191・194
下喉頭神経	かこうとうどうみゃく	191
下行部（十二指腸）	かこうぶ（じゅうにしちょう）	138・140
下矢状静脈洞	かしじょうじょうみゃくどう	182
下歯槽神経	かしそうしんけい	199・199
下歯槽動・静脈	かしそうどう・じょうみゃく	199
下歯槽動脈	かしそうどうみゃく	198
下斜筋	かしゃきん	203・204
下伸筋支帯	かしんきんしたい	86
下神経幹（腕神経叢）	かしんけいかん（わんしんけいそう）	56
下膵十二指腸動脈	かすいじゅうにしちょうどうみゃく	124・139
下垂腎	かすいじん	142
下垂体	かすいたい	183
下錐体静脈洞	かすいたいじょうみゃくどう	182
下垂体漏斗	かすいたいろうと	181・183
下双子筋	かそうしきん	92
鵞足	がそく	93
下腿筋膜	かたいきんまく	86
下腿三頭筋	かたいさんとうきん	94
下大静脈	かだいじょうみゃく	110・112・130・131・132・133・146
下腿静脈瘤	かたいじょうみゃくりゅう	89
肩関節	かたかんせつ	75
下腸間膜静脈	かちょうかんまくじょうみゃく	127・128・139
下腸間膜動脈	かちょうかんまくどうみゃく	126・127・147
下腸間膜動脈神経叢	かちょうかんまくどうみゃくしんけいそう	127
下直筋	かちょくきん	203
下直筋	かちょくきん	204
顎下三角	がっかさんかく	188
顎下神経節	がっかしんけいせつ	199
顎下腺	がっかせん	188・197
顎下腺管	がっかせんかん	197
滑車神経	かっしゃしんけい	181・183・202
滑膜	かつまく	96
下殿神経	かでんしんけい	91・92・168
下殿動・静脈	かでんどうじょうみゃく	91・92
下殿動脈	かでんどうみゃく	166
下殿皮神経	かでんひしんけい	89
下頭斜筋	かとうしゃきん	48
下鼻甲介	かびこうかい	196・200
下鼻道	かびどう	196・200
下腹壁動・静脈	かふくへきどうじょうみゃく	41
下腹壁動脈	かふくへきどうみゃく	166
下膀胱動脈	かぼうこうどうみゃく	166
下葉	かよう	104
仮肋	かろく	34
肝胃間膜	かんいかんまく	120
肝円索	かんえんさく	120・130・131
眼窩	がんか	186
眼窩隔膜	がんかかくまく	201
眼窩下孔	がんかかこう	205
眼窩下神経	がんかかしんけい	187・205
眼窩下動脈	がんかかどうみゃく	205
眼角動・静脈	がんかくどうじょうみゃく	186
眼窩骨膜	がんかこつまく	202
眼窩脂肪体	がんかしぼうたい	202
眼窩上神経	がんかじょうしんけい	187
肝鎌状間膜	かんかまじょうかんまく	118・120・130
肝管	かんかん	131
肝冠状間膜	かんかんじょうかんまく	118・120・130
眼球結膜	がんきゅうけつまく	201
眼瞼	がんけん	201
眼瞼結膜	がんけんけつまく	201
肝硬変	かんこうへん	133

肝十二指腸間膜	かんじゅうにしちょうかんまく	120・124
冠状溝	かんじょうこう	111
冠状静脈洞	かんじょうじょうみゃくどう	111・112
肝静脈	かんじょうみゃく	131・133・147
眼神経	がんしんけい	181・183
関節円板	かんせつえんばん	198
関節窩	かんせつか	75
関節上結節	かんせつじょうけっせつ	75
関節突起	かんせつとっき	198
肝臓	かんぞう	118
環椎後頭関節	かんついこうとうかんせつ	185
環椎十字靱帯	かんついじゅうじじんたい	185
貫通静脈	かんつうじょうみゃく	89
眼動脈	がんどうみゃく	203・210
カントリー線	かんとりーせん	132
間膜	かんまく	120・122
間膜ひも	かんまくひも	134
顔面神経	がんめんしんけい	181・183・187・208・209
顔面神経管	がんめんしんけいかん	209
顔面動・静脈	がんめんどうじょうみゃく	186
肝門	かんもん	130・132
眼輪筋	がんりんきん	201
キーセルバッハ部位	きーせるばっはぶい	196
気管	きかん	114・192
気管気管支リンパ節	きかんきかんしりんぱせつ	114
気管支動脈	きかんしどうみゃく	105・116
気管支肺リンパ節	きかんしはいりんぱせつ	105
気管軟骨	きかんなんこつ	192
気管分枝部	きかんぶんきぶ	114・192
気管竜骨	きかんりゅうこつ	192
奇静脈	きじょうみゃく	116・147・149
基靱帯	きじんたい	172
キヌタ骨	きぬたこつ	207
脚間線維	きゃっかんしんけい	38
球海綿体筋	きゅうかいめんたいきん	156・160・161
嗅球	きゅうきゅう	181
弓状線	きゅうじょうせん	41
弓状動脈	きゅうじょうどうみゃく	145
弓状隆起	きゅうじょうりゅうき	208・209
嗅神経（Ⅰ）	きゅうしんけい（Ⅰ）	196
峡（甲状腺）	きょう（こうじょうせん）	106・191
胸横筋	きょうおうきん	101
胸郭	きょうかく	102
胸郭下口	きょうかくかこう	102
胸郭上口	きょうかくじょうこう	102
胸管	きょうかん	117・148
胸筋筋膜	きょうきんきんまく	28
胸筋リンパ節	きょうきんりんぱせつ	26
胸肩峰動・静脈	きょうけんぼうどう・じょうみゃく	30
胸肩峰動脈	きょうけんぼうどうみゃく	31
胸骨	きょうこつ	24・35
頬骨	きょうこつ	186
胸骨角	きょうこつかく	24・34・35
胸骨下角	きょうこつかかく	36
頬骨弓	きょうこつきゅう	186・198
胸骨甲状筋	きょうこつこうじょうきん	18・100
胸骨舌骨筋	きょうこつぜっこつきん	18・100
胸骨体	きょうこつたい	24・35
胸骨端	きょうこつたん	32
胸骨部（横隔膜）	きょうこつぶ（おうかくまく）	148
胸骨柄	きょうこつへい	24・35
胸鎖関節	きょうさかんせつ	12・32
胸鎖乳突筋	きょうさにゅうとつきん	14・15・16
胸神経節	きょうしんけいせつ	117
胸水	きょうすい	103
胸腺	きょうせん	102
胸大動脈	きょうだいどうみゃく	116・184
胸背神経	きょうはいしんけい	57
胸腹壁静脈	きょうふくへきじょうみゃく	27
胸膜	きょうまく	102
強膜	きょうまく	204
胸膜腔	きょうまくくう	103
胸膜頂	きょうまくちょう	102
胸腰筋膜	きょうようきんまく	46
胸肋部（大胸筋）	きょうろくぶ（だいきょうきん）	28
挙筋隆起	きょきんりゅうき	200
棘下筋	きょくかきん	45
棘間靱帯	きょくかんじんたい	50
棘筋	きょくきん	47
棘上筋	きょくじょうきん	45・74
棘上靱帯	きょくじょうじんたい	50
棘突起	きょくとっき	42
距骨滑車	きょこつかっしゃ	98
鋸状縁	きょじょうえん	205
距腿関節	きょたいかんせつ	98
棘下筋	きょっかきん	74
筋横隔動脈	きんおうかくどうみゃく	149
筋突起	きんとっき	198
筋皮神経	きんぴしんけい	57・62
筋裂孔	きんれっこう	81
区域	くいき	132
区域気管支	くいきかんし	105
空腸	くうちょう	119・134・135
空腸動脈	くうちょうどうみゃく	126
屈筋支帯	くっきんしたい	64
クモ膜顆粒	くもまくかりゅう	182
グリソン鞘	ぐりそんしょう	132
頸横神経	けいおうしんけい	14
頸横動脈	けいおうどうみゃく	33・44
鶏冠	けいかん	182
頸胸神経節	けいきょうしんけいせつ	107・117
頸筋膜	けいきんまく	14
脛骨外側顆	けいこつがいそくか	85
脛骨神経	けいこつしんけい	92・93・95
脛骨前縁	けいこつぜんえん	85
脛骨粗面	けいこつそめん	85
脛骨内側顆	けいこつないそくか	85
茎状突起（尺骨）	けいじょうとっき（しゃくこつ）	54
茎状突起（橈骨）	けいじょうとっき（とうこつ）	54
頸静脈孔	けいじょうみゃくこう	211
頸神経叢	けいしんけいそう	19
頸神経ワナ	けいしんけいわな	19
頸切痕（胸骨）	けいせっこん（きょうこつ）	54
頸動脈管	けいどうみゃくかん	210
頸動脈小体	けいどうみゃくしょうたい	189
茎突咽頭筋	けいとついんとうきん	189
茎突舌筋	けいとつぜっきん	197・199
茎突舌骨筋	けいとつぜっこつきん	188・189

茎突舌骨靭帯	けいとつぜっこつじんたい	189		後斜角筋	こうしゃかくきん	22・100
茎乳突孔	けいにゅうとつこう	209		後十字靭帯	こうじゅうじじんたい	97
頸半棘筋	けいはんきょくきん	48		後縦靭帯	こうじゅうじんたい	185
頸板状筋	けいばんじょうきん	46		甲状頸動脈	こうじょうけいどうみゃく	33
頸膨大	けいぼうだい	52		甲状舌骨筋	こうじょうぜっこつきん	18・191
血管膜	けっかんまく	205		甲状舌骨膜	こうじょうぜっこつまく	191
血管裂孔	けっかんれっこう			甲状腺	こうじょうせん	106・191
	107・117・148・149・184・189・191			甲状軟骨	こうじょうなんこつ	12・193
結腸半月ヒダ	けっちょうはんげつひだ	205		甲状披裂筋	こうじょうひれつきん	194
結腸ひも	けっちょうひも	190・197		後上腕回旋動・静脈	こうじょうわんかいせんどう・じょうみゃく	74
結腸膨起	けっちょうぼうき	204		後上腕回旋動脈	こうじょうわんかいせんどうみゃく	31
ケルクリングヒダ	けるくりんぐひだ	198		口唇	こうしん	197
腱画	けんかく	197		後神経束(腕神経叢)	こうしんけいそく(わんしんけいそう)	56
肩甲回旋動・静脈	けんこうかいせんどう・じょうみゃく	13・186		項靭帯	こうじんたい	43・48
肩甲下筋	けんこうかきん	95		後正中溝	こうせいちゅうこう	53
肩甲下神経	けんこうかしんけい	95		後大腿皮神経	こうだいたいひしんけい	89・92
肩甲下動脈	けんこうかどうみゃく	197		喉頭	こうとう	193
肩甲挙筋	けんこうきょきん	51・52		喉頭蓋	こうとうがい	190・191・193
肩甲棘	けんこうきょく	205		喉頭蓋軟骨	こうとうがいなんこつ	193
肩甲骨	けんこうこつ	53		後頭下三角	こうとうかさんかく	48
肩甲上神経	けんこうじょうしんけい	200		後頭下神経	こうとうかしんけい	49
肩甲上動脈	けんこうじょうどうみゃく	111		喉頭腔	こうとうくう	193
肩甲舌骨筋	けんこうぜっこつきん	111		後頭骨	こうとうこつ	195
肩甲背神経	けんこうはいしんけい	22・100		喉頭室	こうとうしつ	194
肩鎖関節	けんさかんせつ	97		喉頭前庭	こうとうぜんてい	193・194
腱索	けんさく	185		後頭動・静脈	こうとうどうじょうみゃく	43
剣状突起	けんじょうとっき	33		喉頭隆起	こうとうりゅうき	193
腱中心	けんちゅうしん	18・191		広背筋	こうはいきん	45・58
瞼板	けんばん	191		後半規管	こうはんきかん	209
肩峰	けんぼう	106・191		後鼻孔	こうびこう	190・196
肩峰端	けんぼうたん	12・193		後腹膜腔	こうふくまくくう	142
後胃間膜	こういかんまく	194		後腹膜隙	こうふくまくげき	142
口蓋咽頭弓	こうがいいんとうきゅう	74		後腹膜臓器	こうふくまくぞうき	138
口蓋骨	こうがいこつ	31		硬膜	こうまく	180
口蓋垂	こうがいすい	197		肛門	こうもん	162・169・179
口蓋舌弓	こうがいぜっきゅう	56		肛門管	こうもんかん	162・169・179
口蓋舌筋	こうがいぜっきん	43・48		肛門挙筋	こうもんきょきん	162・163・164・169
後外側溝	こうがいそくこう	53		肛門三角	こうもんさんかく	156
口蓋帆挙筋	こうがいはんきょきん	89・92		肛門柱	こうもんちゅう	179
口蓋帆張筋	こうがいはんちょうきん	193		肛門洞	こうもんどう	179
口蓋扁桃	こうがいへんとう	190・191・193		肛門弁	こうもんべん	179
後角	こうかく	193		後葉(下垂体)	こうよう(かすいたい)	183
岬角	こうかく	48		右葉(甲状腺)	こうよう(こうじょうせん)	106
交感神経幹	こうかんしんけいかん			口輪筋	こうりんきん	186
	107・117・148・149・184・189・191			後輪状披裂筋	こうりんじょうひれつきん	194
後眼房	こうがんぼう	205		股関節脱臼	こかんせつだっきゅう	81
口峡	こうきょう	190・197		鼓索神経	こさくしんけい	199・207・209
後極(眼球)	こうきょく(がんきゅう)	204		鼓室蓋	こしつがい	206
咬筋	こうきん	198		骨質	こつしつ	33・35
口腔前庭	こうくうぜんてい	197		骨髄	こつずい	33・35
広頸筋	こうけいきん	13・186		骨盤隔膜	こつばんかくまく	163
後脛骨筋	こうけいこつきん	95		骨盤神経叢	こつばんしんけいそう	168
後脛骨動脈	こうけいこつどうみゃく	95		骨盤内臓神経	こつばんないぞうしんけい	168
硬口蓋	こうこうがい	197		骨膜	こつまく	33・35
後根	こうこん	51・52		鼓膜	こまく	206
虹彩	こうさい	205		鼓膜張筋	こまくちょうきん	207
後索	こうさく	53		固有肝動脈	こゆうかんどうみゃく	120・124・128・130・132
後篩骨洞	こうしこつどう	200		固有口腔	こゆうこうくう	197
後室間溝	こうしつかんこう	111		固有背筋	こゆうはいきん	47
後室間枝	こうしつかんし	111				

索引

固有鼻腔	こゆうびくう	196
固有卵巣索	こゆうらんそうさく	172・176

【さ】

最上胸動脈	さいじょうきょうどうみゃく	31
臍静脈	さいじょうみゃく	120・131
臍静脈索	さいじょうみゃくさく	120
最長筋	さいちょうきん	47
臍動脈	さいどうみゃく	166
臍動脈索	さいどうみゃくさく	166
臍傍静脈	さいぼうじょうみゃく	131
左脚（横隔膜）	さきゃく（おうかくまく）	148
鎖骨	さこつ	24・32・54
坐骨海綿体筋	ざこつかいめんたいきん	156・160・161・164
鎖骨下筋	さこつかきん	30・32
鎖骨下静脈	さこつかじょうみゃく	33・184
鎖骨下動脈	さこつかどうみゃく	33・58・106・107・184
坐骨結節	ざこつけっせつ	88
坐骨肛門窩	ざこつこうもんか	162
鎖骨上窩	さこつじょうか	12
鎖骨上神経	さこつじょうしんけい	14
坐骨神経	ざこつしんけい	92・93・168
鎖骨部（大胸筋）	さこつぶ（だいきょうきん）	28
左心耳	さしんじ	110
左心室	さしんしつ	110
左心房	さしんぼう	110
左葉（肝臓）	さよう（かんぞう）	118・131
左葉（甲状腺）	さよう（こうじょうせん）	106・191
三角間膜	さんかくかんまく	120・130
三角筋	さんかくきん	32・57・74
三角筋粗面	さんかくきんそめん	57
三叉神経第1枝	さんさしんけいだいいっし	181・183
三叉神経第3枝	さんさしんけいだいさんし	181・183
三叉神経第2枝	さんさしんけいだいにし	181・183
三尖弁	さんせんべん	112
ジェロタ筋膜	じぇろたきんまく	142
耳介	じかい	206
耳介側頭神経	じかいそくとうしんけい	187・199
耳下腺	じかせん	187
耳管	じかん	207
耳管咽頭口	じかんいんとうこう	190・200
耳管鼓室口	じかんこしつこう	207
耳管軟骨	じかんなんこつ	200
耳管隆起	じかんりゅうき	200
子宮	しきゅう	119・152・177
子宮円索	しきゅうえんさく	38・152・160・172・177
子宮外膜	しきゅうがいまく	178
子宮間膜	しきゅうかんまく	172・173・177
子宮筋腫	しきゅうきんしゅ	178
子宮筋層	しきゅうきんそう	178
子宮腔	しきゅうくう	177
子宮頸	しきゅうけい	177
子宮頸横靭帯	しきゅうけいおうじんたい	172
子宮頸管	しきゅうけいかん	178
子宮広間膜	しきゅうこうかんまく	152・172
子宮体	しきゅうたい	177
子宮腟部	しきゅうちつぶ	178
子宮底	しきゅうてい	177
子宮動脈	しきゅうどうみゃく	166
子宮内膜	しきゅうないまく	178
子宮傍組織	しきゅうぼうそしき	173
刺激伝導系	しげきでんどうけい	113
耳甲介	じこうかい	206
篩骨	しこつ	195
篩骨垂直板	しこつすいちょくばん	196
篩骨洞	しこつどう	202
篩骨胞	しこつほう	200
篩骨蜂巣	しこつほうそう	200
示指伸筋	ししししんきん	66・73
耳珠	じしゅ	206
歯状靭帯	しじょうじんたい	51
糸状乳頭	しじょうにゅうとう	197
茸状乳頭	じじょうにゅうとう	197
視神経	ししんけい	181・183・203・204
視神経円板	ししんけいえんばん	205
視神経管	ししんけいかん	203
耳神経節	じしんけいせつ	210
視神経乳頭	ししんけいにゅうとう	205
耳垂	じすい	206
歯尖靭帯	しせんじんたい	185
痔帯	じたい	179
膝横靭帯	しつおうじんたい	97
膝窩	しっか	88・93
膝蓋骨	しつがいこつ	78
膝蓋靭帯	しつがいじんたい	82
膝窩筋	しっかきん	95
膝窩動・静脈	しっかどう・じょうみゃく	33・93
歯突起	しとっき	185
脂肪被膜	しぼうひまく	142
斜角筋隙	しゃかくきんげき	56
尺骨神経	しゃくこつしんけい	57・62・65
尺骨頭	しゃくこつとう	54
尺骨動脈	しゃくこつどうみゃく	65
尺側手根屈筋	しゃくそくしゅこんくっきん	64・76
尺側手根伸筋	しゃくそくしゅこんしんきん	66・73・77
尺側皮静脈	しゃくそくひじょうみゃく	55・61
射精管	しゃせいかん	170
斜走筋層	しゃそうきんそう	129
斜頭（母指内転筋）	しゃとう（ぼしないてんきん）	70
斜披裂筋	しゃひれつきん	194
斜裂	しゃれつ	104
縦隔	じゅうかく	102
終糸	しゅうし	52
縦走筋層	じゅうそうきんそう	129
十二指腸	じゅうにしちょう	119・138・140
十二指腸空腸曲	じゅうにしちょうくうちょうきょく	121・134・138
十二指腸縦ヒダ	じゅうにしちょうたてひだ	140
自由ひも	じゆうひも	134
主気管支	しゅきかんし	105・114
手根管	しゅこんかん	64
手掌	しゅしょう	68
手掌腱膜	しゅしょうけんまく	68
(主)膵管	しゅすいかん	141
手背	しゅはい	68
小陰唇	しょういんしん	159
上咽頭	じょういんとう	190
上咽頭収縮筋	じょういんとうしゅうしゅくきん	189
小円筋	しょうえんきん	45
上横隔動脈	じょうおうかくどうみゃく	149

上顎骨	じょうがくこつ	195		上鼻道	じょうびどう	196・200
上顎神経	じょうがくしんけい	181・183		上部(十二指腸)	じょうぶ(じゅうにちょうの)	140
上顎洞	じょうがくどう	200・205		小伏在静脈	しょうふくざいじょうみゃく	89
上・下伸筋支帯	じょう・かしんきんしたい	86		上腹壁動・静脈	じょうふくへきどう・じょうみゃく	41・101
上下腹神経叢	じょうかふくしんけいそう	168		上膀胱動脈	じょうぼうこうどうみゃく	166
上眼窩裂	じょうがんかれつ	203		漿膜	しょうまく	129
上眼瞼挙筋	じょうがんけんきょきん	201・202		漿膜性心膜	しょうまくせいしんまく	102・109
小胸筋	しょうきょうきん	30・34		静脈角	じょうみゃくかく	33・106・117
上頸神経節	じょうけいしんけいせつ	189		静脈管	じょうみゃくかん	131
小結節(上腕骨)	しょうけっせつ(じょうわんこつ)	54		静脈管索	じょうみゃくかんさく	131
上後鋸筋	じょうこうきょきん	46		静脈洞交会	じょうみゃくどうこうかい	182
上行結腸	じょうこうけっちょう	119・134		小網	しょうもう	120
上甲状腺動脈	じょうこうじょうせんどうみゃく	21・106・191		上葉	じょうよう	104
上行大動脈	じょうこうだいどうみゃく	108・110・114		小葉間動脈	しょうようかんどうみゃく	145
小後頭神経	しょうこうとうしんけい	14・43		小腰筋	しょうようきん	150
上喉頭神経	じょうこうとうしんけい	189		小菱形骨	しょうりょうけいこつ	45
上喉頭神経	じょうこうとうしんけい	191・194		小弯	しょうわん	118・129
上喉頭動脈	じょうこうとうどうみゃく	191		上腕筋	じょうわんきん	60・76
小後頭直筋	しょうこうとうちょくきん	49		上腕筋膜	じょうわんきんまく	55
上行部(十二指腸)	じょうこうぶ(じゅうにしちょう)	140		上腕骨頭	じょうわんこっとう	75
上行腰静脈	じょうこうようじょうみゃく	147		上腕三頭筋	じょうわんさんとうきん	62・76
踵骨腱	しょうこつけん	88・94		上腕三頭筋長頭	じょうわんさんとうきんちょうとう	74
踵骨隆起	しょうこつりゅうき	88		上腕静脈	じょうわんじょうみゃく	55
小指外転筋	しょうしがいてんきん	68		上腕深動脈	じょうわんしんどうみゃく	61・63
上矢状静脈洞	じょうしじょうじょうみゃくどう	80・182		上腕動・静脈	じょうわんどう・じょうみゃく	61
小指伸筋	しょうししんきん	66・73・77		上腕動脈	じょうわんどうみゃく	65
硝子体	しょうしたい	204		上腕二頭筋	じょうわんにとうきん	60・76
小指対立筋	しょうしたいりつきん	70		上腕二頭筋短頭	じょうわんにとうきんたんとう	60・74
上斜筋	じょうしゃきん	202・203		上腕二頭筋長頭	じょうわんにとうきんちょうとう	60・74
小十二指腸乳頭	しょうじゅうにしちょうにゅうとう	140		尺骨神経	しょくこつしんけい	69
上伸筋支帯	じょうしんきんしたい	86		尺骨動脈浅枝	しょくこつどうみゃくせんし	69
上神経幹(腕神経叢)	じょうしんけいかん(わんしんけいそう)	56		食道	しょくどう	114・115・184・190
小心臓静脈	しょうしんぞうじょうみゃく	111		食道神経叢	しょくどうしんけいそう	115
上膵十二指腸動脈	じょうすいじゅうにしちょうどうみゃく	124		食道動脈	しょくどうどうみゃく	116
上錐体静脈洞	じょうすいたいじょうみゃくどう	182		食道裂孔	しょくどうれっこう	125・149
上前腸骨棘	じょうぜんちょうこつきょく	36・78		上甲状腺動脈	じょこうじょうせんどうみゃく	191
上双子筋	じょうそうしきん	92		上行大動脈	じょこうだいどうみゃく	184
掌側骨間筋	しょうそくこっかんきん	72		鋤骨	じょこつ	196
上大静脈	じょうだいじょうみゃく	106・108・110・112・184		ショパール関節	しょぱーるかんせつ	99
上大脳静脈	じょうだいのうじょうみゃく	182		耳輪	じりん	206
小腸	しょうちょう	119		深陰茎筋膜	しんいんけいきんまく	157
上腸間膜静脈	じょうちょうかんまくじょうみゃく	126・128・139		深陰茎背静脈	しんいんけいはいじょうみゃく	157
上腸間膜動脈	じょうちょうかんまくどうみゃく	126・139・147		腎盂	じんう	144
上腸間膜動脈神経叢	じょうちょうかんまくどうみゃくしんけいそう	126		深会陰横筋	しんえいんおうきん	162・164・169
上直筋	じょうちょくきん	202		深横中手靱帯	しんおうちゅうしゅじんたい	72
上直腸動脈	じょうちょくちょうどうみゃく	127		心外膜	しんがいまく	109・111
小殿筋	しょうでんきん	91		心窩部	しんかぶ	36
上殿神経	じょうでんしんけい	91・92・168		伸筋支帯	しんきんしたい	66・73
上殿動・静脈	じょうでんどう・じょうみゃく	92		心筋層	しんきんそう	111
上殿動脈	じょうでんどうみゃく	91・166		腎筋膜	じんきんまく	142
上殿皮神経	じょうでんひしんけい	43		深頸リンパ節	しんけいりんぱせつ	21
上頭斜筋	じょうとうしゃきん	48		深枝(橈骨神経)	しんし(とうこつしんけい)	67
上橈尺関節	じょうとうしゃくかんせつ	77		深指屈筋	しんしくっきん	65・71
小内臓神経	しょうないぞうしんけい	117・125・148・149		心室中隔	しんしつちゅうかく	113
小脳	しょうのう	181		心室中隔膜性部	しんしつちゅうかくまくせいぶ	113
小脳鎌	しょうのうかま	181		腎小体	じんしょうたい	144
小脳テント	しょうのうてんと	180・182		深掌動脈弓	しんしょうどうみゃくきゅう	71
上鼻甲介	じょうびこうかい	196・200		腎静脈	じんじょうみゃく	142・143・147
上皮小体	じょうひしょうたい	191		腎錐体	じんすいたい	144

索引

心切痕	しんせっこん	104
心尖	しんせん	110
心尖拍動	しんせんはくどう	110
心臓	しんぞう	108
腎臓	じんぞう	142・144
深鼠径輪	しんそけいりん	152・169
深鼠径リンパ節	しんそけいりんぱせつ	81
腎柱	じんちゅう	144
心底	しんてい	110
腎洞	じんどう	144
腎動脈	じんどうみゃく	142・143・145・147
腎乳頭	じんにゅうとう	144
腎嚢胞	じんのうほう	144
腎杯	じんぱい	144
腎盤	じんばん	144
深腓骨神経	しんひこつしんけい	87
心房中隔	しんぼうちゅうかく	112
心膜	しんまく	102・108・109
心膜横洞	しんまくおうどう	109
心膜腔	しんまくくう	109
腎門	じんもん	143・144
腎葉	じんよう	145
真肋	しんろく	34
膵管	すいかん	138・141
髄質	ずいしつ	144・145
水晶体	すいしょうたい	204・205
膵臓	すいぞう	138・141
膵体	すいたい	141
錐体	すいたい	182・208
錐体葉(甲状腺)	すいたいよう(こうじょうせん)	191
膵頭	すいとう	141
膵尾	すいび	141
水平部(十二指腸)	すいへいぶ(じゅうにしちょう)	138・140
水平裂	すいへいれつ	104
精管	せいかん	152・153・154・169
精管動脈	せいかんどうみゃく	166
精管膨大部	せいかんぼうだいぶ	170
精丘	せいきゅう	171
精細管	せいさいかん	155
精索	せいさく	38・153
星状神経節	せいじょうしんけいせつ	107・117
精巣	せいそう	154・155
精巣挙筋	せいそうきょきん	39・153
精巣縦隔	せいそうじゅうかく	155
精巣上体	せいそうじょうたい	154・155
精巣上体管	せいそうじょうたいかん	155
精巣鞘膜	せいそうしょうまく	153・155
精巣静脈	せいそうじょうみゃく	147
精巣小葉	せいそうしょうよう	155
精巣中隔	せいそうちゅうかく	155
精巣動・静脈	せいそうどう・じょうみゃく	152
精巣動脈	せいそうどうみゃく	147・153・154・166
精巣輸出管	せいそうゆしゅつかん	155
声帯靭帯	せいたいじんたい	193・194
声帯突起	せいたいとっき	194
声帯ヒダ	せいたいひだ	193・194
正中神経	せいちゅうしんけい	57・61・62・65・69
正中仙骨動脈	せいちゅうせんこつどうみゃく	147
精嚢	せいのう	170
声門	せいもん	193
声門下腔	せいもんかくう	194
声門裂	せいもんれつ	193
脊髄	せきずい	50・181・184
脊髄円錐	せきずいえんすい	52
脊髄クモ膜	せきずいくもまく	51
脊髄硬膜	せきずいこうまく	51・184
脊髄神経後枝(外側皮枝)	せきずいしんけいこうし(がいそくひし)	43
脊髄神経後枝(内側皮枝)	せきずいしんけいこうし(ないそくひし)	43
脊髄神経節	せきずいしんけいせつ	51
脊髄中心管	せきずいちゅうしんかん	53
脊柱管	せきちゅうかん	50
脊柱起立筋	せきちゅうきりつきん	47
赤道(眼球)	せきどう(がんきゅう)	204
舌	ぜつ	195・197
舌咽神経	ぜついんしんけい	181・183・199・211
舌下小丘	ぜっかしょうきゅう	197
舌下神経	ぜっかしんけい	181・183・188・199・210
舌下神経管	ぜっかしんけいかん	210
舌下腺	ぜっかせん	197
舌下ヒダ	ぜっかひだ	197
舌骨	ぜっこつ	195
舌骨上筋群	ぜっこつじょうきんぐん	188
舌骨舌筋	ぜっこつぜっきん	188・197・199
舌根	ぜっこん	190・197
舌小帯	ぜつしょうたい	197
舌神経	ぜつしんけい	197・199
舌尖	ぜっせん	197
舌体	ぜったい	197
舌動・静脈	ぜつどうじょうみゃく	199
舌乳頭	ぜつにゅうとう	190・197
前胃間膜	ぜんいかんまく	123
線維性心膜	せんいせいしんまく	102・109
線維被膜	せんいひまく	144
線維膜	せんいまく	96・204
浅陰茎筋膜	せんいんけいきんまく	157
浅陰茎背静脈	せんいんけいはいじょうみゃく	157
浅会陰横筋	せんえいんおうきん	156・160
浅会陰筋膜	せんえいんきんまく	156
前外側溝	ぜんがいそくこう	53
前角	ぜんかく	53
前眼房	ぜんがんぼう	205
前鋸筋	ぜんきょきん	29・59・100
前極(眼球)	ぜんきょく(がんきゅう)	204
仙棘靭帯	せんきょくじんたい	163
前脛骨筋	ぜんけいこつきん	86
前脛骨動脈	ぜんけいこつどうみゃく	87・95
浅頸リンパ節	せんけいりんぱせつ	14
前・後篩骨動脈	ぜんこうしこつどうみゃく	196
仙骨	せんこつ	42
仙骨子宮靭帯	せんこつしきゅうじんたい	172
仙骨神経叢	せんこつしんけいそう	168
仙骨内臓神経	せんこつないぞうしんけい	168
前根	ぜんこん	51・52
前索	ぜんさく	53
浅枝(橈骨神経)	せんし(とうこつしんけい)	67
浅指屈筋	せんしくっきん	64・70・76
前篩骨洞	ぜんしこつどう	200

前室間溝	ぜんしつかんこう	110・111
前室間枝	ぜんしつかんし	111
前斜角筋	ぜんしゃかくきん	22・33・56・100
前十字靱帯	ぜんじゅうじじんたい	97
浅掌動脈弓	せんしょうどうみゃくきゅう	69
前上腕回旋動脈	ぜんじょうわんかいせんどうみゃく	31
前正中裂	ぜんせいちゅうれつ	53
浅側頭動・静脈	せんそくとうどう・じょうみゃく	187
浅側頭動脈	せんそくとうどうみゃく	198
浅鼠径輪	せんそけいりん	38・153
浅鼠径リンパ節	せんそけいりんぱせつ	37・79
前庭	ぜんてい	208・209
前庭球	ぜんていきゅう	159・161
前庭窓	ぜんていそう	207・209
前庭ヒダ	ぜんていひだ	193・194
前頭蓋窩	ぜんとうがいか	202
前頭骨	ぜんとうこつ	195
前頭神経	ぜんとうしんけい	202・203
前頭洞	ぜんとうどう	200・202
前半規管	ぜんはんきかん	208・209
浅腓骨神経	せんひこつしんけい	86・87
浅腹筋膜	せんふくきんまく	37
浅腹壁静脈	せんふくへきじょうみゃく	37
前葉 (下垂体)	ぜんよう (かすいたい)	183
前立腺	ぜんりつせん	169・171
前立腺小室	ぜんりつせんしょうしつ	171
前立腺肥大症	ぜんりつせんひだいしょう	171
前腕筋膜	ぜんわんきんまく	55・64
総肝管	そうかんかん	130・131・132
総肝動脈	そうかんどうみゃく	124・128
総頸動脈	そうけいどうみゃく	20・191
総腱輪	そうけんりん	203
(総) 指伸筋	そうししんきん	66・73・77
総掌側指動脈	そうしょうそくしどうみゃく	68・69
臓側胸膜	ぞうそくきょうまく	102・103
臓側板 (漿膜性心膜)	ぞうそくばん (しょうまくせいしんまく)	109
臓側腹膜	ぞうそくふくまく	120・122・130
総胆管　そうたんかん		120・128・130・131・138・141
総腸骨動・静脈	そうちょうこつどう・じょうみゃく	152
総腸骨動脈	そうちょうこつどうみゃく	147・166
総腸骨静脈	そうちょうこつじょうみゃく	147
総腓骨神経	そうひこつしんけい	92・93
僧帽筋	そうぼうきん	32・44
側角	そっかく	53
足根中足関節	そくこんちゅうそくかんせつ	99
側索	そくさく	53
足底筋	そくていきん	94
側頭筋	そくとうきん	198
足背動脈	そくはいどうみゃく	87
鼠径管	そけいかん	39
鼠径靱帯	そけいじんたい	36・38・78・80・81

【た】

第 1 肋骨	だいいちろっこつ	24・56
大陰唇	だいいんしん	159
大円筋	だいえんきん	45・74
大胸筋	だいきょうきん	28・34
大結節 (上腕骨)	だいけっせつ (じょうわんこつ)	54
大口蓋管	だいこうがいかん	200
大後頭孔	だいこうとうこう	184・210
大後頭神経	だいこうとうしんけい	43・49
大後頭直筋	だいこうとうちょくきん	48・49
大耳介神経	だいじかいしんけい	14
対珠	たいしゅ	206
大十二指腸乳頭	だいじゅうにしちょうにゅうとう	140
大・小口蓋神経	だい・しょうこうがいしんけい	200
大静脈孔	だいじょうみゃくこう	148
大心臓静脈	だいしんぞうじょうみゃく	111
大錐体神経	だいすいたいしんけい	208・210
大舌下腺管	だいぜっかせんかん	197
大前庭腺	だいぜんていせん	159・161
大腿管	だいたいかん	81
大腿筋膜	だいたいきんまく	79・80
大腿筋膜張筋	だいたいきんまくちょうきん	90
大腿骨外側顆	だいたいこつがいそくか	78
大腿三角 （スカルパ三角）	だいたいさんかく （すかるぱさんかく）	80
大腿静脈	だいたいじょうみゃく	79・81
大腿神経	だいたいしんけい	81・151
大腿深動脈	だいたいしんどうみゃく	81・84
大腿直筋	だいたいちょっきん	82
大腿動・静脈	だいたいどうじょうみゃく	83
大腿動脈	だいたいどうみゃく	81・166
大腿二頭筋	だいたいにとうきん	93
大大脳静脈	だいだいのうじょうみゃく	182
大腿ヘルニア	だいたいへるにあ	81
大腿方形筋	だいたいほうけいきん	92
大腿四頭筋	だいたいよんとうきん	82
大殿筋	だいでんきん	90
大転子	だいてんし	78
大動脈弓	だいどうみゃくきゅう	108・114
大動脈洞	だいどうみゃくどう	113
大動脈弁	だいどうみゃくべん	113
大動脈裂孔	だいどうみゃくれっこう	115・124・149
大内臓神経	だいないぞうしんけい	117・125・148・149
大内転筋	だいないてんきん	84・164
第 7 頸椎 (隆椎)	だいななけいつい (りゅうつい)	42
第 7 肋骨	だいななろっこつ	35
第 2 肋骨	だいにろっこつ	24・35
大脳	だいのう	181
大脳鎌	だいのうかま	180・182
大伏在静脈	だいふくざいじょうみゃく	79・81・86
大網	だいもう	118・120
大網ひも	だいもうひも	134
大腰筋	だいようきん	81・150
大菱形骨	だいりょうけいこつ	45
対輪	たいりん	206
大弯	だいわん	118・129
ダグラス窩	だぐらすか	122・152・172・178
多嚢胞腎	たのうほうじん	144
田原結節	たはらけっせつ	113
多裂筋	たれつきん	47
短指伸筋	たんししんきん	87
短掌筋	たんしょうきん	68
短小指屈筋	たんしょうしくっきん	68
弾性円錐	だんせいえんすい	194
短頭 (上腕二頭筋)	たんとう (じょうわんにとうきん)	60
短頭 (大腿二頭筋)	たんとう (だいたいにとうきん)	93
短橈側手根伸筋	たんとうそくしゅこんしんきん	66・73・77

索引

短内転筋	たんないてんきん	84・164
胆嚢	たんのう	118・131
胆嚢管	たんのうかん	128・130・131
胆嚢動脈	たんのうどうみゃく	128・131
短腓骨筋	たんひこつきん	87・98
短母指外転筋	たんぼしがいてんきん	68・70
短母指屈筋	たんぼしくっきん	68
短母指屈筋（深頭）	たんぼしくっきん（しんとう）	70
短母指屈筋（浅頭）	たんぼしくっきん（せんとう）	70
短母指伸筋	たんぼししんきん	66・73・87
短毛様体神経	たんもうようたいしんけい	203
恥丘	ちきゅう	159
恥骨筋	ちこつきん	81・84・164
恥骨結合	ちこつけつごう	36・165
恥骨結節	ちこつけっせつ	36・78
恥骨後隙	ちこつこうげき	165
恥骨子宮靭帯	ちこつしきゅうじんたい	172
腟	ちつ	162・177
腟円蓋	ちつえんがい	178
腟腔	ちつくう	178
腟口	ちつこう	159
腟前庭	ちつぜんてい	159
中咽頭	ちゅういんとう	190
中咽頭収縮筋	ちゅういんとうしゅうしゅくきん	189
中間広筋	ちゅうかんこうきん	82
肘関節	ちゅうかんせつ	77
中間部（下垂体）	ちゅうかんぶ（かすいたい）	183
肘筋	ちゅうきん	63・76
中頸神経節	ちゅうけいしんけいせつ	107
中結腸動脈	ちゅうけっちょうどうみゃく	126
中硬膜動脈	ちゅうこうまくどうみゃく	183・198
中斜角筋	ちゅうしゃかくきん	22・56・100
中手基節関節・MP関節	ちゅうしゅきせつかんせつ・MPかんせつ	72
中心窩	ちゅうしんか	205
中神経幹（腕神経叢）	ちゅうしんけいかん（わんしんけいそう）	56
中心臓静脈	ちゅうしんぞうじょうみゃく	111
虫垂	ちゅうすい	119・137
虫垂間膜	ちゅうすいかんまく	121
肘正中皮静脈	ちゅうせいちゅうひじょうみゃく	55
中直腸横ヒダ	ちゅうちょくちょうおうひだ	179
中直腸動脈	ちゅうちょくちょうどうみゃく	166
中殿筋	ちゅうでんきん	91
中鼻甲介	ちゅうびこうかい	196・200
中鼻道	ちゅうびどう	196・200
中葉	ちゅうよう	104
虫様筋	ちゅうようきん	70
腸間膜	ちょうかんまく	119・121・134
腸間膜根	ちょうかんまくこん	121
長胸神経	ちょうきょうしんけい	59
蝶形骨	ちょうけいこつ	195
蝶形骨洞	ちょうけいこつどう	200
腸脛靭帯	ちょうけいじんたい	79・90
蝶口蓋動脈	ちょうこうがいどうみゃく	196
腸骨下腹神経	ちょうこつかふくしんけい	151
腸骨筋	ちょうこつきん	81・150
腸骨鼠径神経	ちょうこつそけいしんけい	151
腸骨稜	ちょうこつりょう	36・42
蝶篩陥凹	ちょうしかんおう	200
長指屈筋	ちょうしくっきん	95
長指伸筋	ちょうししんきん	86
腸絨毛	ちょうじゅうもう	136・140
長掌筋	ちょうしょうきん	64・76
聴診三角	ちょうしんさんかく	45
長頭（上腕三頭筋）	ちょうとう（じょうわんさんとうきん）	62
長頭（上腕二頭筋）	ちょうとう（じょうわんにとうきん）	60
長頭（大腿二頭筋）	ちょうとう（だいたいにとうきん）	93
長橈側手根伸筋	ちょうとうそくしゅこんしんきん	66・73・76
長内転筋	ちょうないてんきん	80・84・164
長腓骨筋	ちょうひこつきん	87・98
長母指外転筋	ちょうぼしがいてんきん	66・73
長母指屈筋	ちょうぼしくっきん	65・70・95
長母指伸筋	ちょうぼししんきん	66・73・86
腸腰筋	ちょうようきん	81・150
腸腰動脈	ちょうようどうみゃく	166
腸リンパ本幹	ちょうりんぱほんかん	148
腸肋筋	ちょうろくきん	47
直静脈洞	ちょくじょうみゃくどう	182
直腸	ちょくちょう	119・152・169・179
直腸横ヒダ	ちょくちょうおうひだ	179
直腸子宮窩	ちょくちょうしきゅうか	122・152・172・178
直腸静脈叢	ちょくちょうじょうみゃくそう	179
直腸膀胱窩	ちょくちょうぼうこうか	122・152
直腸膨大部	ちょくちょうぼうだいぶ	179
椎間孔	ついかんこう	51
椎弓板	ついきゅうばん	50
椎骨	ついこつ	42
椎骨動脈	ついこつどうみゃく	49・107・181・185
ツチ骨	つちこつ	206・207
蔓状静脈叢	つるじょうじょうみゃくそう	153・154
殿溝	でんこう	88
頭蓋冠	とうがいかん	180
動眼神経	どうがんしんけい	181・183・203
瞳孔	どうこう	205
橈骨手根関節	とうこつしゅこんかんせつ	72
橈骨神経	とうこつしんけい	57・62・63・67
橈骨頭	とうこつとう	54
橈骨動脈	とうこつどうみゃく	65・67
橈骨動脈浅掌枝	とうこつどうみゃくせんしょうし	69
橈骨輪状靭帯	とうこつりんじょうじんたい	77
橈側手根屈筋	とうそくしゅこんくっきん	64・76
橈側皮静脈	とうそくひじょうみゃく	28・55・57
頭半棘筋	とうはんきょくきん	46・48
頭板状筋	とうばんじょうきん	46・48
動脈円錐	どうみゃくえんすい	112
動脈管	どうみゃくかん	108
動脈管索	どうみゃくかんさく	108
トライツ靭帯	とらいつじんたい	121・134・138
トルコ鞍	とるこあん	182・183

【な】

内陰部動脈	ないいんぶどうみゃく	166
内果	ないか	85
内胸動・静脈	ないきょうどう・じょうみゃく	100・101
内胸動脈	ないきょうどうみゃく	107
内頸静脈	ないけいじょうみゃく	20・33・106・184・191
内頸動脈	ないけいどうみゃく	21・181・210
内肛門括約筋	ないこうもんかつやくきん	179
内耳	ないじ	208
内子宮口	ないしきゅうこう	178

内耳孔	ないじこう	208
内耳神経	ないじしんけい	181・183・208
内耳道	ないじどう	208
内精筋膜	ないせいきんまく	153
内舌筋	ないぜつきん	197
内腺（前立腺）	ないせん（ぜんりつせん）	171
内側腋窩隙	ないそくえきかげき	74
内側縁（肩甲骨）	ないそくえん（けんこうこつ）	54
内側眼瞼靱帯	ないそくがんけんじんたい	201
内側脚	ないそくきゃく	38
内側弓状靱帯	ないそくきゅうじょうじんたい	149
内側胸筋神経	ないそくきょうきんしんけい	30・57
内側広筋	ないそくこうきん	82
内側三角靱帯	ないそくさんかくじんたい	98
内側手根側副靱帯	ないそくしゅこんそくふくじんたい	72
内側上窩（上腕骨）	ないそくじょうか（じょうわんこつ）	54
内側上腕皮神経	ないそくじょうわんひしんけい	57
内側神経束（腕神経叢）	ないそくしんけいそく（わんしんけいそう）	56
内側前腕皮神経	ないそくぜんわんひしんけい	57
内側側副靱帯	ないそくそくふくじんたい	76・77・96
内側大腿回旋動脈	ないそくだいたいかいせんどうみゃく	84
内側直筋	ないそくちょっきん	203・204
内側頭（上腕三頭筋）	ないそくとう（じょうわんさんとうきん）	62
内側半月	ないそくはんげつ	97
内側翼突筋	ないそくよくとつきん	198
内側翼突筋	ないそくよくとつきん	199
内腸骨静脈	ないちょうこつじょうみゃく	167
内腸骨動脈	ないちょうこつどうみゃく	166
内椎骨静脈叢	ないついこつじょうみゃくそう	51
内転筋管（ハンター管）	ないてんきんかん（はんたーかん）	83
内尿道括約筋	ないにょうどうかつやくきん	171・175
内尿道口	ないにょうどうこう	170・174
内腹斜筋	ないふくしゃきん	39・101
内閉鎖筋	ないへいさきん	92
軟口蓋	なんこうがい	190・197
肉柱	にくちゅう	112
肉様膜	にくようまく	153・157
二尖弁	にせんべん	112
乳管洞	にゅうかんどう	26
乳腺葉	にゅうせんよう	26
乳頭	にゅうとう	24
乳頭筋	にゅうとうきん	112
乳突洞	にゅうとつどう	207
乳突蜂巣	にゅうとつほうそう	207
乳糜槽	にゅうびそう	148
乳房	にゅうぼう	24
乳房提靱帯（クーパー線維）	にゅうぼうていじんたい（くーぱーせんい）	26
乳様突起	にゅうようとっき	12
乳輪	にゅうりん	24
尿管	にょうかん	142・143・152・166・169
尿管口	にょうかんこう	170・174
尿細管	にょうさいかん	144
尿生殖隔膜	にょうせいしょくかくまく	156・160・163・169
尿生殖三角	にょうせいしょくさんかく	156
尿道	にょうどう	157・158・162・171・175
尿道海綿体	にょうどうかいめんたい	157・158・159
尿道海綿体部	にょうどうかいめんたいぶ	159
尿道球	にょうどうきゅう	157・159
尿道球腺	にょうどうきゅうせん	159・163
尿道稜	にょうどうりょう	171・175
粘膜	ねんまく	129
脳幹	のうかん	181

【は】

肺	はい	104
パイエル板	ぱいえるばん	136
肺間膜	はいかんまく	103・104・105
肺胸膜	はいきょうまく	102・103
肺根	はいこん	103・104
肺静脈	はいじょうみゃく	105・110
肺小葉	はいしょうよう	105
肺尖	はいせん	104
背側骨間筋	はいそくこっかんきん	72・73
肺底	はいてい	104
肺動脈	はいどうみゃく	105
肺動脈幹	はいどうみゃくかん	108・110
肺動脈弁	はいどうみゃくべん	112
肺門	はいもん	105
肺門リンパ節	はいもんりんぱせつ	105
ハウストラ	はうすとら	134
バウヒン弁	ばうひんべん	137
薄筋	はくきん	84・164
白質	はくしつ	53
白線	はくせん	40・164
白膜	はくまく	155・158
バック筋膜	ばっくきんまく	157
馬尾	ばび	52
ハムストリング	はむすとりんぐ	93
バルトリン腺	ばるとりんせん	161
反回神経	はんかいしんけい	115・191・194
半規管	はんきかん	208・209
半奇静脈	はんきじょうみゃく	147・149
半棘筋	はんきょくきん	47
半月裂孔	はんげつれっこう	196・200
半腱様筋	はんけんようきん	93
板状筋	ばんじょうきん	46
半膜様筋	はんまくようきん	93
鼻咽道	びいんどう	196
尾骨	びこつ	42
鼻骨	びこつ	186・195
尾骨筋	びこつきん	163
腓骨頭	ひこつとう	85
腓骨動脈	ひこつどうみゃく	95
皮質	ひしつ	144・145
脾静脈	ひじょうみゃく	124・128
尾状葉（肝臓）	びじょうよう（かんぞう）	131
脾髄	ひずい	141
ヒス束	ひすそく	113
鼻前庭	びぜんてい	196
脾臓	ひぞう	118・138・141
左胃静脈	ひだりいじょうみゃく	128
左胃大網動脈	ひだりいだいもうどうみゃく	124
左胃動脈	ひだりいどうみゃく	124
左肝管	ひだりかんかん	132
左冠状動脈	ひだりかんじょうどうみゃく	111
左結腸曲	ひだりけっちょうきょく	119
右結腸動脈	ひだりけっちょうどうみゃく	126・127
左鎖骨下動脈	ひだりさつかどうみゃく	108

索 引

左総頚動脈	ひだりそうけいどうみゃく	108
左肺動脈	ひだりはいどうみゃく	108
左反回神経	ひだりはんかいしんけい	107
左辺縁枝	ひだりへんえんし	111
左房室弁	ひだりぼうしつべん	112
脾柱	ひちゅう	141
鼻中隔	びちゅうかく	190・195
鼻中隔軟骨	びちゅうかくなんこつ	196
脾動・静脈	ひどう・じょうみゃく	139・141
脾動脈	ひどうみゃく	124
鼻軟骨	びなんこつ	186
腓腹筋	ひふくきん	94
腓腹神経	ひふくしんけい	89
鼻毛様体神経	びもうようたいしんけい	203
脾門	ひもん	141
ヒラメ筋	ひらめきん	94・95
鼻涙管	びるいかん	200・201
被裂喉頭蓋ヒダ	ひれつこうとうがいひだ	190・193
披裂軟骨	ひれつなんこつ	193・194
ファーター乳頭	ふぁーたーにゅうとう	140
腹横筋	ふくおうきん	39・101
腹腔動脈	ふくくうどうみゃく	147
伏在神経	ふくざいしんけい	83・86
伏在裂孔	ふくざいれっこう	79・80・81
副腎	ふくじん	142
副神経　ふくしんけい		16・44・58・181・183・184・211
副腎静脈	ふくじんじょうみゃく	147
副腎動脈	ふくじんどうみゃく	143
副膵管	ふくすいかん	141
腹大動脈	ふくだいどうみゃく	124・146
腹直筋	ふくちょくきん	40・164
腹直筋鞘	ふくちょくきんしょう	40
腹直筋鞘後葉	ふくちょくきんしょうこうよう	41
腹直筋鞘前葉	ふくちょくきんしょうぜんよう	41
腹部（大胸筋）	ふくぶ（だいきょうきん）	28
腹膜	ふくまく	120・152
腹膜腔	ふくまくくう	122
腹膜垂	ふくまくすい	134
付着肋骨	ふちゃくろっこつ	34
腹腔神経叢	ふっくうしんけいそう	117
腹腔神経叢	ふっくうしんけいそう	124・125
腹腔神経節	ふっくうしんけいそう	125
腹腔動脈	ふっくうどうみゃく	124
ブドウ膜	ぶどうまく	205
浮遊肋骨	ふゆうろっこつ	34
分界溝	ぶんかいこう	190・197
噴門	ふんもん	118・129
閉鎖管	へいさかん	164
閉鎖孔	へいさこう	164・165
閉鎖神経	へいさしんけい	84・151・164
閉鎖動・静脈	へいさどう・じょうみゃく	164
閉鎖動脈	へいさどうみゃく	166
閉鎖膜	へいさまく	164・165
壁側胸膜	へきそくきょうまく	100・102・103
壁側板（漿膜性心膜の）	へきそくばん（しょうまくせいしんまく）	109
壁側腹膜	へきそくふくまく	120・122・152
臍	へそ	36
方形回内筋	ほうけいかいないきん	65
方形葉（肝臓の）	ほうけいよう（かんぞう）	131

膀胱	ぼうこう	119・152・169・170・174
縫工筋	ほうこうきん	80・82
膀胱三角	ぼうこうさんかく	170・174
膀胱子宮窩	ぼうこうしきゅうか	122・152・172
房室結節	ぼうしつけっせつ	113
房室束	ぼうしつそく	113
房室中隔	ぼうしつちゅうかく	113
帽状腱膜	ぼうじょうけんまく	180・182
膨大部	ぼうだいぶ	179
包皮	ほうひ	157
包皮小帯	ほうひしょうたい	157
母指対立筋	ぼしたいりつきん	70
母指内転筋	ぼしないてんきん	70
ボタロ管	ぼたろかん	108

【ま】

膜性壁	まくせいへき	192
右胃静脈	みぎいじょうみゃく	128
右胃大網動脈	みぎいだいもうどうみゃく	124
右胃動脈	みぎいどうみゃく	124
右肝管	みぎかんかん	132
右冠状動脈	みぎかんじょうどうみゃく	111
右結腸曲	みぎけっちょうきょく	119
右鎖骨下動脈	みぎさこつかどうみゃく	108
右総頚動脈	みぎそうけいどうみゃく	108
右肺動脈	みぎはいどうみゃく	108
右反回神経	みぎはんかいしんけい	107
右辺縁枝	みぎへんえんし	111
右房室弁	みぎぼうしつべん	112
脈絡膜	みゃくらくまく	205
無漿膜野	むしょうまくや	118・130
迷走神経　めいそうしんけい		20・107・115・125・148・181・183・184・191・211
盲腸	もうちょう	119・134・137
網嚢	もうのう	123
網嚢孔	もうのうこう	123
網膜	もうまく	205
網膜中心動脈	もうまくちゅうしんどうみゃく	203・205
毛様体	もうようたい	205
毛様体小帯	もうようたいしょうたい	205
毛様体神経節	もうようたいしんけいせつ	203
門脈	もんみゃく	120・128・130・132
門脈三つ組	もんみゃくみつぐみ	132

【や】

ヤコビ線	やこびせん	50
有郭乳頭	ゆうかくにゅうとう	197
遊走腎	ゆうそうじん	142
幽門	ゆうもん	118・129
幽門括約筋	ゆうもんかつやくきん	129
幽門洞	ゆうもんどう	129
幽門部	ゆうもんぶ	129
葉間動脈	ようかんどうみゃく	145
葉気管支	ようきかんし	105
腰三角	ようさんかく	45
葉状乳頭	ようじょうにゅうとう	197
腰静脈	ようじょうみゃく	147
腰神経叢	ようしんけいそう	151
腰仙骨神経幹	ようせんこつしんけいかん	151
腰椎部（横隔膜）	ようついぶ（おうかくまく）	148

索引／参考文献

腰動脈	ようどうみゃく	147
腰方形筋	ようほうけいきん	150
腰膨大	ようぼうだい	52
腰リンパ本幹	ようりんぱほんかん	148
翼口蓋神経節	よくこうがいしんけいせつ	200・210
翼状靱帯	よくじょうじんたい	185
翼突管	よくとつかん	210
翼突管神経	よくとつかんしんけい	210
翼突筋静脈叢	よくとつきんじょうみゃくそう	198

【ら】

卵円窩	らんえんか	112
卵円孔	らんえんこう	112・199・210
卵管	らんかん	176
卵管間膜	らんかんかんまく	172・173・176
卵管峡部	らんかんきょうぶ	176
卵管采	らんかんさい	176
卵管腹腔口	らんかんふくくうこう	176
卵管膨大部	らんかんぼうだいぶ	176
卵管漏斗	らんかんろうと	176
卵巣	らんそう	176
卵巣間膜	らんそうかんまく	172・173・176
卵巣静脈	らんそうじょうみゃく	147
卵巣提索	らんそうていさく	172・176
卵巣動・静脈	らんそうどう・じょうみゃく	152・176
卵巣動脈	らんそうどうみゃく	147・166
卵巣門	らんそうもん	176
梨状陥凹	りじょうかんおう	190
梨状筋	りじょうきん	92
リスフラン関節	りすふらんかんせつ	99
隆起部(下垂体)	りゅうきぶ(かすいたい)	183
菱形筋	りょうけいきん	58
輪状筋層	りんじょうきんそう	129
輪状甲状筋	りんじょうこうじょうきん	191・194
輪状軟骨	りんじょうなんこつ	193
輪状ヒダ	りんじょうひだ	136・140
涙腺	るいせん	201
涙腺神経	るいせんしんけい	202
涙点	るいてん	201
涙嚢	るいのう	201
レチウス隙	れちうすげき	165
肋頸動脈	ろくけいどうみゃく	107
肋硬骨	ろくこうこつ	34
肋椎関節	ろくついかんせつ	50
肋軟骨	ろくなんこつ	34
肋下神経	ろっかしんけい	151
肋間筋	ろっかんきん	101
肋間静脈	ろっかんじょうみゃく	101・116
肋間神経	ろっかんしんけい	101
肋間神経外側皮枝	ろっかんしんけいがいそくひし	27・37
肋間動・静脈	ろっかんどう・じょうみゃく	101
肋間動脈	ろっかんどうみゃく	101・116
肋骨	ろっこつ	34
肋骨横隔洞	ろっこつおうかくどう	103
肋骨弓	ろっこつきゅう	24・34・36
肋骨縦隔洞	ろっこつじゅうかくどう	103
肋骨部(横隔膜)	ろっこつぶ(おうかくまく)	148
濾胞(甲状腺)	ろほう(こうじょうせん)	191

【わ】

腕尺関節	わんしゃくかんせつ	77
腕神経叢	わんしんけいそう	56・58・62
腕橈関節	わんとうかんせつ	77
腕橈骨筋	わんとうこつきん	64・66・76
腕頭静脈	わんとうじょうみゃく	106
腕頭動脈	わんとうどうみゃく	108

【参考書】

トートラ解剖学　第2版	小澤一史・千田隆夫・高田邦昭・依藤　宏（監訳）丸善出版　2010年	
人体解剖学　改訂第42版	藤田恒太郎　著　南江堂　2003年	
グレイ解剖学　原著第2版	塩田浩平・瀬口春道・大谷　浩・杉本哲夫（訳）エルゼビア・ジャパン　2010年	
解剖学講義	伊藤　隆　著　南山堂　1997年	
カラー人体解剖学	井上貴央　（監訳）西村書店　2003年	

【図譜】

解剖学アトラス　原著第10版	平田幸男（訳）文光堂　2013年	
グレイ解剖学アトラス	原著第1版　塩田浩平　（訳）エルゼビア・ジャパン　2010年	
ネッター解剖学アトラス	原書第5版　相磯貞和　（訳）南江堂　2011年	
解剖学カラーアトラス　第6版	Rohen・横地・Lütjen-Drecoll　著　医学書院　2007年	
プロメテウス解剖学アトラス	頭頸部/神経解剖　第2版　坂井建雄・河田光博　監訳　医学書院　2009年	
局所解剖学アトラス	石川春律　訳　文光堂 1983年	
解剖学実習アトラス	河西達夫　著　南江堂　2007年	
人体解剖カラーアトラス　原書第7版	佐藤達夫　訳　南江堂　2015年	
あたらしい人体解剖学アトラス	佐藤達夫　訳　メディカル・サイエンス・インターナショナル　2009年	
実習人体解剖図譜	浦　良治　著　南江堂　2011年	

【実習手びき書】

医療系学生のための解剖学実習	磯村源蔵・肥田岳彦・加藤好光　著　三恵社　2013年	
解剖実習の手びき　改訂11版	寺田春水・藤田恒夫　著　南山堂　2004年	
解剖実習カラーテキスト	坂井建雄　著　医学書院　2013年	
グラント解剖学実習	新井良八　訳　西村書店　2009年	
プラクティカル解剖実習　脳	千田隆夫・小村一也　著　丸善出版　2012年	
解剖実習マニュアル	長戸康和　著　日本医事新報社　2000年	
できるわかる人体解剖実習	佐藤達夫　監修　宮木孝昌　著　哲学堂出版　2014年	
人体解剖学実習　要点と指針	大谷　修　編集　南江堂　2011年	

著者略歴

千田隆夫　（せんだ・たかお）

1959年　東京都生まれ
1984年　和歌山県立医科大学　卒業
1984年　大阪大学大学院医学研究科（解剖学第三講座）入学
1986年　大阪大学医学部解剖学第三講座　助手
1989年　医学博士
1991年　大阪大学医学部解剖学第三講座　講師
1994年　名古屋大学医学部解剖学第一講座　助教授
2000年　藤田保健衛生大学医学部解剖学第一講座　教授
2011年　岐阜大学大学院医学系研究科病態制御学講座解剖学分野　教授

小村一也　（こむら・かずや）

1959年　大阪府生まれ
1980年　大阪デザイナー専門学校卒業〜
　　　　グラフィックデザイナー、広告プランナーを経て自然史博物画家に転身
2001年　ストーンアート「石に棲む魚」創作家としてデビュー
2002年　大阪リバープレイス第3回アートビートアード　グランプリ受賞
2003年　第3回世界水フォーラム大阪会場　出展
2005年　フランス美術協会「ル・サロン」　洋画部門入選
2007年　エコプロダクツ2007　準グランプリ受賞
2008年　藤田保健衛生大学医学部　客員准教授
2009年　著書「石に魚の絵を描こう・ブックマン社」　日本図書協会選定図書入選
2012年　岐阜大学大学院医学研究科解剖学分野非常勤講師

プラクティカル　解剖実習　四肢・体幹・頭頸部

平成29年3月30日　発行

著作者　千田　隆夫
　　　　小村　一也

発行者　池田　和博

発行所　丸善出版株式会社
　　　　〒101-0051 東京都千代田区神田神保町二丁目17番
　　　　編集：電話(03)3512-3266／FAX(03)3512-3272
　　　　営業：電話(03)3512-3256／FAX(03)3512-3270
　　　　http://pub.maruzen.co.jp/

© Takao Senda, Kazuya Komura, 2017

組版・特定非営利活動法人 nature works
印刷・富士美術印刷株式会社／製本・株式会社 星共社

ISBN 978-4-621-30140-1　C 3047　　　　　Printed in Japan

本書の無断複写は著作権法上での例外を除き禁じられています．